総内・総診	▶▶▶	総合内科・総合診療科
消内	▶▶▶	消化器内科
循内	▶▶▶	循環器内科
呼内	▶▶▶	呼吸器内科
神内	▶▶▶	神経内科
腎内	▶▶▶	腎臓内科
代内	▶▶▶	内分泌代謝内科
膠内・ア	▶▶▶	膠原病・アレルギー科
感内	▶▶▶	感染症内科
腫内	▶▶▶	腫瘍内科
血内	▶▶▶	血液内科・血液腫瘍科
高齢者・在医	▶▶▶	高齢者診療・在宅医療
眼科	▶▶▶	眼科
病理	▶▶▶	病理診断科
公衛	▶▶▶	公衆衛生
医行政	▶▶▶	医療行政
基礎研	▶▶▶	基礎医学研究
大学院	▶▶▶	大学院在学
専・研修	▶▶▶	専門研修
初・研修	▶▶▶	初期研修

あなたへの
医師
キャリア
ガイダンス

編集

岡田 定
聖路加国際病院内科チェアマン

堀之内秀仁
国立がん研究センター中央病院呼吸器内科

藤井健夫
聖路加国際病院腫瘍内科

医学書院

序

本書は、医師としてあなたが進むべき道を照らし出すサーチライトになります。執筆者自身の生々しい体験を通して、あなたに本音で語りかけるガイダンスです。

聖路加国際病院には毎年多くの医学生が実習に訪れます。彼らから研修医、専門研修医、スタッフが決まって受ける質問があります。「どうしてこの病院を研修先に選んだのですか」、「先生はどうして今の専門にしたのですか」という質問です。

「将来の自分の進路をどのように考えて決めればよいのか」は、彼らの大きな悩みなのです。「医師としてどう生きていけばよいのか」という彼らの内なる疑問に、本気になって答えてもらえる機会は限られているのでしょう。

「そのような彼らの疑問に真正面から本音で答えてあげたい」という思いから生まれたのが、本書『あなたへの医師キャリアガイダンス』です。

＊

執筆者は、当院内科の現役・OB／OGの各年代の医師たちです。当院に一時期、籍を置いていたというだけで、その経歴（次頁図参照）は実にさまざまです。卒後の年数も一年目から七十五年目まで及びます。現在の身分も、研修医（ジュニアレジデント）、専門研修医（シニアレジデント）、専門医、開業医、病院勤務医、行政官、事業者などとても多彩です。

＊

あえて共通項を探せば、「自分の心の欲する新しい世界に挑戦する人たち」と言えば、少し美化しすぎでしょうか。

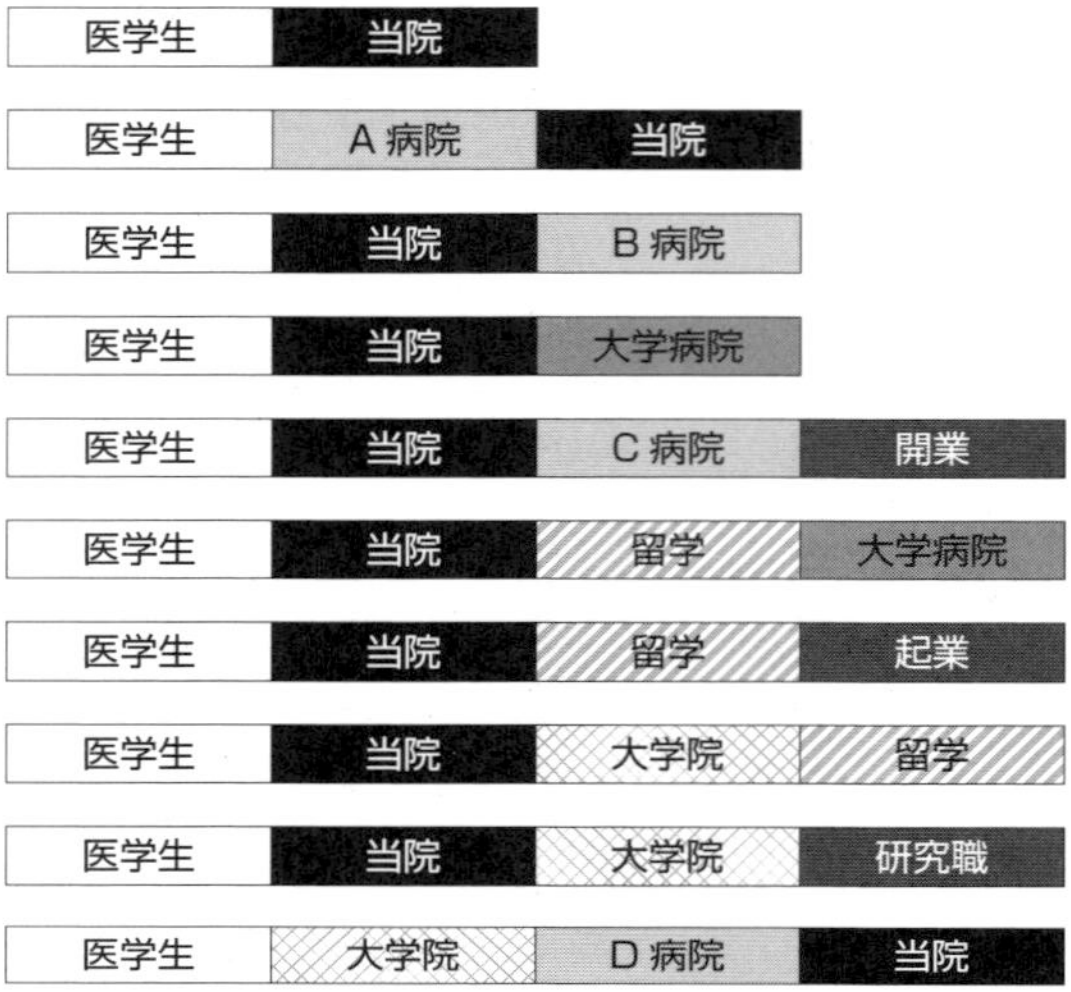

図　本書の執筆者の経歴の例

「医学生のあなた」。どんな医師になりたいですか。研修病院はどのように選びますか。

「研修医や専門研修医のあなた」。専門分野はどうしますか。臨床を続けますか。基礎に行きますか。公衆衛生や行政に興味はありますか。

「専門医の道を歩んでいるあなた」。大学病院で生きていきますか。一般病院で勤務を続けますか。開業を目指しますか。事業を起こしますか。

「医師として長い道のりを歩いてこられたあなた」。残りの医師人生をどのように設計されますか。

本書は、どの疑問に対してもお答えします。

ただし、選ぶべき進路の正解は、決して一つではありません。目標を定めてそこにまっしぐらに進むのもよし、そのときそのときの出会いを大切にして一歩一歩、道を踏み固めていくのもよし、なのです。あなたにとっての正解を選びとってください。

医師として進むべき道に悩むとき、あるいは今踏みしめている道に不安を感じるとき、どうぞ本書のページを繰ってください。きっとそこに、あなたの背中を押してくれる熱い声が聞こえてくるでしょう。

＊

「活字だけのガイダンスではよくわからない！」と思われる方は、おられませんか。

本書に登場する五十名の医師のなかに、あなたが知っている先生はおられないでしょうか。出身大学や勤務した病院の先輩だったり、人生のどこかで接点があったり。そういう先生がおられたら、個人的に連絡を取って直接相談されてはいかがでしょうか。

「接点がある先生は全くいない！」と思われたあなた。大丈夫です。本書を読んで「この先生だ」とピン！ときたら、勇気をもってその先生に接触を試みてください。

本書の執筆者は誰もが、「チャンスを見逃さない」あなたの味方になります。

＊

本書は、藤井健夫（二〇〇七年卒）、堀之内秀仁（二〇〇三年卒）、岡田　定（一九八一年卒）が、当院の現役・ＯＢ／ＯＧに執筆を依頼して編集しました。依頼に対して快く原稿をお寄せいただいた本書の先生方に、この場をお借りして深甚の感謝を申し上げます。また医学書院の菅　陽子さん、玉森政次さんにも感謝申し上げます。

二〇一二年七月

編集者を代表して
聖路加国際病院　内科チェアマン

岡田　定

目次

憧れを憧れのままにしない …… 公衛 医行政 坂本 晴香 50

H19

初期研修で「何を習得したいのか」を考える …… 腫内 専・研修 藤井 健夫 54

自分自身で限界をつくらない …… 呼内 専・研修 山野 泰彦 58

常に自分を見つめ直し、「人間力」のある医者を目指そう …… 病理 専・研修 楊 陽 62

「最も近道」でなくても、「自分が最もよいと思う選択肢」を …… 循内 大学院 猪原 拓 66

H18

常に謙虚に、野心をもって。 …… 循内 野村 章洋 70

H17

「居心地のよい不安定感」を求め続ける …… 循内 水野 篤 74

道しるべは出会い …… 呼内 大学院 須田 理香 78

どのような医師でありたいか、そのために何をすべきか
——'Clinician Educator' として—— …… 感内 森 信好 84

がんと向き合うということ …… 腫内 血内 大学院 山口 典宏 92

H16

Progress …… 消内 鈴木 祥子 98

出会いを求め、楽しいと感じることを見つける …… 循内 腎内 公衛 西﨑 祐史 102

H15

循環器診療の「内科」と「外科」の架け橋を目指す …… 循内 片岡 明久 106

"Connecting the Dots". その時々に訪れた機会を大切に。 …… 感内 小林美和子 110

自らのミッションとビジョンを常に意識する …… 呼内 腫内 堀之内秀仁 116

H13

自分が楽しめるものを見つけ、その手段（＝キャリア）を考える …… 高齢・在宅 飛田 拓哉 120

H11

研究者に適した「自分」を発見した …… 基礎研 狩野 光伸 124

H9

研究が日本を、世の中を変える …… 公衛 東 尚弘 130

- 医師としての基礎のうえに感染症医のキャリアを積む …… 感内 大曲 貴夫 136
- H7 キャリアを積み始めた方に伝えたいこと …… 呼内 西村 直樹 142
- H6 偶然や必然の出会いを大切にする …… 呼内 基礎研 鈴木 拓児 148
- H4 Twist and Turns の繰り返しが成長の糧 …… 総内･総診 星 哲哉 154
- H3 レジデント時代のやりがい、今の私のやりがい …… 腫内 大山 優 158
- S63 腫瘍内科医を目指し、悩んだ日々のこと …… 腫内 山内 照夫 164
- S61 「医者という薬」の効能を高める …… 総内･総診 血内 高齢在宅 宮崎 仁 168
- S60 「全身を診ることができる眼科医」が、私が選択した道 …… 眼科 草野 良明 172
- S56 ユニークな医師になる …… 血内 岡田 定 176
- S54 「中途半端な努力」ほど若い医師に毒性の強いものはない …… 感内 青木 眞 180
- どのような医療をどのように提供するか？——よい臨床医を目指して—— …… 循内 高尾 信廣 184
- S53 その時々与えられた場で一生懸命 …… 代内 出雲 博子 190
- よいコミュニケーションが道をひらく …… 感内 古川 恵一 196
- S52 向上を目指して自作の計画書・カリキュラムをもとう …… 総内･総診 神内 大生 定義 202
- S51 「苦労は人を育てる」そして「継続は力なり」 …… 循内 山科 章 206
- S32 いつまでも専門医でいることはできない …… 循内 五十嵐正男 210
- S23 内科臨床医として六〇年 これまでの思い出 …… 血内 寺田 秀夫 216
- S12 臨床経験が、医師を「本当の医師」にする …… 循内 日野原重明 218

写真（☆印）　宇佐美雅浩
装丁　　　　相羽　裕太

どんな医師に
なりたいですか？

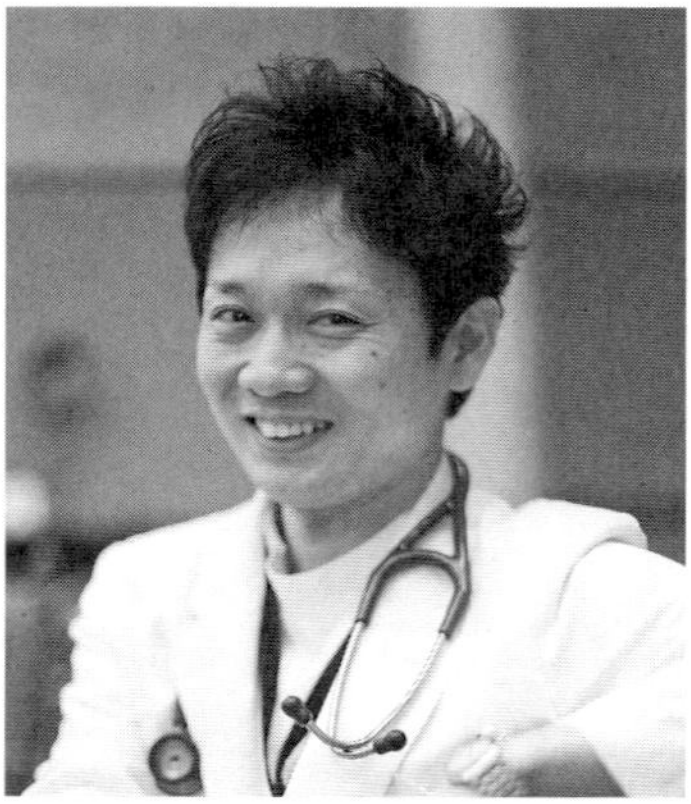

☆

正直に，全力で。

聖路加国際病院
研修医（ジュニアレジデント）

H23 廣田雄輔

ひろたゆうすけ

2005 年　慶應義塾大学経済学部中退
2011 年　信州大学医学部医学科卒業
2011 年～　聖路加国際病院にて初期研修

私は進路選択をこう悩んだ

医学部に入るまで

子どもの頃は体が弱くて、喘息、肺炎、髄膜炎疑いなど、物心つく前から十回近くも入院した。「子どもは医者嫌い」というが、私の医師に対する感情は決して悪くはなかった。子ども心に「お医者さんはよいことをしてくれる人」とわかっていた。

地元のごく普通の高校に進学し大学受験となったとき、**はたと困った**。「医者になるのもいいかな」と漠然と思っていたが、将来の目標としては今一つはっきりしなかった。「経済は面白そうだし大学も楽しそうだし」と実に楽観的に、浪人を経て経済学部に進学した。ところが、いざ大学に通い出すとまるで生きているという実感がない。「自分の人生が始まっていない」という感じがした。ここで初めて、「**医師となる以外の人生はない**」と思い直した。そして再び受験勉強を開始。X年かかって医学部に合格した。

医学生時代

無事、医学生となれたが将来は何科を専門とするかについては決めあぐねた。なんとなく、「自分は内科系かな」と考えていたとき、基礎医学実習で循環器内科にお世話になった。実習は基礎系のはずだったが担当の先生のご好意で、PCI（経皮的冠状動脈インターベンション）やアブレーションなど臨床の現場を見せていただいた。「**これは面白い!**」と思った。「内科医として患者さんのマネージメントをしながら、自分の手を使って積極的に治療にも関わっていける」と感じた。その後の臨床医学の勉強を続けるなかでも、循環器は最も重要な分野の一つで難しそうだが病態が多岐にわたっている診療科だと感じ、興味が深まった。

＊

五年生になったとき、テニス部の二年先輩の島村勇人先生（30頁参照）が聖路加国際病院に入職された。今でも鮮明に覚えているが、ある日の深夜に突然、その島村先生が興奮気味に電話をかけてきてくれた。「聖路加国際病院はたいへん教育的で、後輩を大切にして教え育てる文化がある」と。あまりにも熱弁だったので、聞いた内容を忘れまいと思わずメモをとった。そして翌年、聖路加国際病院に見学に行った。どの先生も、見学の学生に対してもいろいろなことを教えようという熱意にあふれ、島村先生のあの興奮が実によく理解できた。

聖路加国際病院以外にも、研修病院として定評のある病院を十五か所以上見学した。そして、マッチングはそのなかから聖路加国際病院を第一志望とした。理由は三つある。一つ目は「**教育病院としての文化が徹底している**」。二つ目は「**幅広く勉強できる**」。すべてを勉強することは不可能だとわかっているが、専門性を高める前に土台を広くしっかり身につけることに若いうちはチャレンジしておきたい。三つ目は「**忙しい**」という点。医師としての最初の時期こそ、忙しい環境に身をおいて自分を鍛えたい。見学したなかでは聖路加国際病院の研修が最も厳しそうだった。

就職試験本番は、自分のこれまでの傷だらけの経歴をどう言い訳しようかホトホト困った。ありのままを言えばきっとマイナス評価をくらうだろう。本当に困り果てた。とても悩んだ。悩んだ末、正直にすべてありのままに言うことにした。それで落ちたら仕方がない。もし隠せば自分の性格だと後悔することになる。そもそも上手に嘘を言えるほど自分は口がうまくない…と、開き直ることにした。だから**受かったときは本当に驚いた。**

研修医時代

聖路加国際病院の研修は朝早く夜も遅い。でも同期も先輩も隣で同じように頑張っている。何より働いていて無用なストレスを感じない。時には仕事量に圧倒されて大変だとは思うが、つらいとか嫌だとか辞めたいとか思ったことは一度もない。ただ「もっと勉強しなければ」という焦燥感はいつもある。今の自分には日々の業務をこなすのが精一杯で、自分で勉強する時間がとりにくいのが悩みの種である。

同期や先輩は本当に頭がよくて極めて高い社会性を備えている。将来の志望科に関係なく幅広い知識もある。「世の中にはよくできた人がいるなぁ」と尊敬の念をもって眺めつつ、「自分も一～二年後こんな医師になれるのだろうか。なりたい！」と思いながら、そのギャップを埋めるべく日々格闘している。

後輩へのアドバイス

学生時代はよく遊んでください。時間が自由になる人生最後のチャンスです。一年くらい休学して世界一周旅行など大賛成です。

病院選びは自分の性格と目標に沿う病院を見つけて攻めましょう。人気病院の採用試験は、資格試験と違って加点方式です。少しくらい目立ったほうがＯＫです。私は入学時から医学生のどん底スタートだったので、「失うものなし！失敗しても平気！」と構えずにいたのがよかったかな、と振り返ってみて思います。

みなさんも頑張ってください。一生後悔のないように全力で。

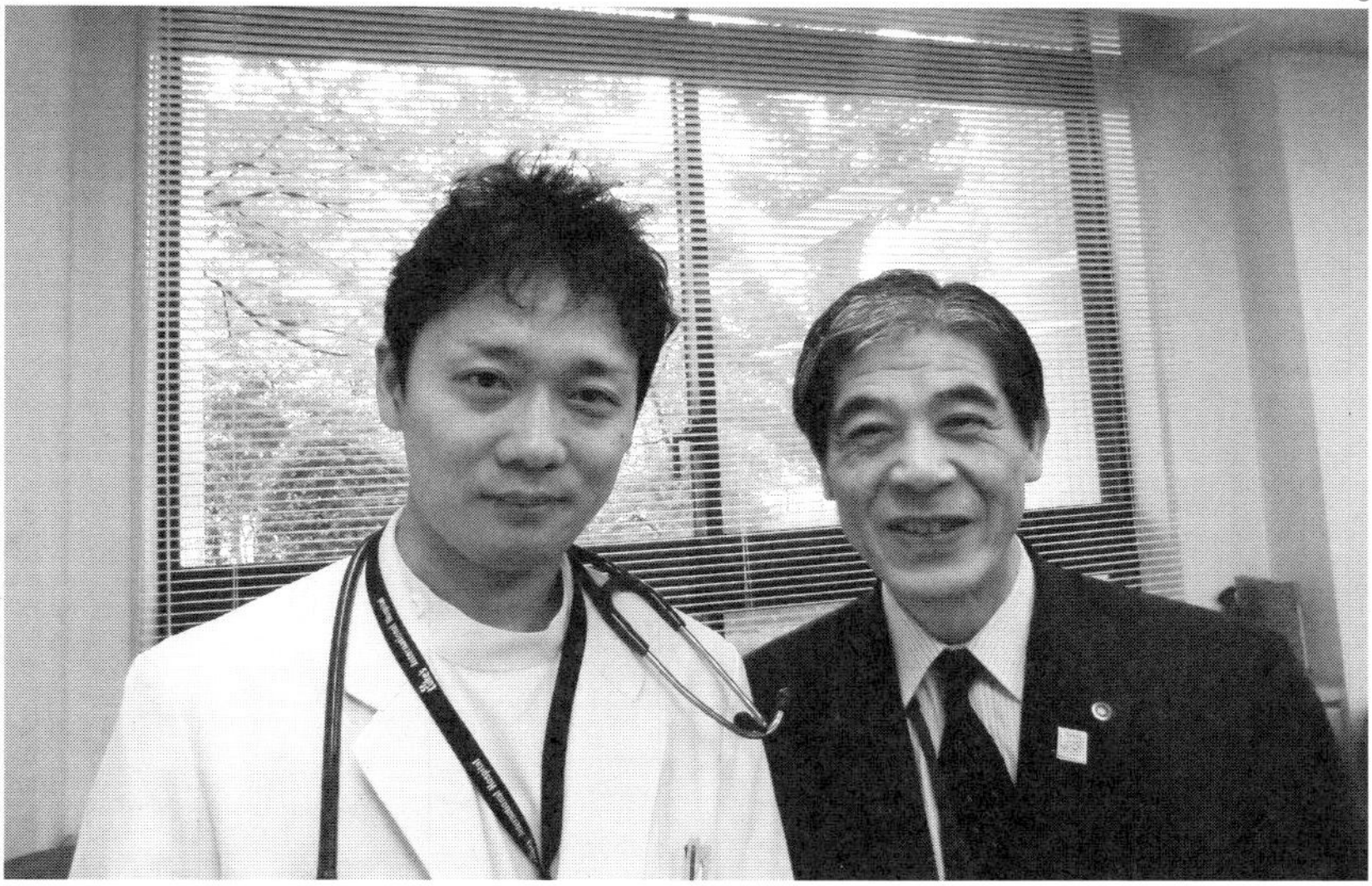

聖路加国際病院を選んだきっかけ

菅谷　昭先生（現松本市長）は聖路加国際病院の先輩医師でもある。学生時代，折に触れてお会いした。チェルノブイリ原発事故での医療支援活動や地域医療について，多岐にわたりお話しできた。**将来，自分も医療支援活動の一端を担いたいと思うようになった。**菅谷先生のような多才な方を多数輩出していることも，聖路加国際病院に興味をもつきっかけになった。

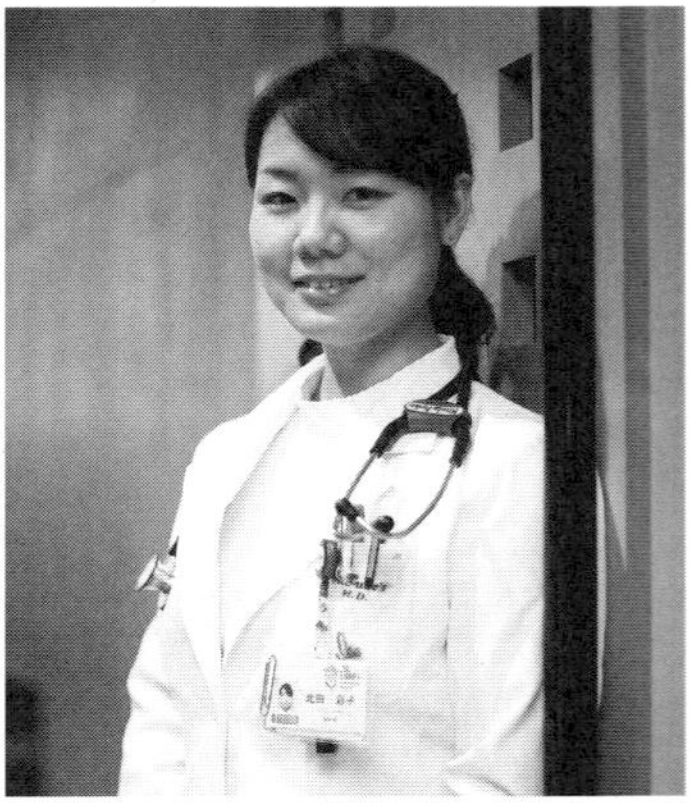

☆

回り道は無駄にならない

聖路加国際病院
研修医（ジュニアレジデント）
H23 北田彩子
きただあやこ
2007年　京都大学総合人間学部認知情報学専攻卒業
2011年　群馬大学医学部医学科卒業
2011年〜　聖路加国際病院にて初期研修

私は進路選択をこう悩んだ

医学部に入るまで

私は小学生の頃から『ブラック・ジャック』や『人体の不思議』という類の本を好んで読むような子どもでした。親族に医師はいませんが、母が栄養士であったことも関係して、人が心身ともに健康であることに関心をもっていました。医師という職業に漠然とした興味を抱きながら、高校では理系のコースに進みました。

*

大学選択に関しては、自宅に最も近い京都大学を選びました。医学部には関心はあったものの、当時は臨床心理学や脳神経科学に関心があり、総合人間学部という教養部のようなところに入学しました。ノックアウトマウスを用いて精神疾患の原因遺伝子の同定を行う研究室に属し、傍らで精神分析学を学んでいました。基礎医学の研究室に通いつつ、精神疾患の患者さんに実習などで実際に接するうちに、自然と臨床医学に対する興味が膨らんでいきました。大学四年生の夏に、大学院と医学部の編入試験の両方を受け、医学部に運よく合格することができたので、群馬大学医学部の三年次に学士編入しました。

医学生時代

医学部に入学してからは、見るもの聞くことすべてが楽しく、あっという間の四年間でした。当初は精神科に進みたいと考えていたのですが、学べば学ぶほど、すべての科に興味がわき、進路選びに悩みました。手先が器用なほうではないので外科系には進むことはないだろうと思いましたが、将来何を専門とするか絞りきれず、**初期研修に関しては、将来どの科に進むにしても必要となる臨床の基礎を築きたい**との気持ちでマッチングに臨みました。

五年生の冬に聖路加国際病院の内科を見学した際、山野泰彦先生（58頁参照）の病棟に配属になり一週間を過ごしました。山野先生が「患者さんを死なさない自信がついた」とおっしゃっていたのが非常に印象的で、ぜひこのような病院で研修したいと思いました。聖路加国際病院の内科のシステムとして、医師三年目から四年目とかなり早い段階で病棟長という責務を任せられる、というのも、魅力的と感じました。

研修医時代

実際に研修医になってから約一年が過ぎましたが、諸先輩方および同期にも恵まれ、充実した研修を送っています。なかでも内科専門研修医の山添正博先生には入職直後から病棟長としてお世話になり、社会人としてのいろはから、医師としてのあるべき姿まで教えていただきました。病棟医は本当に家族のように寝食をともにして、病棟の患者さんを守っているのです。聖路加国際病院の研修システムも過渡期にありますが、このようなすばらしい伝統はぜひ後輩の皆さんにも受け継いでいきたいと思います。

後輩へのアドバイス

人には「目標を定めてまっすぐ向かっていくタイプ」と、「迷いながらも自分の落ち着くところを見出していくタイプ」と二種類あります。これは私が京都大学在学時代に、医学部編入試験を受験するかどうかで迷っていた頃、研究室のテクニシャンの女性から聞いた言葉です。後者は否定的なニュアンスに聞こえてしまいそうですが、重要なのは、**時間はかかっても結局自分のあるべきところに辿り着く**のだということです。回り道をして学んだことは一切無駄にはなりません。どんなときも自分に正直に、目先の困難にくじけず、本当にやりたいこと、やりがいのあることは何なのか、常に考え続けることが大切だと思います。

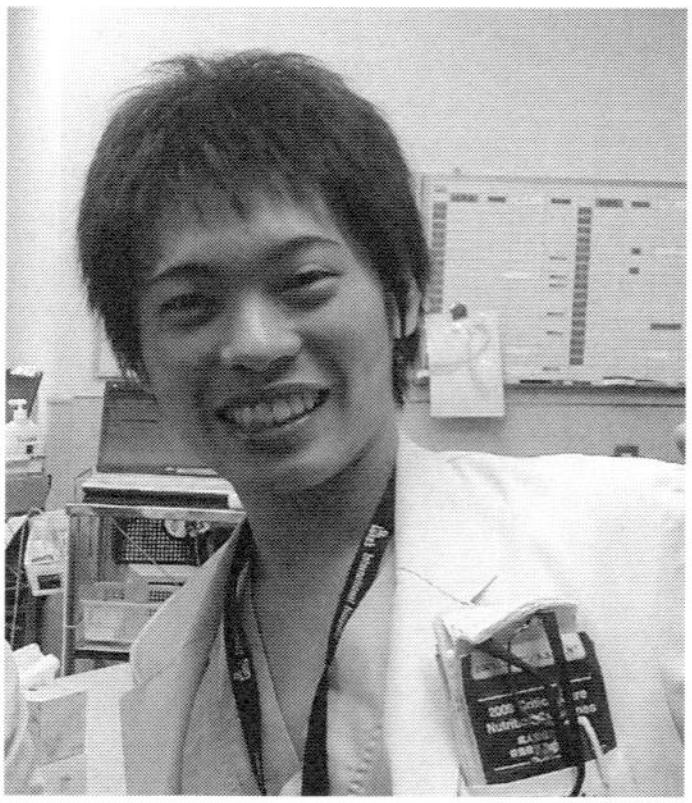

医師としての基礎づくりを魅力ある病院で

聖路加国際病院
研修医（ジュニアレジデント）
H23 榊原健二
さかきばらけんじ
2011年　三重大学医学部医学科卒業
2011年〜　聖路加国際病院にて初期研修

私は進路選択をこう悩んだ

私は子どもの頃から脳科学、神経科学に興味があり、それらの領域で研究に携わりたいと漠然と考えていました。そのため大学受験もはじめは理学部生物学科を考えていました。しかし自分が本当に何をしたいかを考えたとき、直接人と関わる領域で脳神経学に携わりたいと思うようになり、医師という職業を選びました。将来は、神経内科医となり、臨床、研究を行えたらと考えています。

学生時代

大学では、脳神経外科の研究室に属し組織再生の研究に携わっていました。基礎医学、研究室研修はとても興味深く、大学卒業後は直接基礎医学の道へ進むことも考えました。しかし、病院実習を経験するなかで臨床の面白さにも気づき、**まずは臨床医として自分を磨きたい**と思うようになりました。

研修病院選び

出身大学の関連病院、地元の病院での研修を考えていましたが、聖路加国際病院で研修を行っている大学の先輩による進路説明会に参加した際に、県外にも多くの研修病院があることを知りました。**いずれ地元に帰るとしても、まずはほかの選択肢を吟味したうえで後悔のない選択をしよう**と思い、『臨床研修の現在―全国二十五病院医師研修の実際』（医学書院，二〇〇四）などを参考に初期研修で有名な病院をいくつか見学に行きました。見学を通し、全国には独特の文化をもつ病院があることを知り、そのなかで特に魅かれたのが聖路加国際病院でした。

聖路加国際病院での実習では、カルチャーショックを受けました。どの病院にも優秀な先生はいると思いますが、聖路加国際病院では病院全体に圧倒的な活気があり、医師としての基盤づくりである初期研修を行う病院としてとても魅力的な病院だと感じました。

研修医時代

実際に働き始めてからは怒濤のような日々です。そのなかで、聖路加国際病院で働いてみて一番よかったと思うことは、身近に尊敬できる人が多くいることです。

病棟で重症な患者さんがいるとき、当時の病棟長の先生は当直でないにも関わらず病院に泊まり込みの状態でした。そのときの先生の「責任をもたなければ、仕事をする資格はない」という言葉は胸に今も残っています。また激務のなかでも先生方は教育的で、ある上司に「判断は任せる。責任は俺がとる」と言ってもらえたときは、非常にやりがいと心づよさを感じ、本当にこの病院にきてよかったと思いました。

自分も、先輩方にしてもらったことは後輩たちへと引き継いでいきたいと考えています。

脳科学に興味をもったきっかけの一冊

脳と心の地形図

養老孟司（監修），Rita Carter（原著），藤井留美（翻訳）：原書房，1999

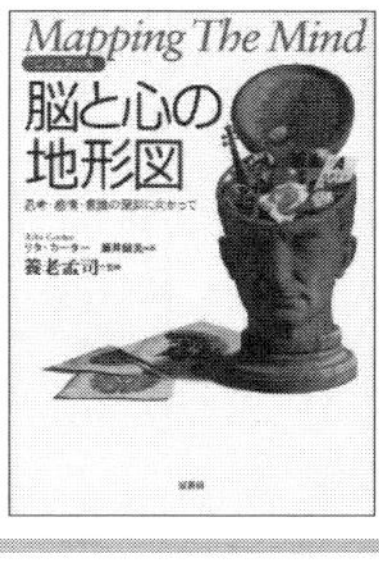

後輩へのアドバイス

初期研修は二年間という短い期間ですが、一度しかない医師としての基礎を学ぶ貴重な機会だと思います。進路を決めている人も、そうでない人も、自分にどういった選択肢があり、自分の将来像を達成するにあたり何が必要なのかを、時間のある学生のうちに一度じっくり考えてみてもいいのではないかと思います。

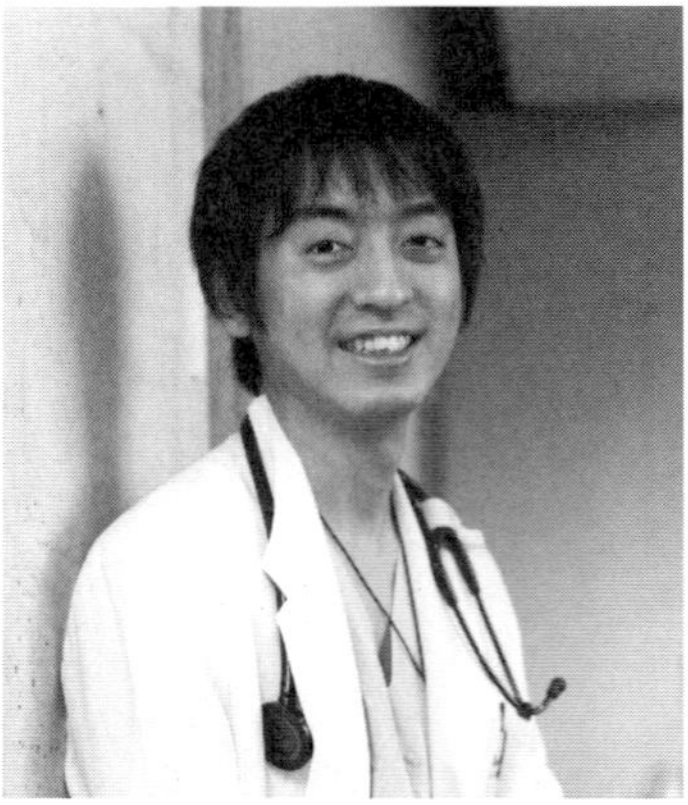
☆

基礎研究をするための「臨床研修」

聖路加国際病院
内科専門研修医

H22 鈴木翔二

すずきしょうじ

2010年　慶應義塾大学医学部医学科卒業
2010〜12年　聖路加国際病院にて初期研修
2012年〜　聖路加国際病院にて内科専門研修

私は進路選択でこう悩んだ

小さい頃から将来は医者になりたいと思っていた。小学校の卒業アルバムには「将来の夢は医者」と書いてある。医師であった父への漠然とした憧れがあったのだろう、少なくともその頃には幼いなりに将来像を描いていたようだ。

学生時代

幼い頃の希望を叶えるべく医学部に進学した私は、多くの同級生がそうしていたように部活動とアルバイトに時間を費やす生活を送った。そういった生活のなかでも漠然と将来の進路について考えることが多かった。母校である慶應義塾大学は臨床の教室でも基礎研究を盛んに行っており、学生にとっても基礎研究が非常に身近な存在であった。おのずと講義の内容も最先端の研究の話が多くなり、そういった講義には学生が多く集まった。**もともと実験や研究といった分野が好きであった私は基礎研究というものに強く興味をもつようになった。**

＊

大学も六年になり研修先の病院を考えるにあたり、まず**大学か市中病院か**ということで悩んだ。将来研究することを考えており、大学院への進学も視野に入れているのならば、大学病院での研修がプラスになると考えた。一方で純粋に臨床の経験をするという意味では市中病院のほうがより多くの症例を経験することができる。医療につながる研究をするのならばより多くの臨床経験があるに越したことはない……。

そんなことを考えながら市中病院の見学を行い、候補として挙がったのが、母校の関連病院として最前線にある済生会中央病院、千葉の東総地区の救急患者を一手に引き受ける旭中央病院、そして三年目にして病棟長を任される聖路加国際病院、の三つであった。それらと大学病院とで迷ったが、**まずは臨床に専念する**ことにし、しっかりとした内科の基礎を身につけ、多くの臨床経験を積めると感じた聖路加国際病院をマッチングで第一希望として提出した。

研修医時代

聖路加国際病院での研修生活は思った以上にハードなもので、特に内科研修の忙しさは想像を絶するものがあり、連日ほとんど眠れないこともあった。そんななかでも尊敬できる一〜二つ上の先輩の先生方に支えられ指導いただきながら、数多くの貴重な経験を積むことができた。研修医二年目にもなるとかなりの裁量が与えられるようになる一方で、より責任が重くなり緊張感を保ちながらの研修生活を送ることができた。

たしかに教科書を読んで勉強する時間や、論文や最新の研究に触れる機会はほかの施設に比べると多くないと思う。しかし、実際に患者さんを診て得た経験はずっと印象に残るものであり、かけがえのないものであると感じている。

今後の進路

初期研修の二年間が慌ただしく過ぎていくなかで、三年目以降の進路について決めなくてはならなかった。自分のなかでは三つの選択肢があった。聖路加国際病院で後期（専門）研修を続け病棟長を経験するか、大学に戻り医局に入局するか、大学院に入学するか、である。研究にとりかかるために早めに大学に戻る、という選択もあったが、病棟長を経験し総合内科をしっかりと学ぶために聖路加国際病院で後期研修を行うことにした。憧れの諸先輩方に近づけるように日々研修を続けていきたい。今後は大学院への進学を予定しているが、聖路加国際病院での経験が活かされると確信している。

後輩へのアドバイス

「鉄は熱いうちに打て」という言葉のとおり、初期研修の二年間で、医師としての立ち居振る舞い、思考回路というものはある程度決まってしまうのではないか、と思う。専門性が重視される現代医療ではあるが、その基礎となる知識・経験を四年間かけてじっくり学ぶことは、その後の診療や研究において大いに役に立つと思う。**焦る必要はない**。

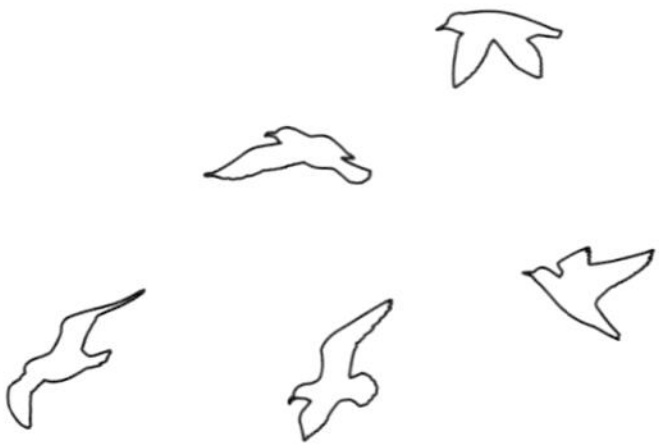

総内·
総診
消内
循内
呼内
神内
腎内
代内
膠内·ア
感内
腫内
血内
高齢者·
在医
眼科
病理
公衛
医行政
基礎研
大学院
専·研修
初·研修

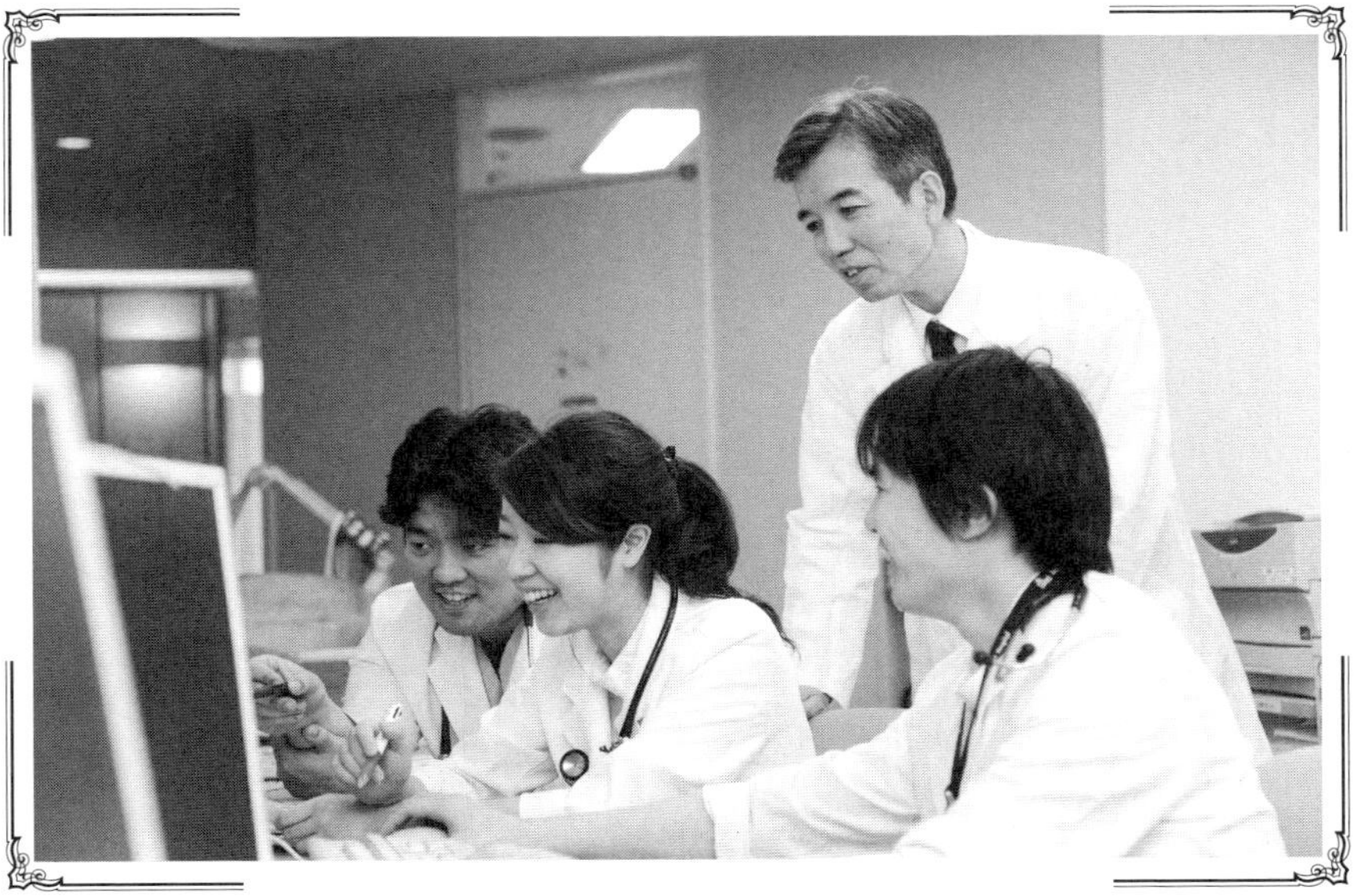
☆

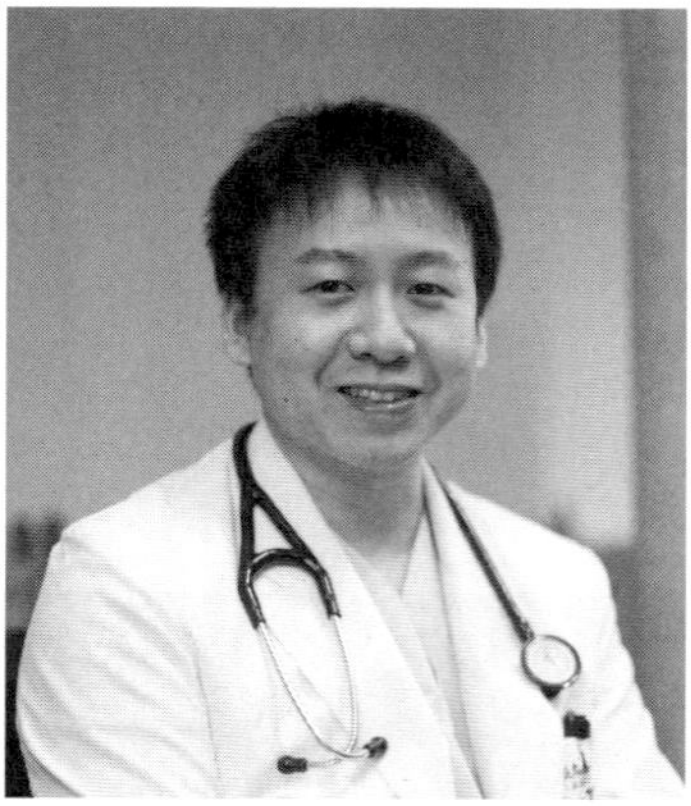

☆

本当にやりたいことを見つけるために

聖路加国際病院
内科専門研修医

H22 夏本文輝

なつもとぶんき

2010 年　埼玉医科大学医学部医学科卒業
2010～12 年　聖路加国際病院にて初期研修
2011 年～　聖路加国際病院内科にて専門研修

私は進路選択をこう悩んだ

学生時代

学生時代は好きなことばかりをしていた。中学校から始めた卓球を大学でも続け、東医体や全医体で汗を流した。また、ＥＳＳ（English Speaking Society）にも所属し、スピーチコンテストなどに出場した。二十歳を超えたころから小説、特に村上春樹の世界にのめりこみ、そのうち自ら小説を書くことに多くの時間を費やした。

幸いなことに医学という学問には興味をもつことができた。大学の講義もそれなりに面白かったので、ほとんど出席した。臨床医になることは最初から決めていたが、基礎医学への好奇心もあり、四年生の頃になると基礎医学の研究室に出入りした。

臨床実習が終わる五年生の冬頃になると、いよいよ進路選択が現実的な問題となった。臨床と研究の双方ができる医師になりたい、それができる施設にいたい、という漠然とした理想をもつようになっていた。また、臨床実習を通して、膠原病学と血液学に興味を覚えた。しかし具体的に**どこで研修し、何科に進み、どこでどんな臨床や研究をするのか、全くイメージが湧かなかった。悩んでも結果が出なかったので、迫りくる一つひとつのことに集中することにした。**

まずは研修先をどこにするか、母校か全く関係のない市中病院かで悩んだ。臨床研修制度が変わろうとしていた時期であり、早く専門科に入ったほうが得、という時代の流れがあった。また、病院漬けの研修生活よりも、ある程度余裕をもちながら、「賢くおしゃれに」研修しようとする風潮をひしひしと感じた。母校に残ったほうがいろいろとやりやすいし、スムーズに専門に入ることができる。しかし市中病院に出たほうが密度の高い研修をすることができ、ひょっとしたら自分の本当にやりたいことを見つめなおすことができるかもしれないという期待があった。

研修病院選び

東医体の卓球の決勝戦で戦った学年が一つ上の他大学のライバルが聖路加国際病院で研修していた。それが聖路加国際病院を見学先の一つに選んだきっかけであった。市中病院をいくつか回ったが、聖路加国際病院が一番よかった。病棟はレジデント主体であったし、一つ上の学年が一つ下の学年を教育するという屋根瓦方式（179頁参照）が徹底されていた。また、教育的なカンファレンスが他に比べ圧倒的に多かった。朝から晩まで必死に働き、必死に勉強する先輩レジデントたちの姿がまぶしく見えて、後に続きたいと心が揺れた。

結局僕は「時代の流れ」や「風潮」ではなく、**自分が本当に行きたいと思う研修病院を選んだ。**

現在の悩み

聖路加国際病院での初期研修はそれなりに過酷なものであった。常に十五人前後の患者さんを受け持ち、一秒も寝られない当直を月七～八回こなした。休みは月に一日だけだった。しかし、最高の同期に恵まれ、みんなで肩を組んで乗り越えてきた。またレジデント主体の研修であるため、「自分が誰かの役に立っている」と思えることが多く、その都度精神が満たされた。

初期研修が終わりに近づき、いよいよ次の進路選択を迫られるようになった。何科に進むのか、どこの施設に行くのか。初期研修を通して、このまま大学院に進むよりも、後期研修医としてもう一～二年内科ローテーションをしたいと思った。レジナビ®で他施設の情報を集めたり、いくつかの大学病院を見学したりしたが、心は揺れなかった。ほとんど迷うことなく三年目も聖路加国際病院で研修することを選んだ。

聖路加国際病院では三年目の後半に病棟長を任される。その任務を全うできるかが現在のもっぱらの悩みである。

後輩へのアドバイス

自分が今まで悩んだ道のりをそのまま振り返ってみた。理屈をこねて無理やりビジョンをひねり出すよりも、**実習や病院見学を通して自分の本当にやりたいことを感じ取ることが自分の大事**だと思う。情報や変化に富む社会の中で、最後に心の支えになるのは頭で計算されたものではなく、体で感じ取ったことである。楽して何かをつかみ取るつもりはない。どんくさく、着実に自分の夢を追いかけ続けたい。

みなさんと聖路加国際病院でお会いできることを楽しみにしている。

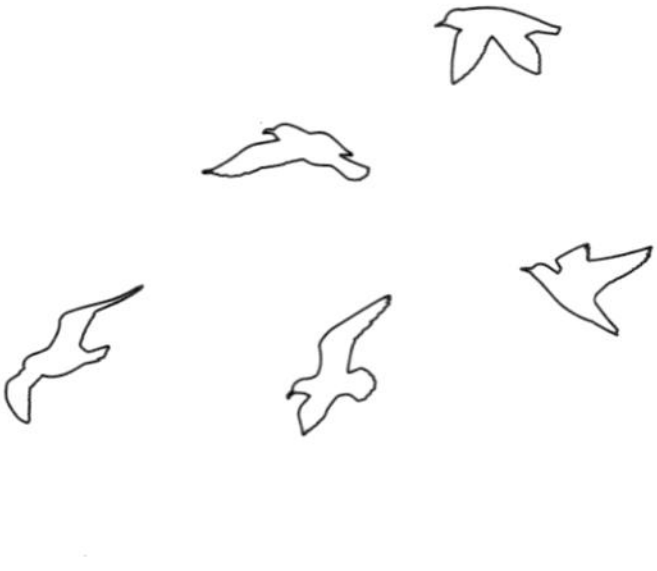

MEMO

聖路加国際病院の理念

THIS HOSPITAL IS
A LIVING ORGANISM DESIGNED TO DEMONSTRATE
IN CONVINCING TERMS THE TRANSMUTING
POWER OF CHRISTIAN LOVE
WHEN APPLIED IN RELIEF
OF HUMAN SUFFERING

キリスト教の愛の心が人の悩みを救うために働けば
苦しみは消えてその人は生まれ変わったようになる
この偉大な愛の力をだれもがすぐわかるように
計画されてできた生きた有機体がこの病院である

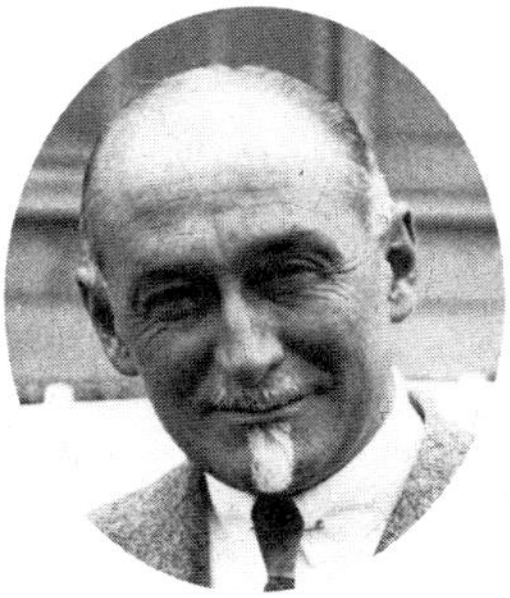

— Rudolf Bolling Teusler M.D. —
(Founder)

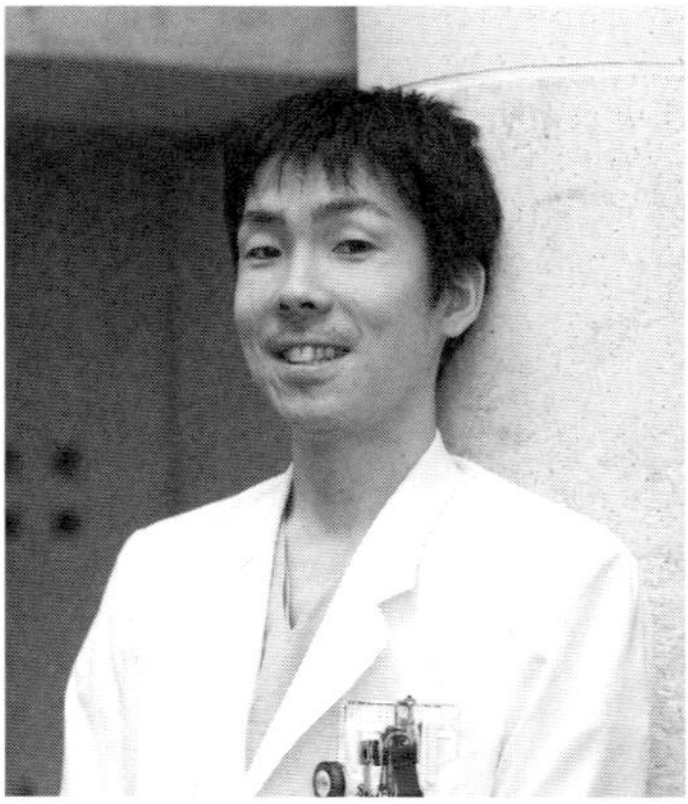

☆

ハードルが高くても行動に移してみる

聖路加国際病院
内科専門研修医

H22 荻野広和

おぎのひろかず

2001年　徳島大学医学部医学科入学。その後M.D.-Ph.D.コースを選択し，学部4年次修了後，大学院博士課程へ進学。3年間基礎研究活動に従事し学位取得。
2008年　学部5年次に復学
2010年　徳島大学医学部医学科卒業
2010～12年　聖路加国際病院にて初期研修
2012年～　聖路加国際病院内科にて専門研修
研究内容は肺癌遠隔転移に関する分子機構の解明および新規分子標的治療法の確立。将来は肺癌の分野において基礎と臨床の橋渡しとしての役割を果たしたいと考えている。

私は進路選択をこう悩んだ

M.D.-Ph.D.コースへの進学

「研究と臨床、その両方にわたって高い能力を有すること。そのうえでがん、特に肺癌の分野で基礎と臨床の橋渡しとしての役割を果たすこと」

私がそのような目標をもつまでにはさまざまな紆余曲折があった。岐路に立ち思い悩んだこともあったが、**とりあえずやってみようと一歩踏み出すことを繰り返し、今の自分がある**と思っている。

＊

いくつかあった岐路のなかで**一番大きな決断を迫られたのが、M.D.-Ph.D.コースへの進学**である。同コースは学部四年次終了後に一度退学し大学院博士課程へ進学、三年間大学院生として研究活動に従事し学位を取得した後、学部五年次へ再入学するというものである。今では多くの大学で導入されているが、徳島大学においても私が大学二年のときにこのコースが新設された。大学入学時は基礎研究に対して興味はなかったのだが、大学二年のときたまたま真面目に聴いていた生化学の講義で、最先端の研究を熱く語る教授の話に惹かれ教室に顔を出すようになった。生化学実習では与えられた手順を黙々とこなすだけで何一つ面白さを感じることはなかったが、自ら望んで研究室に足を運び指導を受けながら行う実験では、何のためにその実験をするのか、一つひとつの手順にどのような意味があるのか、反応の待ち時間の間にどのような反応が起きているのかを理解しながら行うことで、基礎研究に対して魅力を感じるようになった。

大学四年次の春、後に私の恩師となる呼吸器内科の教授との出会いがあった。その出会いが私にとって転機となった。教授は私が基礎研究に興味があることを知るとM.D.Ph.D.コースへの進学を勧めてくださった。当初は適当に聞き流していたが、教授はそこから約半年間にわたり、ただの一学生である私に熱心に声をかけ続けてくださった。その熱意に心を動かされ、また実際にその教室に足を運んでみると、そこには尊敬できる先生方が多数おられることを知り、その環境で指導を仰ぎたいと思うようになった。ただしそのコースへ進学するとなると医師になるのが三年間遅れる、親に金銭的な迷惑をかける、四年間一緒に過ごした同級生と離れることになる、部活もやめなければならない…。どちらに進めばいいのか、正直どんなに悩んでも頭の中で考えるだけでは結論は出なかった。ただどのようなマイナス要素があるにしても、挑戦してみたいという気持ちがある以上、**やらずに後悔するよりはとりあえずやってみよう**と思い、そのコースへの進学を決意した。

どちらの結論が正しかったのかは今でもわからない。ただしそのコースへ進み三年間肺癌の研究に携わったことで多くの経験、出会いがあり、学位を取得でき、冒頭に述べた自分の目指す道が定まったわけであり、私にとってはよかったと思っている。

学部へ復学、研修医時代

学部に戻ってからは臨床研修先を考えるようになった。特に私の場合は三年間回り道をしたという焦りもあり、少しでも早く臨床の能力をつけたいと思った。そのために厳しい競争のもと全国から優秀な人間が集まる研修病院、なかでも聖路加国際病院での研修を志した。しかし特に私のような地方大学の人間にとって、東京ましてや有名病院の受験は、経済的・時間的な面、失敗するリスクが高いことを考えるとそのハードルは高い。まわりをみても皆口にはするものの、行動に移す人はごく少数であった。私も実際に迷ったが、**やはり挑戦してみたい気持ちがある以上行動に移さなければ後悔する**と思い受験してみたところ、運よく採用していただき今の自分がある。決して聖路加国際病院で研修を行うことが最高の選択肢などとは思わないが、ただ迷うだけでなく実際に行動に移してよかったと心から思っている。

後輩へのアドバイス

自分の目標、希望をかなえるために少しでもプラスになると思えば、仮にそのハードルが高くても思い切って行動に移してみる。前向きに挑戦したならば仮に思うような結果がついてこなくても後悔はしないであろうし、決して口だけで行動の伴わない人間にはなりたくないと思う。これからもそのような気持ちを忘れずに研鑽を積んでいきたい。

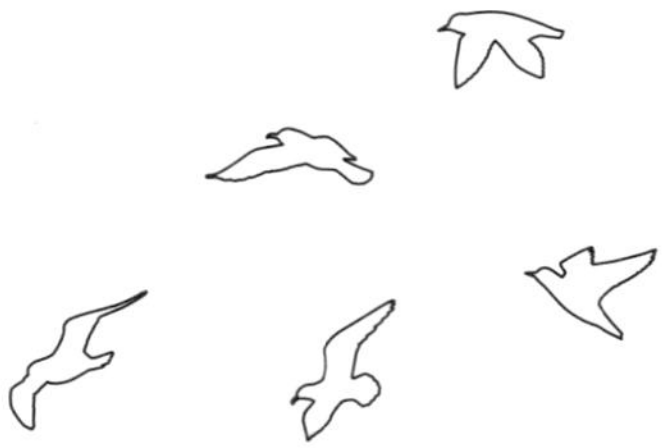

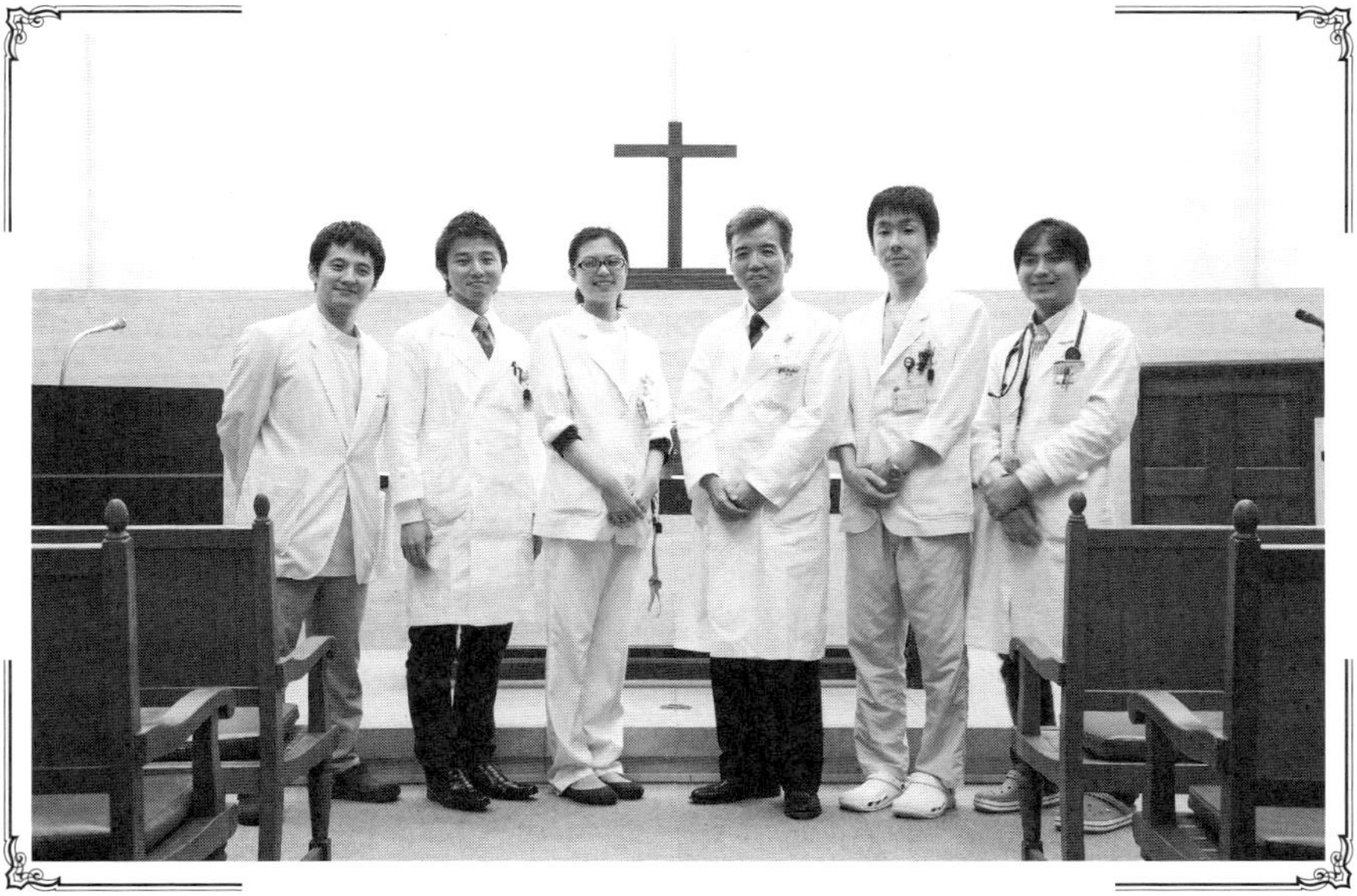

☆

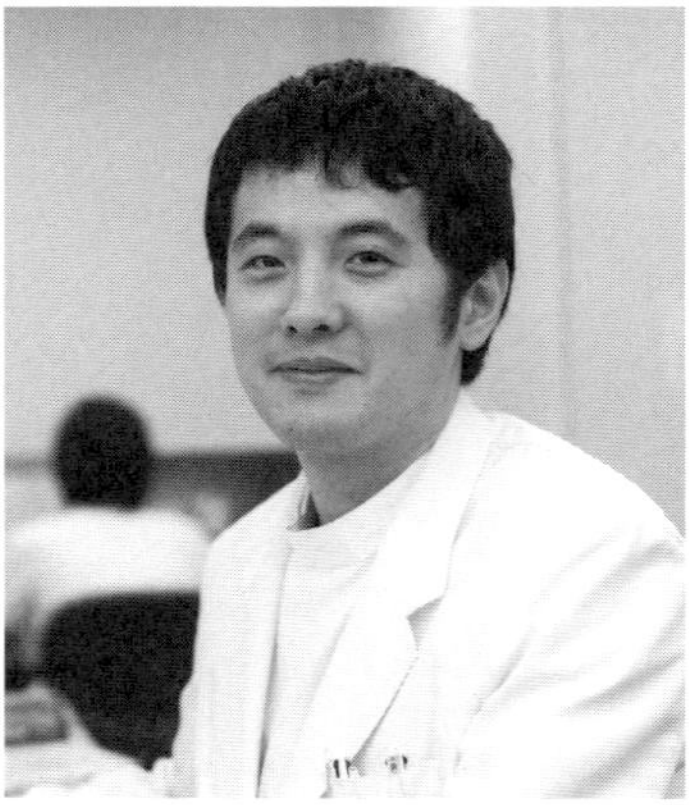

☆

視野は広く，芯は太く

東京大学医学部附属病院
アレルギー・リウマチ内科専門研修医

H22 駒井俊彦

こまいとしひこ

2010 年　北海道大学医学部医学科卒業
2010 年〜12 年　聖路加国際病院にて初期研修
2012 年〜　東京大学医学部附属病院アレルギー・リウマチ内科にて専門研修

私は進路選択をこう悩んだ

学生時代

大学入学後は中学校・高校と続けていたバドミントン部に所属し練習に励み、部活以外では寮の友人と日々集まってはばか騒ぎをしていた。札幌という新天地での一人暮らしであったこともあり楽しく充実感はあったが、大学三年半ばに、各企業や官庁へ就職を決めた高校時代の同窓生が人生や社会を大きく変える一歩を踏み出している姿をみて、自分の未成熟さを認識し、より広い世界をみて、広く深い視野を身につけ、将来的に医療をよりよい方向へ強く変革していける素養を身につけようと思うようになった。

*

その後の学生時代は、多くの人に接しよう、さまざまなことを貪欲に吸収しようと取り組んだ。例えば腫瘍病理学講座の田中伸哉先生のもとで病理診断・基礎研究・USMLEの勉強を端緒に医療の現状・側面に関して数多くの経験を得たこと、日本医療政策機構（HGPI）でのインターンシップ、バックパック片手に国内外の多くの場所を旅した経験などである。

何をしようかと悩んでいたのが嘘のように、一つ新しいことに取り組むとその縁で次の挑戦へとつながるようになった。医学に限らない新しい環境に出ることはその経験自体が貴重であったし、人生を通じた財産になる視野・友人を得ることができた。

研修病院選択とその結果

初期研修の長い歴史、臨床留学や公衆衛生大学院留学の経験者が多数いること、各立場の専門家・先輩による教育的環境、症例の豊富さ、屋根瓦方式（179頁参照）の教育などを理由として聖路加国際病院を第一志望とした。結論として、自分の選択理由は初期研修選択の核心ではないと気づいたが、選択に誤りはなくむしろ期待以上の充実した研修生活を送っており、後輩にもぜひ聖路加国際病院の研修を勧めたいと思う。ただその最たる理由は、間違いなく「ひと」にある。というのは、自分にとって聖路加国際病院での研修で得た最大の財産は「医師として人として本当に尊敬できる先輩医師に多数出会えたこと、敬愛し信頼のおける同期と苦楽をともにできたこと」であり、初期研修で最も大切な点はここにあると感じている。医師としての礎を築く初期研修は、知識や技能の習得は当然のこととして、他職種や患者さんとの関わり、自己研鑽を行ううえでの、今後の医師としての姿勢を形づくるものである。大切なのは間違いなく「ひと」との出会いや共有する時間であり、直感・評判・歴々の先輩医師を信じて初期研修病院選びをするとよいと思う。

レジデント生活と今後の悩み

主治医・担当医・病棟の先輩と各段階での指導とフィードバックの体制が整った状態で、レジデントにある程度の診療が任されており、一定の安心のもとで責任感をもった診療を行うことができるという、たいへん恵まれた研修環境で、大きな学びを得た。身体的にはつらいと感じることはあったが、成長の実感と同期・先輩が精神的に支えとなってくれるため楽しく充実した研修を送ることができた。

初期研修後の進路はとても悩んだ。専門分野は免疫・膠原病に強い興味があるため決まっているが、臨床・研究・医療政策のいずれに主体をおくか、どこでキャリアを積んでいくかという悩みは常につきまとっている。Serendipity という観点から回り道のほうがよりよい選択といえるのかもしれない。ただ、自身としては、やるからにはとことん追求し自分のなかの芯を太くしたい、との考えがあるため、聖路加国際病院での研修に対する未練も相当あるが、今後の研鑽は大学で行うことを決めた。

後輩へのアドバイス

結局は自分次第であり、出会う先々の人や運次第ともいえる。ただ、踏みとどまれば何も進まないが、一歩踏み出すことで新たな視野や可能性を広げることができ、縁や運を味方にすることができる。学生時代とレジデント時代を振り返って実感するのは、**学生時代にでき得る限りの一歩を踏み出しておかなければ、今後その歩みが可能となる時期はしばらく訪れない**ということである。興味があることには積極的に顔を出し、先輩方の懐に入っていくようにすることをお勧めする。

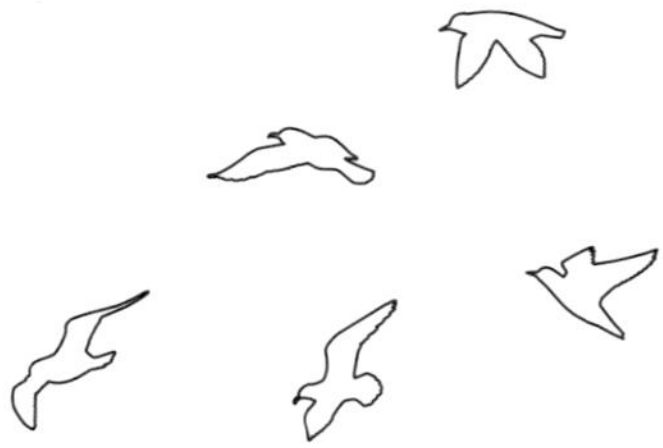

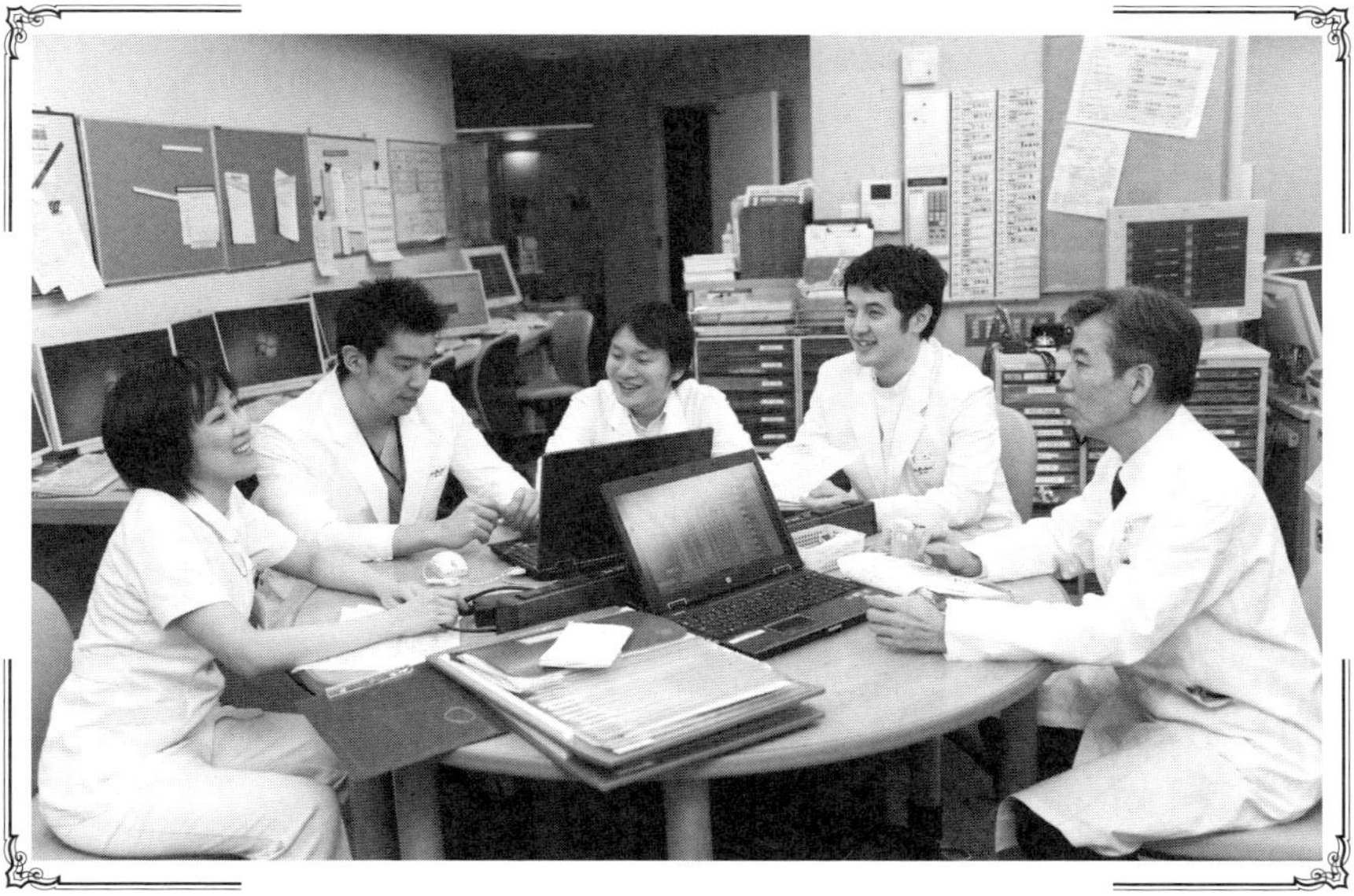

☆

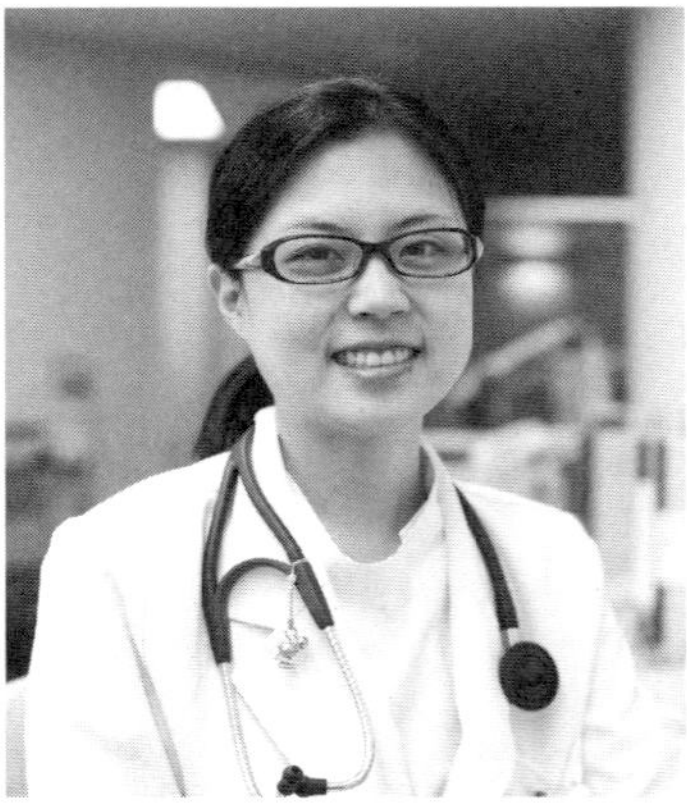

☆

まずは「医者の心構え」をしっかりと

千葉大学医学部附属病院
糖尿病・代謝・内分泌内科
シニアレジデント

H22 駒井絵里

こまいえり

2010年　千葉大学医学部医学科卒業
2010〜12年　聖路加国際病院にて初期研修
2012年〜　千葉大学医学部附属病院糖尿病・代謝・内分泌内科にて専門研修

私は進路選択をこう悩んだ

学生時代

私が通った千葉大学は総合大学のため、最初の二年間は医学部生だけではなく、多くの他学部の学生と同じ教養課程を受けました。そのときから私は医学部キャンパスにある、医学生、看護学生によるオーケストラ（音楽部）に入っていました。全学部のオーケストラもありましたが、同学部の先輩、後輩の縦のつながりができるという理由と、老人ホームに演奏会に行ったりなど、ボランティア活動を中心に行っていることに興味をもったからです。部活動で尊敬できるOB、OGの先生方や後輩に会うことができ、人間的に成長できたと思っています。

研修病院選び

大学四年目の部活動の幹部を終えた頃に、今後何科に行きたいのか、臨床と研究どちらをやりたいのかを考え始めました。「医師たるもの Scientist たれ」という言葉がありますが、やはり研究を主に行うのであればその分臨床ができなくなるでしょうから、どちらもという進路は私にとっては難しいと考えたため、一方に絞りたいという思いがありました。この選択に関しては音楽部の先輩や顧問に相談したり、通っていたアレルギー膠原病内科や、循環器内科教室の教授に話をうかがっていました。最終的に決めたのは、恩師の「**まずは医者の心構えを学びなさい。それから研究でも臨床を常に意識しなさい。医者は患者さんのために生きるのだから、患者のみかたを学びなさい**」という言葉です。ならばと思い、私は多くの症例を経験できるところ、また自分に医者としての指導を多く行ってくれるところ、そして多くの情報を得ることができるところがよいと思い、病院探しを始めました。正直なところ最初聖路加国際病院を見学した理由は、歴史があり、有名だったから一回行ってみようという気持ちからでした。見学時にお会いした先生方のモチベーションが高く驚いたことを覚えています。その後恩師に勧められたこと、尊敬する先輩が聖路加国際病院を受験していたことから聖路加国際病院を第一志望に選択しました。希望どおりに研修をスタートでき、モチベーションの高い同期に囲まれ、先生方に指導を受け、とても充実した研修生活を送ることができました。

三年目の選択

二年間の初期研修を終えたら、三年目以降はどこでどのように学ぶか悩みました。聖路加国際病院が研修病院として確実に医師として成長できる場所であることはわかっていましたが、私は研究が行いたかったこと、また体力的に自信がなかったこと、結婚、出産を考えるとゆとりのある時間をもちたいが、自分の希望する科に行って働きたいということもあり、母校に戻ることを選択しました。本格的な習得の時期に慣れた病院から移ること、同期と別れることになることについてはとても悩みました。しかし現在の自分にとって、母校に戻ることがよい選択であると思っています。

後輩へのアドバイス

初期研修は医者の心構えを学ぶときなので、モチベーションの高い先輩医師とたくさん出会うことをお勧めします。いろいろな人の意見を聞きながら、また悩む過程が大切なのではないでしょうか。また、一度選択したものの、別の進路に変更したくなったとしても後悔はしなくてもよいと思います。**そのときに決めた選択は最善であったのであり、その後の選択で方向性はいかようにも変更可能であるからです。**一緒に頑張って行きましょう!!

総内・総診
消内
循内
呼内
神内
腎内
代内
膠内・ア
感内
腫内
血内
高齢者・在医
眼科
病理
公衛
医行政
基礎研
大学院
専・研修
初・研修

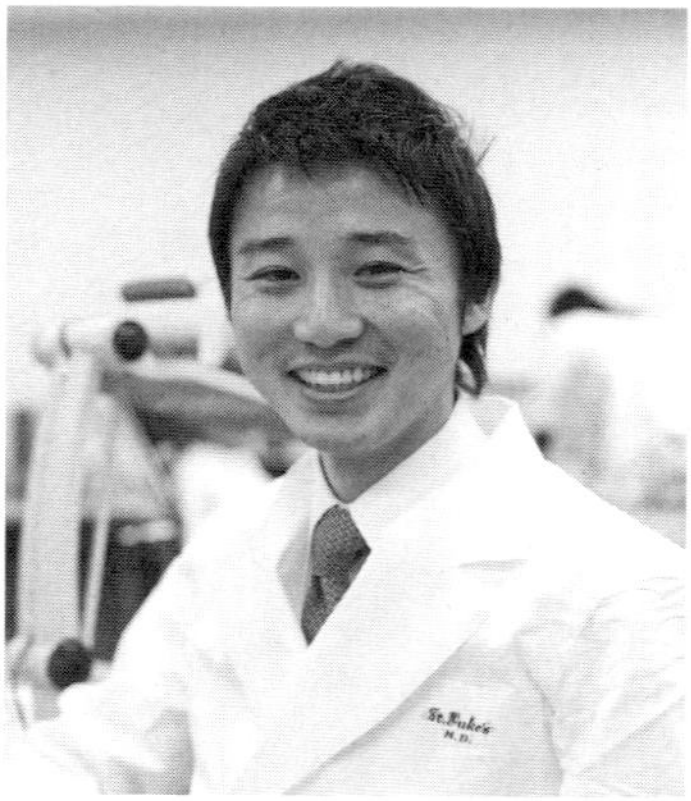

ベストな研修生活のために

聖路加国際病院
内科専門研修医
H21 佐藤真洋
さとうまさひろ

2009年　千葉大学医学部医学科卒業
2009〜11年　聖路加国際病院にて初期研修
2011年〜　聖路加国際病院内科にて専門研修

私は進路選択をこう悩んだ

学生時代

私は大学時代、サッカー部に所属していました。六年生までやり通したことで得られた経験や仲間は財産です。部活動以外では、友人とスノーボードや山登り、文化祭などをし、最高の友人と過ごすことができた充実した六年間でした。

とにかくサッカー部中心の生活で、また親類にも医師はおらず、卒業後のキャリアなど全くイメージがわきませんでした。そのため部活動や文化祭などで一緒に過ごした先輩が医師として勤務しているのを見学したり、実習先の指導医としてお会いしたときにいただいたアドバイスが進路選択のときの参考になりました。

また、今後医師として働くならば、誰からでも信頼をおいてもらえるような医師になりたいと考え、自分にとって充実した研修の送れる病院とはどんなところかを考えました。選択の基準として考えたのは、

①二年間の初期研修で、ある程度どの分野でも一人で決断ができる臨床能力がつくカリキュラムがあること

②目標としたい医師がそばにいること

③頭で理解するよりもまず体で覚えたほうがよいと考え、二十四時間仕事に打ち込むことが可能な環境であること

の三つのポイントでした。

この三つのことを考えたときに、一番研修したいと思った聖路加国際病院を第一希望にしマッチングに登録しました。きっかけは大学の院外研修で、聖路加国際病院放射線科を選択し、スタッフや研修医の先生から大変熱心に指導をしていただいたことです。特に初期研修医の先生方はたいへん優秀で、また人柄もすばらしく、私もこのようになりたいと憧れました。

初期研修時代

学生時代の部活動中心の生活から、病院中心の生活にがらりと変わりました。

病気の知識ではかなわない点があったとしても、担当している患者さんについては一番知っているようになりたいと考え、頻繁にベッドサイドに行き、問診・診察を繰り返しました。朝から晩まで三六五日病院で過ごし、まさに病院の〝レジデント（居住者）〟でした。

初期研修終了後の進路を選択する際、専門研修のために他施設に移動するか迷いもしました。

後期研修では初期よりも責任をもたせてもらい、自分で決断し診療に参加できます。最初の一年四か月が総合内科の研修である当院の後期研修プログラムなら自分の力をさらに研鑽できるのではないかと考え、研修を継続することとしました。

後期研修中の現在の悩み

卒後三年目の十月から病棟長となり、三十数名の病棟の患者さんの入院中のマネージメントをしています。将来専攻する科以外の患者さんももちろん受け持ちであり、ベストな治療ができているのか悩み、考えている日々。不明な点はうやむやにせず、文献にあたり、確信をもった診療ができるように心がけています。

後輩へのアドバイス

「鉄は熱いうちに打て」。**医師としての姿勢は、免許をもち最初に働いた病院で決まる**と言っても過言ではありません。理想の医師に近づくために、ベストなスタートが切れるように研修病院を選択してもらいたいです。**希望する病院は自分の目で見てください。**噂に惑わされることなく、そこで自分が感じたことを信じて希望の病院を探してください。そして、もしたとえ自分が一番に思い描いていた環境でなくても、自分が選んだスタートが正しいものとなるように一生懸命努力し最高の仕事をしてもらいたいです。

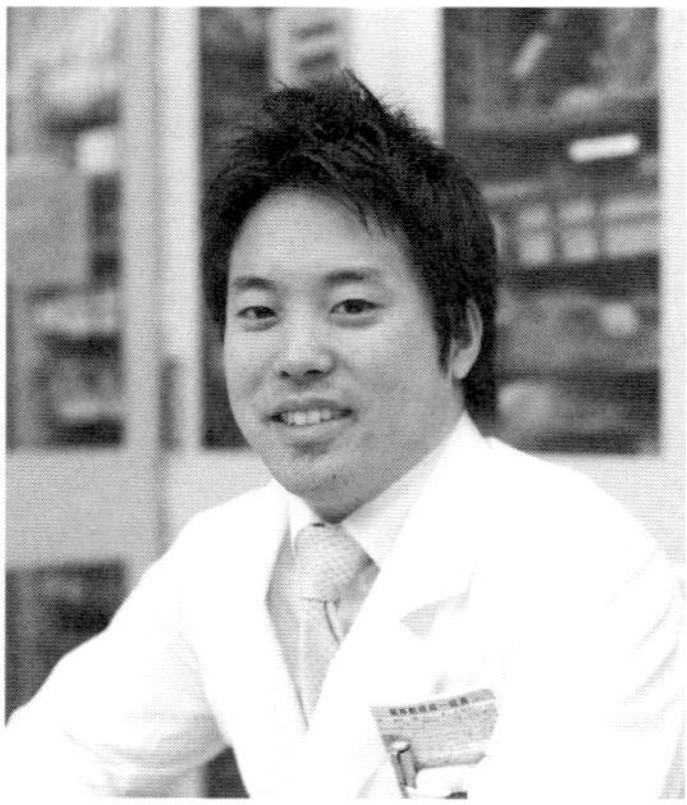

☆

まずは，行動！

聖路加国際病院
内科専門研修医

H21 島村勇人

しまむらゆうと

2009年　信州大学医学部医学科卒業
2009〜11年　聖路加国際病院にて初期研修
2011年〜　聖路加国際病院内科にて専門研修

私は進路選択をこう悩んだ

学生時代

学生時代は硬式テニス部に所属し東医体での優勝を目標にひたすら練習に明け暮れる日々で、振り返れば体ばかりを動かす六年間であった。「どの科に進むか」、「どのような医師を目指すか」などについて考えることなく日々を過ごしていた。

　高校入学までの大半を米国で過ごしてきたためか、**「日本と海外の医療の架け橋になりたい」**という思いが強く、臨床実習前にまず海外の病院を見学したいと考え、四年生の夏にトロント大学小児病院で病院見学の機会を得た。多くの刺激を受けたが、見学のみであったため、次にトロント大学の短期臨床研修プログラムに参加した。問診、診察、ディクテーション、プレゼンテーションを行いながら、北米の臨床現場を経験することができ、その頃からようやくどのような医師を目指すかを考えるようになった。

　実際に研修先の選定で悩み始めたのは五年生の夏頃。自分の手もとには研修病院の情報はほとんどなかったため「**とに**

かく見学に行こう」と思い複数の病院実習に参加した。なかでも聖路加国際病院は、若手医師が熱意をもって医療の中心となっている姿に大きな感銘を受け「初期研修をするならここだ!」と直感した。また研修後に海外で活躍している先生が多く、将来の海外での仕事も見据えることができると考え、ここなら「私もこういう医師になりたい」と思える先輩医師に出会えると感じた。

初期研修時代

初期研修の二年間は忙しくも充実した日々であった。それは熱意に満ち溢れた環境で働くことができ、一年次から重責を担うことができたからであろう。

聖路加国際病院はレクチャーやカンファレンスが盛んであり、臨床現場で応用できる知識を短期間に習得することができる。特に毎週行われるコアカンファレンスでは基礎の基礎から学ぶことができた。また熱心に指導してくださる先輩も多く、わからないことはその場でレクチャーを受けることも数えきれないほどであった。他に類を見ない日々の on the job training は聖路加国際病院の大きな魅力である。

また、若手医師を中心に病棟管理を行う点で責任感も自然と身につき、研修のモチベーションの高さにもつながった。つらい・辞めたいと思うことは一度もなかった。

初期研修後の進路

三年目の進路についても当然ながら悩んだ。大学時代の友人はすでに専攻科を決め、大学病院や大学関連病院で働き始めている。専攻科も決めておらず自分はこのままでいいのかと考えることもあった。しかし、私は common disease の知識を深めたいと考え、病棟長(約六か月)、集中治療室の病棟長(一か月)、緩和ケアでの研修(一か月)も経験できること聖路加国際病院の後期研修に魅力を感じた。また、「Teaching is Learning」を実践できる場として、今まで学んできたことを後輩へ還元することも私の責務と感じるようになっていた。

このようにして総合力をアップすべく聖路加国際病院のシニアレジデンシーに進むことを決めた。今後は日本と海外医療の発展に貢献できるよう、「世界を舞台に」を目指していきたい。

後輩へのアドバイス

私自身医師としてスタートしたばかりでまだまだ経験も浅く、進路について悩むことも多い。悩みは一生尽きないだろう。

初期研修に何を求めるかは人それぞれであり、求めるものすべてを満たすような研修病院はなかなか見つからない。学生のうちは比較的自由に行動できるため、日本国内のみならず海外の病院実習も実際に体験してみて自分に合った研修病院を探すのがよいのではないだろうか。**まずは、行動!** そこに必ず道が開けると信じている。

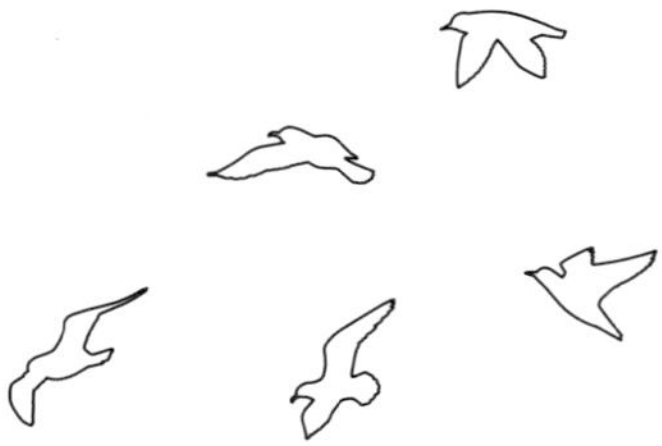

総内・総診
消内
循内
呼内
神内
腎内
代内
膠内・ア
感内
腫内
血内
高齢者・在医
眼科
病理
公衛
医行政
基礎研
大学院
専・研修
初・研修

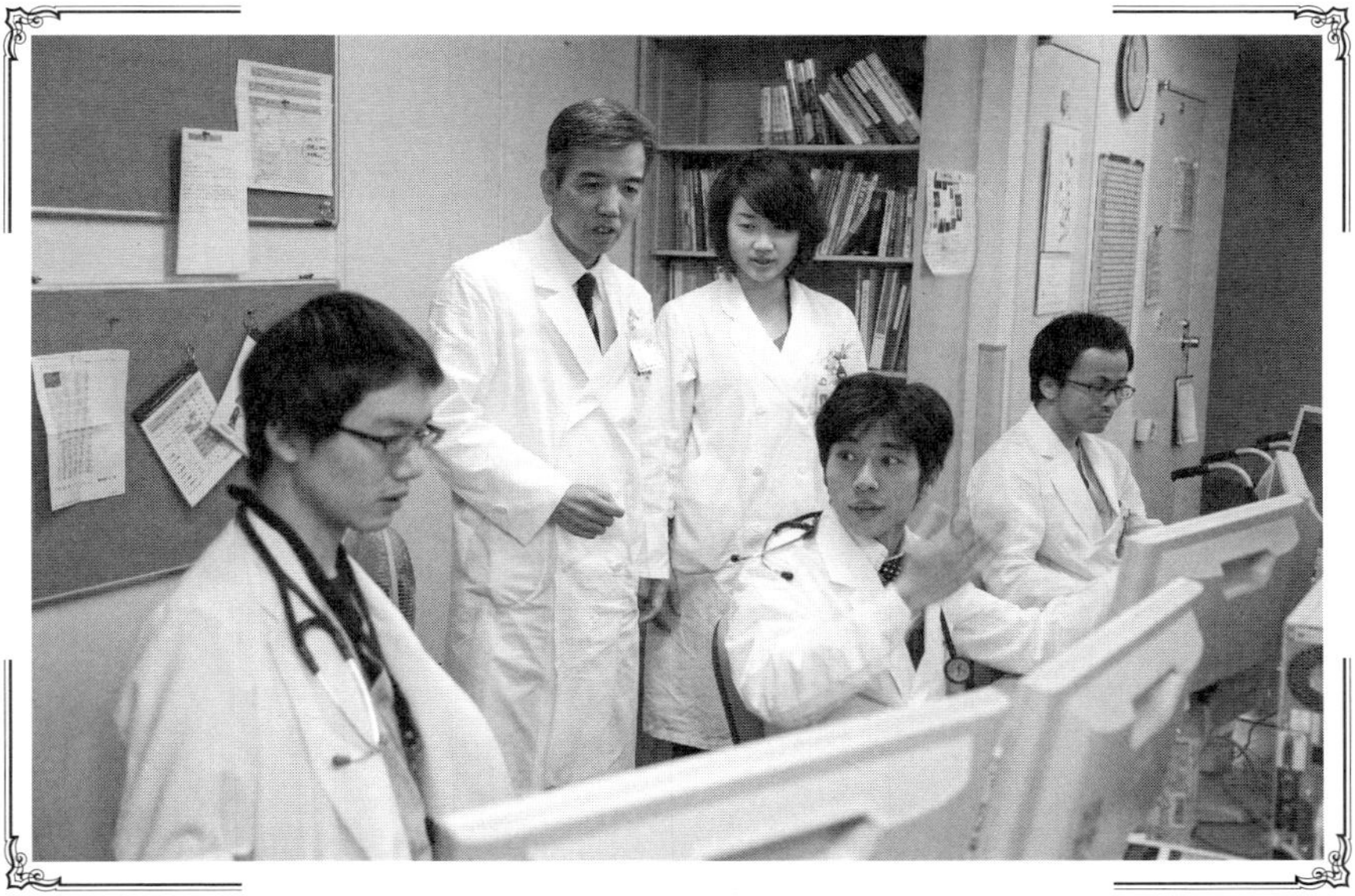

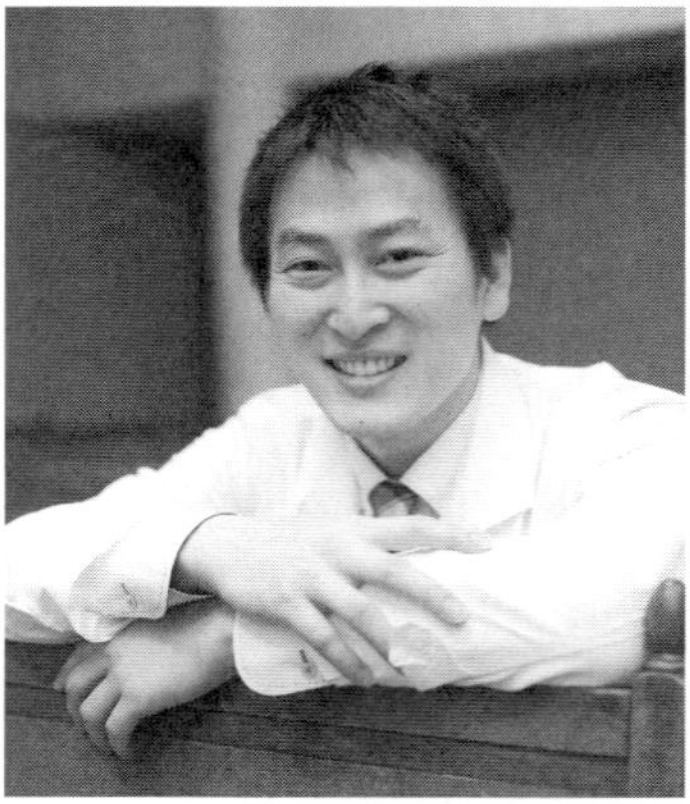

☆

知的好奇心をもち続ける

聖路加国際病院
腎臓内科・内分泌代謝科専門研修医

H20 比良野圭太

ひらのけいた

2008年　京都府立医科大学医学部医学科卒業
2008～10年　京都第一赤十字病院にて初期研修
2010～11年　聖路加国際病院内科にて専門研修
2011年～　聖路加国際病院腎臓内科・内分泌代謝科にて専門研修

私は進路選択をこう悩んだ

小さい頃、私は迷路がすごく好きだった。母親はそんな私に言った。「公文式に行けばもっとたくさん迷路ができるよ」。それがすべての始まりである。私は喜び勇んで公文式教室に通っていたが、いっこうに迷路をすることができずに算数のプリントの山を消化していくだけであった。これでは物足りないという私に母親は言った。「阪神受験勉強会という塾に行けばもっと楽しい迷路ができるらしい」。当時、純粋な子どもであった私はその事実を疑うことなく塾に通い続けた。目の前にニンジンをぶらさげられ気づけば「お受験」をすることとなり灘中学校に進学した。

高校生になって気づけば周りの理系志望の半分以上の人が医学部に進むというとても異様な環境におかれていた。

両親が薬剤師であり幼い頃から医療界には縁があったのと、当時は臓器移植法施行後初の心臓移植が施行され、それが非常に恰好よく憧れたのがきっかけで、私は医学部進学を志した。

学生時代

大学ではハンドボール部に所属していた。部活動はとても厳しく、朝から晩まで練習に明け暮れる毎日。五年生の幹部学年の夏の大会を終えたときに**最終学年まで部活を続けるかどうかでとても悩んだが**、将来のことを少し落ち着いて考えたいと思い引退する決意をした。今思うとこの選択が大きな分岐点であった。

＊

まずは臨床実習に積極的に参加し、ほかの病院も見学してみたいと考えていた折に偶然チャンスが訪れた。放射線科をローテートした際に「東京の聖路加国際病院に知り合いの先生がいるので見学に行ってみては」という話になったのである。そして、その際にお世話になった聖路加のレジデントの先生に大変衝撃を受けた。大学病院以外のレジデントの先生と接する初めての機会だったのだが、仕事に対する情熱、知的探究心、行動力とどれも衝撃を受けた。**いつかこの病院で研修をしたい**という思いを自覚した。

このときの経験は自分の目標を見定めることにおいてたいへん役に立ったが、**二年間は堅実に研修をしたい**と考えていた私にとって、聖路加国際病院で研修するのはもう少し先の話になる。

京都第一赤十字病院時代

初期研修先は出身大学とも関連の深い京都第一赤十字病院を選んだ。京都の三次救急を担い各専門家も充実しており、また大学の関連病院としてはトップの人気を誇り各科に大学の先輩がいたため研修をするには申し分のない環境であったからだ。院長が「運動部で熱心に頑張っていた人に悪い人はいない」という考えをお持ちだったため、幸い研修医採用試験も無事に通過できた。すばらしい同期と切磋琢磨しながら、一年目は地道に研修した。そして二年目になり将来何科を専攻するか悩んでいたときに運命的な出会いがあった。腎臓内科が新設されることとなり草場哲郎先生が赴任して来られたのだ。草場先生のお人柄と指導してくださる内容から、次第に腎臓内科の魅力にとりつかれていった。また、腎臓内科の守備範囲は広範であり、心血管病の本丸に迫るＣＫＤ（慢性腎臓病）はますます重要になると考えた。全身を診ることのできる総合医であり、かつ自分の武器となる専門領域をしっかり築きたいと考えていた私にとって腎臓内科は非常に魅力的であった。この頃には内科全般の豊富な経験を積んだ後に専門研修に進める聖路加国際病院で後期研修を行いたいと心に決めていた。

聖路加国際病院時代

私は京都第一赤十字病院での初期研修の修了時にベストレジデントに選ばれた。これは次に聖路加国際病院で研修していくにあたって自信になったが、聖路加国際病院での研修は想像以上に大変なものであった。しかし、すばらしい同期や先輩に恵まれたおかげで乗り越えることができた。わずか二年間で数百人の患者さんを担当するという経験ができたことを幸せに思う。また、卒後四年目には病棟長という社会的に責任のある立場も任され診療以外の社会調整を行う能力を磨くことができた。そして、たいへん魅力的な上司である腎臓内科の先生との出会いが、今後当院の腎臓内科で経験を積んでいきたいと考える原動力となった。

後輩へのアドバイス

初期研修からの四年間は本当に瞬く間に過ぎていった。まだまだ未熟な私が言うのも気が引けるのだが、目の前のいかなる物事に対しても興味をもって接することができる人は一様に優秀であったし、そして自分自身も常にそうありたいと思う。**知的好奇心を継続すること、これが一番大事である。**

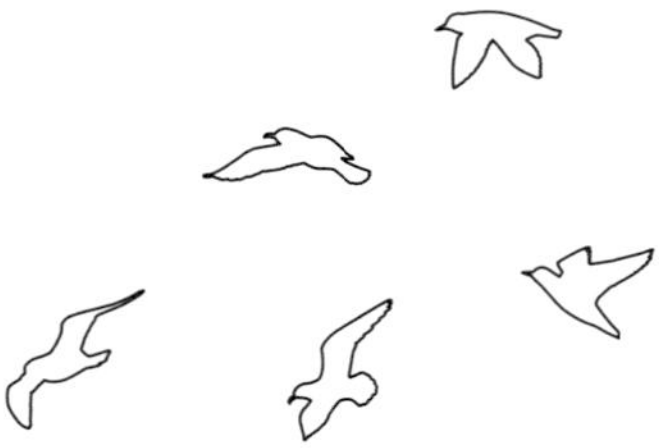

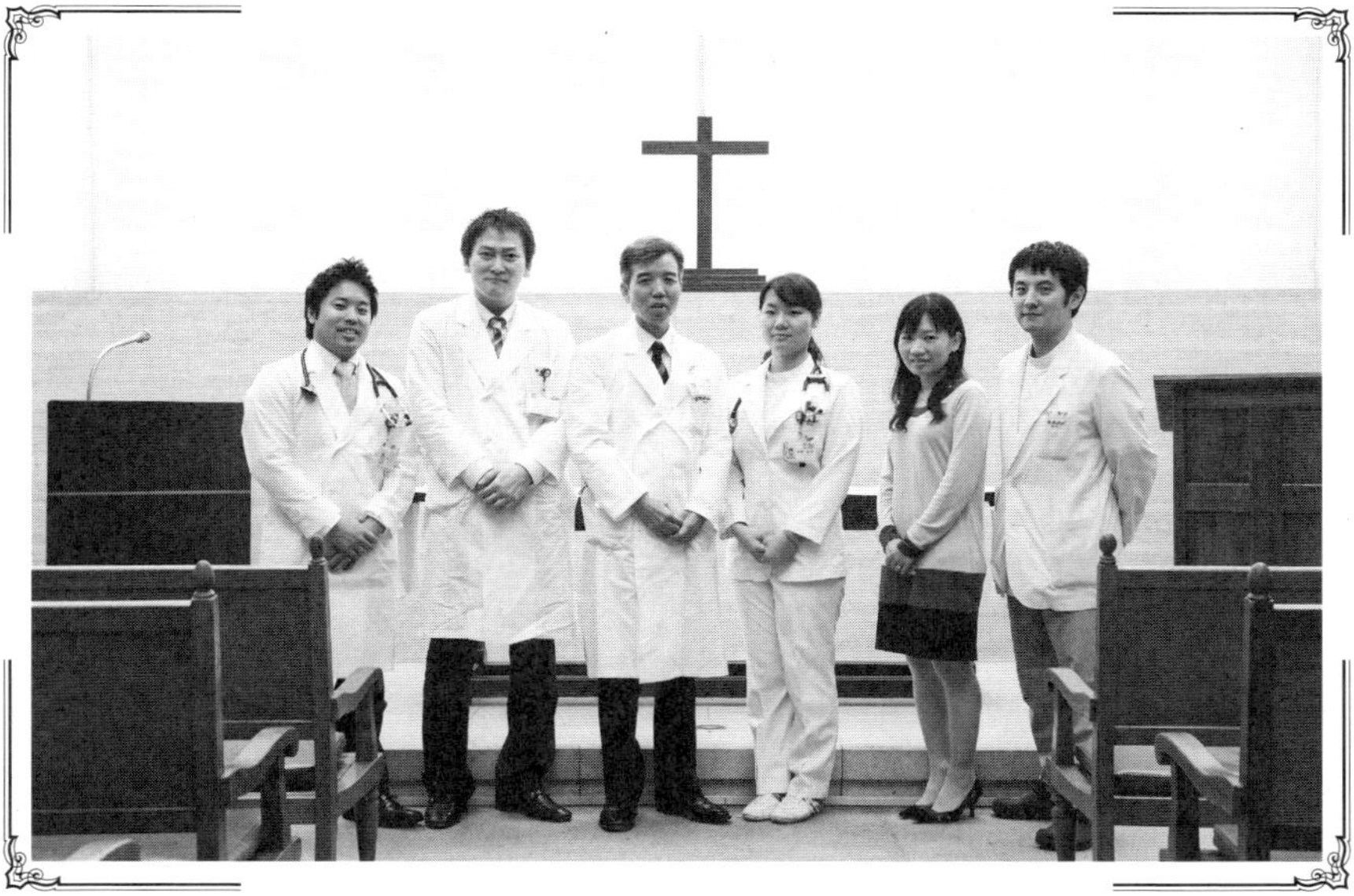

☆

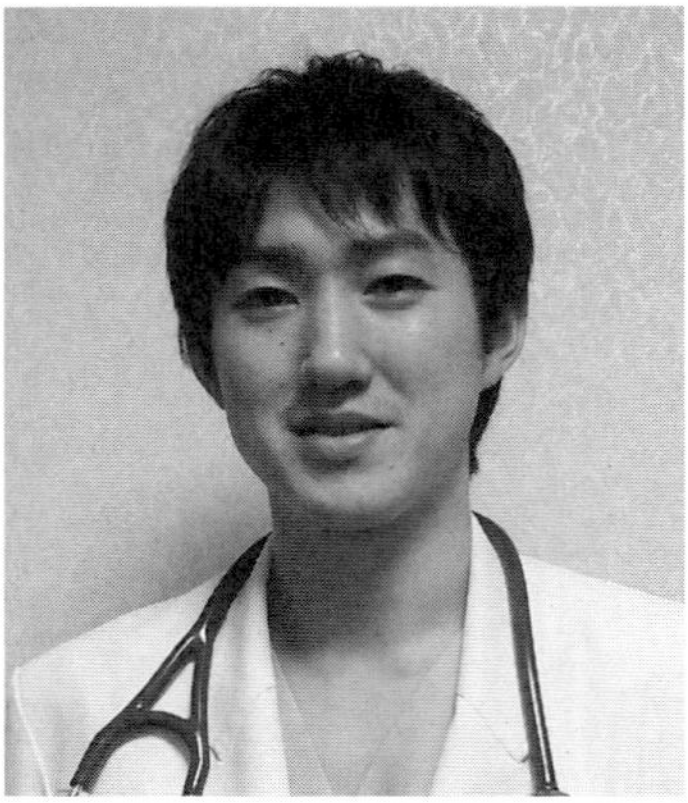

一つひとつの経験から，次の目標を定めていく

三井記念病院
循環器内科シニアレジデント

H21 堀内　優
ほりうちゆう

2009年　新潟大学医学部医学科卒業
2009～11年　聖路加国際病院にて初期研修
2011～12年　聖路加国際病院内科にて専門研修
2012年～　三井記念病院循環器内科にて専門研修

私は進路選択をこう悩んだ

学生時代

私の両親、親戚含め周囲に医師という職業の人はおらず、具体的な将来のビジョンを描くのはなかなか難しかった。医学部の低学年のうちは、部活やバイト、押し寄せてくる試験の勉強をこなしていく日々を過ごしていた。しかし授業が基礎医学から臨床医学へと変わり、部活もひと段落した頃から、自分の将来についてなんとなく考えるようになった。

ちょうどその頃大学の臨床留学プログラムの存在を知り、部活を引退して時間と暇を持て余していた私は、チャレンジしてみることにした。米国のミネソタ大学に、一か月半という短期間ではあったが、留学する機会をいただいた。留学の準備のための英語・医学英語の勉強の際に出会った人々、一緒に留学した同級生、米国で出会った指導医、研修医、留学生など、これまで接したことのなかった人たちと関わることができた。**広い世界に出て行き、常に環境の変化や刺激を求める必要を強く感じた。**そうして異国の地で一人夜な夜な考えて、卒後の初期研修は母校やその関連病院からは離れて、今回の留学と同じようにいろいろな所から、いろいろな人が集まってくる病院にしようと決めた。

研修病院選び～研修医時代

そう決めていわゆる人の集まる「有名な」研修病院をいくつか見て回った。そうして感じたのは、どの病院もほとんどは大学病院と変わらず治療の主体はスタッフの医師で、研修医はお客様である、ということだった。上級医がやっているのを見ているだけでは医学生と同じで実力もつかないだろうと思い、研修医が/を治療に積極的に参加しよう/させようという雰囲気があった聖路加国際病院で研修させてもらうことにした。

研修自体は前評判どおり厳しかった。しかしたとえ経験も知識も浅くても、患者さんの話をよく聞き、よく観察・診察することで自分の意見が採用され、治療方針が変わったり、患者さんがよくなったりすることを多々経験し、やりがいのある充実した研修であったと思う。

初期研修後の進路

研修生活も一年と少しを過ぎると、初期研修修了後の進路を決める時期になった。実地経験は多く積むことができたが、その反面座学の時間が圧倒的に不足し、また臨床研修制度のため二年間のうち内科を研修する時間が不十分であると感じていた。**もう少し内科全般の研修を積みたい**と考えていた私にとって、内科各専門科をもう一度研修できる聖路加国際病院の後期研修は魅力的に思え、そのまま研修を続けることにした。

そうして過ごした後期研修の一年目は、ある程度の経験のうえにさらにさまざまな症例を積み重ね、疑問があれば先輩やスタッフの医師に適宜教えを乞う、という非常に充実した日々であった。内科各専門科をもう一度研修するうちに循環器疾患のダイナミックさに惹かれ、自分の専門科とすることとした。**ひとたび専門科を決めて曲がりなりにも勉強し始めると、「専門」ということの奥深さ、領域の広さに圧倒され、少しでも早く専門研修に進みたいと思った。**そうすると卒後四年目の半ばまで内科全般の研修を行う聖路加国際病院の後期研修がむしろ長く感じるようになり、結局三年目の終わりから循環器内科を勉強するため他院での研修に移ることにした。

後輩へのアドバイス

なんとも行き当たりばったりな進路の決め方だが、自分には具体的な将来のビジョンやキャリアプランといったものを学生時代や初期研修中にはっきりと描くことができなかった。**その時々で具体的**

な目標を定めて、まずはそれに取り組み、ひと段落したら、次の目標をまた設定して進んできた。将来の進路に悩んでいる方の参考になれば幸いです。

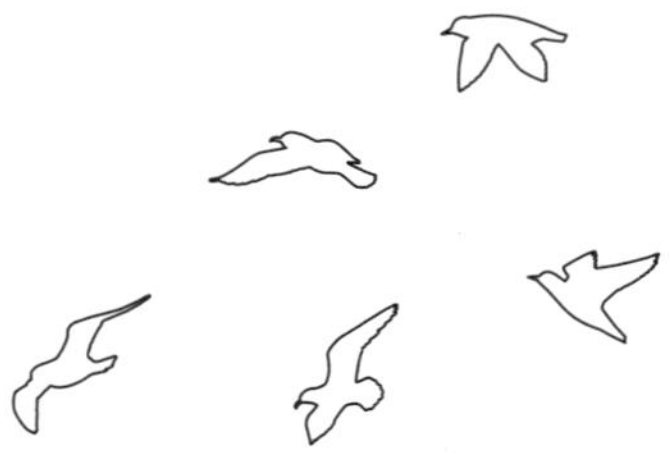

MEMO

■医師臨床研修制度の変遷

1946(S21)年　実地修練制度（いわゆるインターン制度）の創設
医学部卒業後 1 年以上の診療および公衆に関する実地修練を行うことが，医師国家試験受験資格を得るための義務とされた．

1948(S23)年　現在の医師法が制定され，同法に基づく規定となる

1968(S43)年　臨床研修制度（努力義務）の創設
医学部卒業直後に医師国家試験を受験し，医師免許取得後 2 年以上の臨床研修を行うように努めるものとするとされた．

2004(H16)年　新医師臨床研修制度（必修化）
診療に従事しようとする医師は，2 年以上の臨床研修を受けなければならないとされた．

■研修の必修化

医師の臨床研修の必修化にあたっては，
- 医師としての人格を涵養し，
- プライマリ・ケアの基本的な診療能力を修得するとともに，
- アルバイトせずに研修に専念できる環境を整備すること

を基本的な考え方として，制度が構築された．

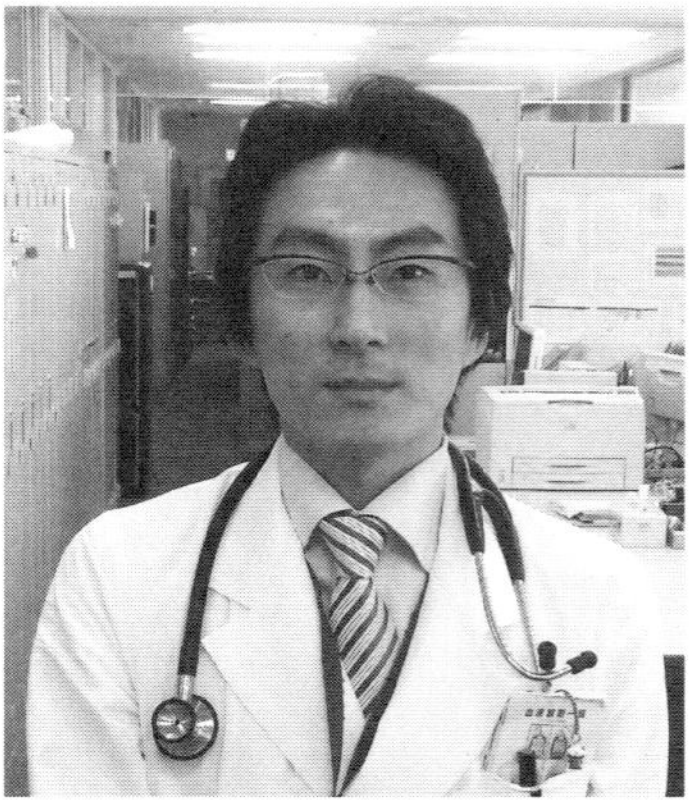

2施設での研修を経験して思うこと

順天堂大学大学院医学研究科
代謝内分泌内科学

H20 遅野井雄介

おそのいゆうすけ

2002年　早稲田大学法学部中退
2008年　山形大学医学部医学科卒業
2008〜10年　三井記念病院にて初期研修
2010〜12年　聖路加国際病院内科にて専門研修
2012年　順天堂大学大学院へ進学

私は進路選択をこう悩んだ

医学部入学まで

三歳から小児喘息を患い、高校時代までは思いっきり体を動かせなかった。そのときの日々の経験と、家族・親戚に医療関係者がいたことが医師という職業を考えた最初のきっかけであったと思う。また、自分の今までの人生を振り返ると、父親の仕事の関係で海外生活を経験できたことは欠くことができない。海外という環境もあってか父の仕事も間近に垣間見ていたなかで、漠然と父親の仕事にも憧れも感じていた。そのような思いを抱えながら、浪人も経験した大学受験の際には、合格したほうの道に進もうと法学部と医学部を受験し、法学部に進むことになった。早稲田大学時代当初は、晴々した気持ちで学生生活を満喫していたが、二年次の一般教養で選択した医学入門という講義で医学に対して再度心を揺れ動かされたことと、「医師であることは、世界で仕事するうえでも大きい」という父親の後押しもあり、一念発起し再度医学部を受験し、医学部・医師への道が開けた。

医学生時代

山形での学生生活は、自分の目標と再受験生であるという立場もあって、勉強中心の生活を送った。場所柄、そうならざるを得ない環境でもあったが、雑多な情報からは隔絶された環境で医学にのみ集中できた時間は、今思えばかなり貴重だった。充実した山形での医学生時代も残りわずかとなった際に、**大学に残るか、地元に帰るか**を選択する時期が来た。山形大学も大きく変貌を遂げているときで、学生ながらにその一端を担うことをできてきていたことから大学での初期研修も候補に挙がったが、再受験生であった自分を見つめ直した際に、自分の力である程度までは進路選択し道を切り開いていくことが必要と感じ、入局せずに地元に帰る決意を固めた。そのうえで、自分がどの専門科に進むにしろ一般的な医学知識を得たいと感じたことと、できるだけ早い段階でさまざまな経験を積みたいという意味で種々の病院へ見学に行き、内科は科別ではなく常に内科全体を診られる混合病棟制で診療をしている研修病院を選択し、マッチングの結果、三井記念病院で初期研修を行うこととなった。

初期研修時代
―聖路加国際病院を選択するまで

初期研修時代、特に内科研修中を一言で表現すると、正直いろいろな意味で「つらかった」の文字が最初に浮かぶ。三井記念病院も歴史ある臨床研修制度を有しており、担当症例に関してさまざまなサポートを受けながら主治医的立場で臨床に取り組む体制をとっていた。それが意味するところは、ものすごい勢いで臨床経験が積める分、日々かなりのプレッシャーにもさらされる試練の場でもあるということである。患者さん自身とご家族をはじめ、同期の研修医・同科医師、他科の医師・コメディカルからも常にフィードバックを受ける環境でもあり、乗り越えられた今としては臨床医としての土台を築く過程として、多方面に迷惑をかけながらもすばらしい経験ができたと思っている。

＊

そんな怒濤の初期研修半ばで、初期研修修了後も三井記念病院に残るか否かを選択する時期となり**今後の進路に関して再度考え悩んだ。**専門科として考えていた科が代謝内科であったことから、専門科に進む前に再度内科全体を俯瞰してみてみたいという思いと、将来も考え国際経験が豊富な医師が多くいる環境で学んでみたいということと、そして自分自身を試す意味で聖路加国際病院の専門研修医採用試験を受け、聖路加国際病院での研修の道が開けた。聖路加国際病院からの採用通知書が届いた時は、二年前の聖路加国際病院マッチング試験の際に控え室にいる学生に向かって福井次矢院長が

『今回がだめでも、二年後に受験して聖路加に来てください』とおっしゃっていた光景の記憶が，鮮明によみがえった。

内科専門研修時代

聖路加国際病院に来て、最初につまずいたのは独自の院内ルールであった。輸液一つ、抗菌薬一つとってもオーダーの仕方が違いとまどった。同時に、治療内容の根本は同じであっても、その考え方や薬の使用方法の違いにも驚いた。そのような環境でのレジデント生活を送っていると、初期研修の二年目後半には仕事がスムーズにできたと感じられるようになったのは、ルーチンワークがそつなくこなせるようになったことが一番大きいとも実感した。反面、病院を移ることで、どの病院でも通用する普遍的な知識を身につける必要があるとも感じ、その点を注意しながら日々を送るようにもなった。聖路加国際病院に来て、短期間で幅広く内科症例を経験できたことは、確実に自身の成長につながったと思う。そして、多くの医師とディスカッションする機会があったことや幅広い診療科の存在が、自身の医療における視野を広げるのに役立った。また、研修施設を変えることで多くの先生方やコメディカルからの違う視点でのフィードバックを受け、日々知識を再確認・修正することができたし、二年間の初期研修内容の裏づけがされたとも感じることができた。また、伝統ある病院でありながら交渉次第で自分に合った新しいローテーションをすることができたのも大きかった。

大学院への進学

将来の自身の専攻を考え直したい気持ちにさせるほど、聖路加国際病院でのレジデント生活は充実していた。海外での臨床経験を有する先生方からの指導を受けることができ、そして海外へ行かれる先生方を目の当たりにすることが日常的で、刺激的な日々であったと感じる。一次予防がやりたいと代謝内科を選択していたが、特に循環器内科、緩和ケア科ローテーションはとても魅力的で、正直自分が何科に進むべきか見えなくなりいい意味で悩みが尽きなかった。循環器内科は代謝内科と密接に関連しながら急性期医療を担えるし、緩和ケア科は聖路加国際病院での研修をしなければ出会えなかった科でもあり、多くの患者さん・家族の最期に医師として携わることができ、そして癌性疼痛などの種々の症状をとることができるという他科にはない魅力を備えている科であった。そう考え始めると次第に、〝自分自身の医師としての拠り所〟をどこに置くかという問いと自問自答を繰り返す日々が始まった。どの科を選択しても臨床医としては充実した日々が過ごせると確信できてはいたが、同時に医師としてこれだけは誰にも負けないと言える専門性をもちたいという思いも強かった。そして、それは経験だけでなくサイエンスに裏付けされたものとしたいと考えた時に、次のステップとして大学院への進学を考えるようになってきた。さらに，「既成概念を覆す」ことや、「新しい発見により社会に大きく貢献できる」診療科として考えを巡らせたところ、やはり患者数が爆発的に増えている代謝内科に行き着き、「臨床研究にも力を入れている大学院」という視点で検討したところ関連病院の多い順天堂大学が候補となり受験するに至った。結局、結果だけを見ると初志貫徹に見えるが、自身としては紆余曲折を経た選択であり、医学部への入学の経過しかりスムーズにそのまま進むよりはしっくりときている。もちろん、他科への興味も失われてはいないが、まずは選択した道を一度じっくりと見極めてみようと考えている。

後輩へのアドバイス

二施設での研修を経験して思うことは、**ただ研修先の病院がよければ成長できるというわけではなく、自分の研修へのスタンスや将来の自分のビジョンをその時期ごとに描き直していくことがかなり重要である**、ということである。そして、その場その場でロールモデルとなり得る先輩医師を見つけることも自身のモチベーション維持のためには大きい要素を占める。ただし、自身のスタンスが重要とはいえ、初期研修を受けた病院の臨床環境や臨床経験は自身の医師としての根幹形成に大きく影響し修正が困難なため、当たり前だが自分で納得できる病院を探すことや、納得できる・人に説明できる〝何か〟を明確に求めていくことが必要だと思う。

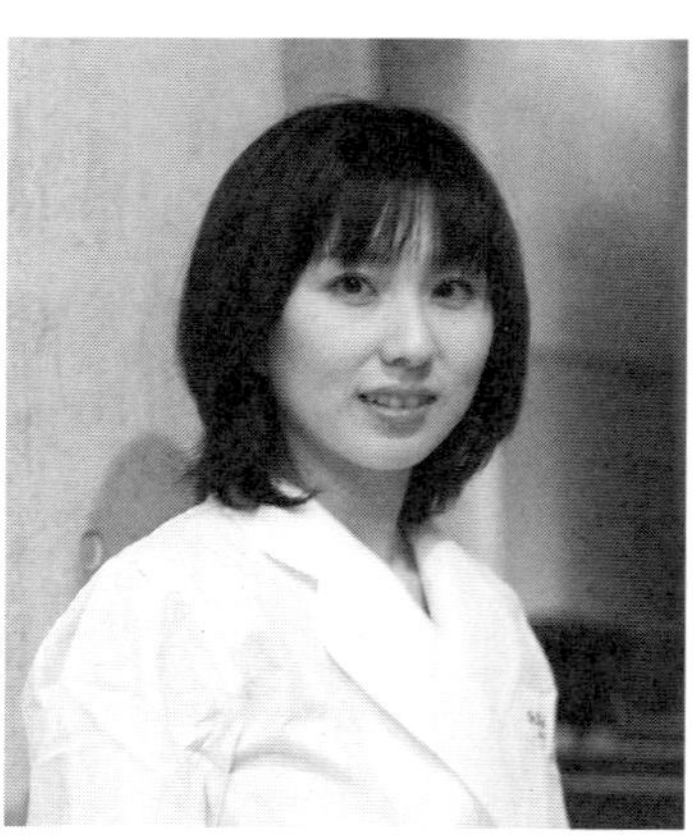

出産・育児から career development を考え直す

聖路加国際病院
腫瘍内科専門研修医
H20 名取亜希奈
なとりあきな

2008 年　名古屋大学医学部医学科卒業
2008〜10 年　聖路加国際病院にて初期研修
2010〜12 年　聖路加国際病院内科にて専門研修
2012 年〜　聖路加国際病院腫瘍内科にて専門研修

私は進路選択を　こう悩んだ

祖父のがん闘病

私の祖父は胃癌、肺癌、舌癌と種々のがんに苦しんできた。特に舌癌を患ったときには外科的に切除し、その後の生活は後遺症に悩む非常につらいものであった。高校生であった私には、そもそも舌癌は何科が専門とするがんなのか、外科的切除以外の治療法がほかにあるかなど、がんとの接し方が全くわからなかった。幼い頃から医師を目指してはいたが、祖父ががんとその治療・合併症に苦しむ姿を見て、がん患者さんを適切な治療に導くことができ、全身に生じる症状に対応ができる**「がんの専門家」＝腫瘍内科医になりたい**と思うようになった。

学生時代

医学部に無事入学した後も、臓器別の縦割り講座の大学では私の思い描く腫瘍内科の勉強はできず、またどうすれば腫瘍内科医になれるかもわからないまま五年生になった。そんなある日のこと。ポリクリで薬剤部を回ったときのことである。「がん専門薬剤師」という資格をもった一人の薬剤師と出会った。彼は半年間、米国の複数の大学病院に留学し抗がん剤について学び、その留学体験や米国式腫瘍内科について医学部生に教えていたのである。私はそのわずか二十分程度の話に非常に惹き付けられた。「米国にはまさに私の思い描いていた腫瘍内科がある！　私も留学したい！」すぐにそう思った。

私は彼に何とかして米国の腫瘍内科を見学したいと訴えた。彼は自分の留学した複数の大学病院と交渉してくれたが、そう簡単には事は運ばなかった。最後に、たまたま勉強会で名刺交換をしたのだというMDアンダーソンがんセンターの上野直人先生に直接連絡をしてくれた。するとなんと、快諾の返事をいただけたのである。

この個人交渉で得た留学の機会は非常に実りあるものであった。この体験記はMDA Japan TeamOncology Program 2007 特別レポート[*1]としてまとめられているのでご覧いただきたい。この出会いによって私は上野先生という最高のメンターを得た。日本でどのように腫瘍内科医になればよいか、と悩む私に上野先生はいくつかの助言をくださった。

「まずは自分の医師としてのミッション、ビジョンを定め、それに向かって十年後、五年後、一年後の自分を思い描きなさい。そして**腫瘍内科医となる前に、まずは一流の内科医になりなさい**」この言葉が私の進路を決定づけた。初期研修は内科の研修が充実したところに行こう、さらに留学で体験した米国式の研修が行えるところならば最高だ、そう思った。多くの病院見学を行ったが、米国式研修の歴史があり、卒後三年目で内科病棟の責任者を行う聖路加国際病院の研修システムに出会い、ここで研修をしようと思った。

研修医時代

聖路加国際病院で研修を積んで早四年。内科の基本は身についたと自負している。今後は腫瘍内科専門医としての基礎を身につける時期である。しかしいまだに国内では腫瘍内科専門医としてトレーニングができる施設は少なく、さらにその多くはまだ研修の歴史が浅いため、**専門医としての研修をどこで行うか悩む**ところである。私が身につけたいと考えている米国式の腫瘍内科を修めた上級医がいる国内施設で自分が思う研修を一緒に作り上げていくのも方法として考えられるが、米国への留学も選択肢の一つと考えている。

＊

さらに卒後四年目の秋に長女を**出産したことも自分の career development**

聖路加国際病院を選んだきっかけ

小学生の頃肺炎で聖路加国際病院に入院したことがあり、チャペルのある病棟に癒されました。その懐かしさもきっかけの１つに違いありません。

総内・総診
消内
循内
呼内
神内
腎内
代内
膠内・ア
感内
腫内
血内
高齢者・在医
眼科
病理
公衛
医行政
基礎研
大学院
専・研修
初・研修

を考え直すよいきっかけとなった。育児を通して価値観や考え方が少し変わり、周りをみる目が広がったように感じる。出産・育児のために女医が研修を諦めたり、妥協したりすることはあってはならない。出産・育児後のサポートはまだまだ不十分であるが、それを理由にcareer development を変更するのではなく、そうした中でもミッション、ビジョンを見失わず自分も周りも納得する働き方ができたらいいと思う。

後輩へのアドバイス

一つ目のアドバイスは自分が目指すミッション、ビジョンをしっかりもってほしいということだ。「求めよ、さらば与えん」（マタイによる福音書）の言葉のとおり、自分の得たいものが明確ならば必ず道が開けると思う。それは私にとって個人交渉で得たMDアンダーソンがんセンターへの留学であった。さらにそこから信頼できるメンターと出会うという次のチャンスを得た。与えられるものだけに満足することなく、自分から得たいものを求めて動くことが大切だと思う。

二つ目のアドバイスは信頼できるメンターとの出会いを大切にしてほしいということだ。自分のことを親身に考えてくれる人ならば年齢が近くても遠くてもかまわない。医師としての歩み以外にもきっと助けてくれるに違いない。

＊1 http://www.tea moncology.com/about/pdf/Special_Report_Ogino_Akina.pdf に

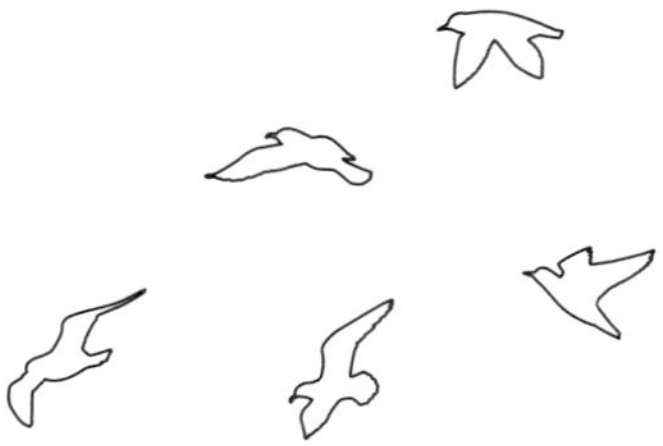

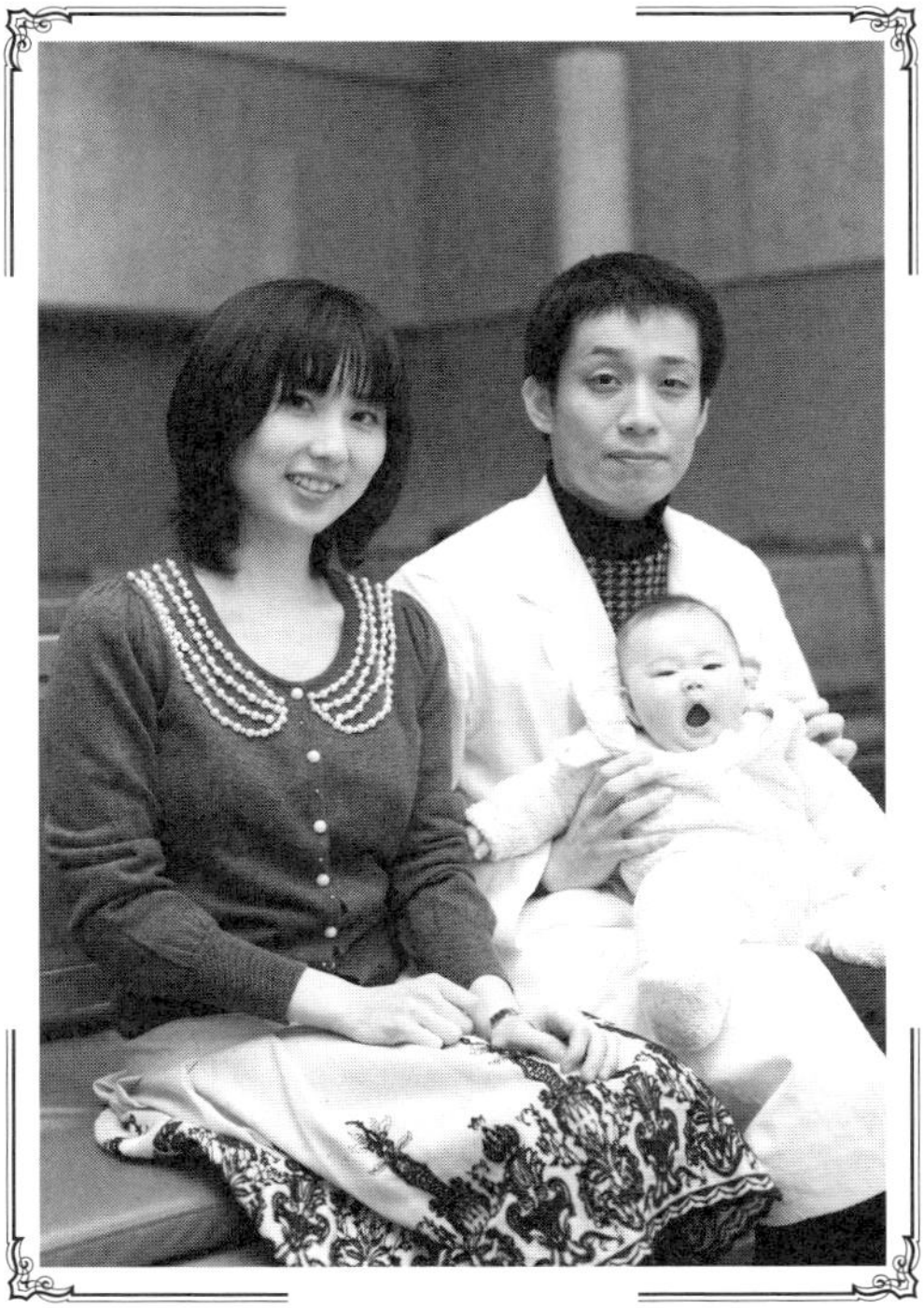

☆

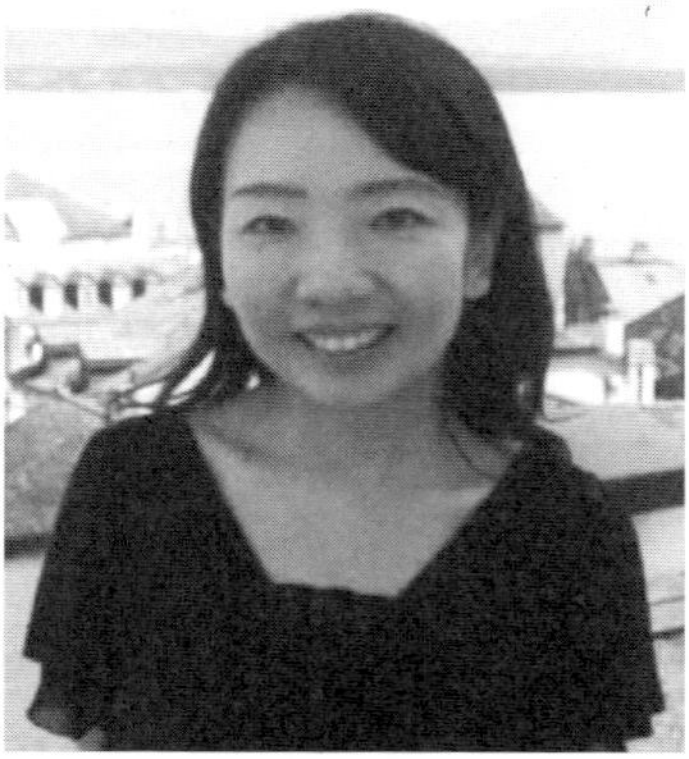

憧れを憧れのままにしない

厚生労働省
大臣官房国際課国際協力室主査
H20 坂元晴香
さかもとはるか

2008年　札幌医科大学医学部医学科卒業
2008～10年　聖路加国際病院にて初期研修
2010～11年　聖路加国際病院内科にて専門研修
2011年～　現職

私は進路選択をこう悩んだ

国境なき医師団に憧れて

今でも鮮明に覚えている記憶がある。私は家族と一緒に暖かい部屋でテレビを観ていた。それは戦地を中心とする開発途上国などで活動する「国境なき医師団」の特集番組。そこで映し出される光景は今自分が暮らす世界からは全く想像もつかない世界だった。自分よりずっと幼い子どもたちが、日本であれば死ぬことはまずあり得ない病気で次々に死んでいく世界。平和に過ごしていた当時の自分には大きな衝撃だった。そしてそこで活躍する医師団の姿に大きな感銘を受けた。同じ頃、学校の授業でマザーテレサやシュバイツァーの話を聞く機会もあり、テレビで観た医師団への漠然とした憧れが、いつしか**自分も将来は医者として開発途上国に暮らす人のために何かしたい**、という強い思いに変わっていった。小学校四年生のときの話である。

学生時代

子どもの頃に憧れた気持ちはその後も

変わることなく大学に進学した。学生時代には多くの開発途上国での援助の現場を見に行った。実際に現場で見る光景は想像をはるかに超えるもので、時折どうしようもない無力感に苛まれることもあった。そんな折、McKinlay J 氏の「up-stream-downstream」という話を聞いた。疾病の管理対策を水難事故に例えたもので、川で溺れた人を、医療従事者はどう救命することができるのかを問うている。下流で一人ひとり救出するか、もしくは、上流で川に人が落ちないような策を講じるか。医療には個別の患者さんに向き合うだけではなく、多くの人を一度に救うことができる「公衆衛生」の視点もあることをこのときに知り、将来的には**国際保健のなかでもとりわけ公衆衛生に関係する分野で仕事をしたい**と決めた。

聖路加国際病院時代

将来的に行政の分野に行くと決めていたため、限られた臨床医としての時間に最大限有意義な研修をしたいこと、次の進路として考えた国際保健や医療行政へ関わりをもつ機会が多いこと、自分が理想とする医師像に近づくための基盤をつくる時期でもあり、「こうなりたい」と思える先輩医師が多い環境で働きたいこと、などを基準に初期研修病院は聖路加国際病院を選択した。

聖路加国際病院では二年の初期研修と内科の専門研修医として一年の合計三年間を過ごした。聖路加国際病院での研修は忙しい、それは事実だと思う。しかしながら患者さんに対する医者の責任感、誰よりもその患者さんを知り、そばにいるという姿勢、患者さんの健康という一つのゴールに向かいチームとして進んでいくことの重要さをしっかりと学んだ。今、臨床を離れてもなお、研修で経験したこと一つひとつが自分のなかにしっかりと残り、国際保健の仕事をする際にも医師としての自分の考えの基盤となっていることを実感する。

国際保健の舞台に近づいて

専門医を取得してから行政の道に進もうかと考えていたが、厚生労働省でも国際協力に関わる仕事があることを知り、縁あって現在は厚生労働省国際課で仕事をしている。**専門医取得を次のステップとして考えていた自分には、このまま臨床を離れてもよいのか、という迷いもあったものの、やはり自分がずっとやりたいと思ってきた国際保健や医療行政に近づきたいという気持ちが自分を後押ししてくれた。**臨床が個人に向き合うのに対し、行政はより多くの人を対象に仕事をする。厚生労働省であれば日本国民全体の健康を、かつそれは今この瞬間だけではなく私たちの次世代までの健康というものすごく長い期間で考えていく。

＊

私が現在勤めている厚生労働省では、

①国際機関を通じた活動（WHO（世界保健機関）、ILO（国際労働機関）、UNAIDS（国連合同エイズ計画））、②EPAやFTAを始めとする対外経済交渉、③ASEANを中心とした開発途上国への協力とアジア諸国等との政策対話、④欧米先進国との協議、政策対話、⑤海外情報収集などのチャネルを通じて国際交渉・協調、開発途上国への協力活動を行っている。

　この中で私は主にWHO関係業務およびASEANを中心とした開発途上国への協力とアジア諸国等との政策対話を担っている。具体的にはWHOが主催する会議への準備や参加、会議内容が国内施策と深く連動する場合には国内関係部局との調整、またWHOや諸外国との交渉を行う。また、ASEANを中心とした開発途上国への協力としてはASEAN+日中韓の枠組みの中で技術的助言や政策対話やJICAで行う保健分野への技術的助言等を行っている。

＊

　一見、臨床の世界とは大きくかけはなれており、自分の仕事がどのような影響を及ぼしているかを実感することは難しいこともある。しかしながら、異なる加盟国間の思惑を会議場で調整し、WHOに加盟する一九四のすべての国が合意できる戦略を作っていく作業や、WHOで作成した戦略や計画が実際に開発途上国で施行され、例えば十年後に開発途上国における妊産婦死亡率削減が達成できた、といった話を聞く際には非常に大きなやりがいを感じる。

　また急成長するASEAN諸国ではこれまでの国際保健分野の中心であった母子保健や感染症対策から、生活習慣病対策や高齢化対策、皆保険制度といった日本が優位性を有する分野における国際協力の需要が高まっている。このように、日本の優れた制度を、日本から積極的に発信していけることは国際社会における諸外国と日本のよりよい協調関係を築くうえで非常に重要なことだと考えている。

　このように、臨床の世界とは全く違った仕事内容ではあるが、たくさんのやりがいと楽しさを感じている。

後輩へのアドバイス

　二〇一一年に亡くなった、スティーブ・ジョブズ（151頁参照）が残した言葉に「connecting the dots」という言葉がある。自分の選択がどれだけ熟考のもとに成り立っているか振り返ってみたとき、そのほとんどは自分の直感や周囲の人の手助けでいつも進んできたことに気付く。自分の人生で限られた時間、経験しかないなかで、考えている間にチャンスはどんどん通り過ぎていってしまう。

　よく考えることも大切ではあるが、**自分の直感や「やりたい」という思いを信**

じる以外に、本当に自分がやりたいことにたどりつくことなどできないのではないかと思う。いつどこで、どのような出会いや経験があるかはわからないし、その時点ではその善し悪しも判断できない。でも自分が目指す方向性、やりたいこと、本当に好きなこと、それが自分のなかにしっかりある人には、仮にその瞬間には自分の選択が次につながるように思えなくても振り返ればきっと一本の太い糸でつながるのではないかと思う。意志あるところに道通ず、この言葉のとおり学生のうちに多くの経験を積んで本当に自分がやりたいこと、好きなことを見つけ、見つかったらそれを強く思い続けてほしいと思う。

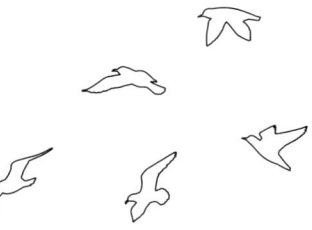

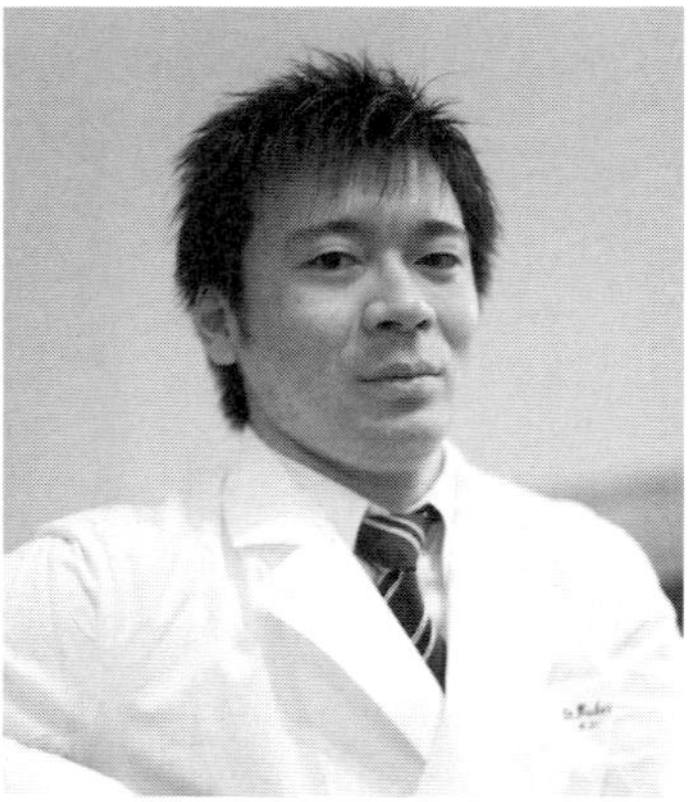

☆

初期研修で「何を習得したいのか」を考える

聖路加国際病院
腫瘍内科専門研修医

H19 藤井健夫

ふじいたけお

2007年　信州大学医学部医学科卒業
2007～08年　在沖縄米国海軍病院インターン
2008～10年　聖路加国際病院にて初期研修
2010年～　聖路加国際病院内科にて専門研修
2011年　聖路加国際病院内科チーフレジデント
2012年～　聖路加国際病院腫瘍内科にて専門研修

私は進路選択をこう悩んだ

父の口癖

小さい頃から、父の口癖は「大きくなったら医者になって肝移植をしろ」だった。親族に医療関係者はいない。父は医者ではないが、若い頃医者への道を志していたが何かの事情（?）で諦めた経緯がある。それが理由でこの口癖になったようだ。

その影響だろうか、私は小学校の卒業アルバムには将来なりたい職業としてなんと「医者」と書いている。今となってはこれ以上思い出せないが、医者を目指した原点はここにあるような気がする。

学生時代

学生時代のほとんど、特に五年生になるまでは部活動（バレーボール部）とアルバイトしかしなかった。勉強はテスト前だけのような生活だった。そんな学生時代だったが、**漠然と「がん」に興味をもっていた。**これもはっきりとしたきっかけは思いだせないが、親族にがんで闘病していた者がいたことと関係している

総内・総診
消内
循内
呼内
神内
腎内
代内
膠内・ア
感内
腫内
血内
高齢者・在医
眼科
病理
公衛
医行政
基礎研
大学院
専・研修
初・研修

気がする。当時から抗がん剤治療の専門家になりたいと思っていた。しかし、当時の日本には腫瘍内科の概念は根付いておらず、**何科に進もうか、どう進路を選ぼうか、迷いに迷っていた。**

そんななか、五年生の二か月間基礎研究をするプログラムがあり、研究室に入って基礎研究を行うチャンスがあった。**進路には迷っていたが、なぜだか米国の医療（もしかしたら米国という国そのもの）に興味をもっていた。**おそらく大学の先輩に偶然、在横須賀米国海軍病院の卒業生がいたことが原因だったと思う。そこで、この基礎研究の二か月を米国で過ごしたいと思った。すぐに部活動の顧問（心臓血管外科医）に相談し、がんをテーマに留学経験のある当時の助教授（乳腺外科医）を紹介してもらった。そして、フィラデルフィア小児病院の研究室に行く機会を得ることができた。今考えるとこれがすべての始まりだった。

*

フィラデルフィア滞在中に、米国には抗がん剤を専門とする内科医がいることを知った。これが**腫瘍内科との出会い**である。しかし、当時の日本に腫瘍内科はなく、知ったはいいが自分が目指す道ではないと考えていた。そんな折、その後の人生設計に大きな影響を与える出来事があった。当時、ペンシルバニア病院でインターンをされていた長浜正彦先生（現 聖路加国際病院腎臓内科）との出会いである。「米国で臨床をしている日本人医師がいる」ことは大きな衝撃だった。

それからは、米国で臨床をして腫瘍内科を専攻することを目標にした。ほとんど勉強してこなかった生活を、少しずつ変えていった。大学の米国出身の先生にお願いして英会話の勉強を始めた。休暇のたびに英語圏に滞在する計画を立てた。米国での臨床を体験するために、前述の乳腺外科の先生の紹介で当時聖路加国際病院ブレストセンター長を務めておられた中村清吾先生（現 昭和大学乳腺外科教授）とお会いする機会も得た。そのおかげで、幸いにもヒューストンのMDアンダーソンがんセンターの見学もできた。

確かに将来像は描けたが、米国の滞在で英語力が全く足りないことを実感した。なんとかしなければと考えた末、卒後一年間の研修は米国海軍病院にしようと決心した。

アメリカを目指したきっかけ

Try Another Challenge
—アメリカ医師免許取得奮戦記

長浜正彦（著）：篠原出版新社，2004

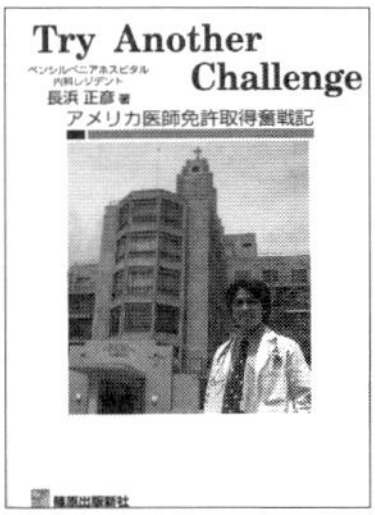

米国で臨床をして腫瘍内科を専攻することを目標にするきっかけになった本。

在沖縄米国海軍病院時代

単身、沖縄に乗り込んで海軍病院での生活が始まった。

正直、困り果てた。英語はわからないが臨床もわからない。何がなんだか、本当にわからない。卒後一年目で日本語でさえままならない診療を、英語で行うことはほとんど不可能だった。ただ、得たものは大きかった。なによりも同期が非常に優秀で人間として尊敬できる人たちだった。インターンは全部で六人いたが、そのうち卒後一年目は私だけであり、残りの五人は卒後五年目、卒後四年目、卒後三年目の三人であり、同期というよりみんな先輩だった。彼らは英語も臨床もできない私を全力でサポートしてくれた。今でも非常に感謝している。彼らの多くはその後米国留学を果たし、それぞれ臨床医として活躍している。

＊

海軍病院のプログラムは初期臨床研修とは別であり、翌年以降の進路を考えなければいけなかった。米国での臨床を目指したが、国内での初期臨床研修は済ませておきたかった。「将来米国につながる初期研修」を行える研修病院に就職したいと考えた。そのために応募病院は絞られた。

海軍病院の近くにありハワイ大学と提携している沖縄県立中部病院、三年間の内科プログラムの後に米国でのレジデンシーの道がある手稲渓仁会病院、米国を目指すきっかけとなった長浜先生が研修され、がん診療の世界最高峰のMDアンダーソンがんセンターと姉妹提携している聖路加国際病院、この三病院が候補になった。

米国に行くために日本国内で英語以外に身につけるべきことは何かを考えた。一つ目は「**内科全般にかかわる基本的な臨床能力**」。帰国子女でもない私がネイティブ・スピーカーに英語で勝つことは不可能に近い。しかし、米国で臨床医として評価されるには英語以外に自分の魅力を高める必要があった。それが臨床能力。卑怯かもしれないが、卒後一年目の米国人医師と対等に渡り合うには、日本で臨床経験を積んで臨床能力で勝利するしかないと。

二つ目は「**Administrativeな力を身につける**」。臨床能力と同時に、診療だけでなく社会調整やチームをまとめる総合的な能力も必要だと考えた。

三つ目は「**立地条件**」。勉強会やカンファレンスあるいは学会など、地方よりは都会の病院に在籍するほうが参加できる機会に恵まれるのではないかと考えた。

これらの理由で、マッチングは聖路加国際病院を第一希望にした。

初期研修時代

最初の二年間はひたすら動き回った。ただその記憶しかない。内科から始まった初期研修では多くの先輩や同期に支えられた。時に落ち込むこともあったが、ある先輩が寿司屋によく連れて行ってくれた。

「初期研修は忙しいですか」という質問をよく受けるが、確かに家に帰る時間は少なく自由に遊べる時間はほとんどなかった。そのような生活を求めて聖路加国際病院に来たので、「忙しくない」とは思わなくても「つらい」と思ったことはなかった。今考えると不思議な気がするが、多くの患者さんと接し、日々教育的な先輩医師に恵まれ、非常に充実した研修生活だった。

チーフレジデント時代

初期研修が終わり後期（専門）研修の二年目（卒後四年目）には、ありがたいことに内科チーフレジデントに選ばれた。これまでの臨床業務とは違い、内科研修医全体の統括や新規入院患者さんのベッドコントロール、病院運営に関わる会議への参加など、まさにadministrativeな仕事をすることになった。病棟医のときには意識しなかった病院全体の流れや運営の仕組みなどについて考えることになり、自分の足りない部分を補うよい機会になった。

研修病院を「選ぶ」ことは重要だと思う。ただ、その後の自分の将来像が描けなくては、研修病院を選ぶのは難しいのではないかとも思う。

後輩へのアドバイス

新臨床研修制度が始まり、ともすれば受験戦争となりかねない現状がある。三年先、五年先の姿を考えることなくマッチングに参加してしまっているのではないかと懸念する。新臨床研修制度を、志望科を決めるための猶予期間として使うのでは、研修医も研修病院もお互いに不幸なのではないだろうか。

当院のような病院は日々忙しくてゆっくりと将来のことを考える余裕がない。そういう病院で研修したいというみなさんに考えてほしいのは、**卒後三年目、五年目以降の自分の夢を実現するために初期研修中に何を習得したいか**ということである。そして、自分が選ぼうとしている初期研修プログラムが、本当に「習得したいもの」を提供しているかということである。冷静に考えてほしい。

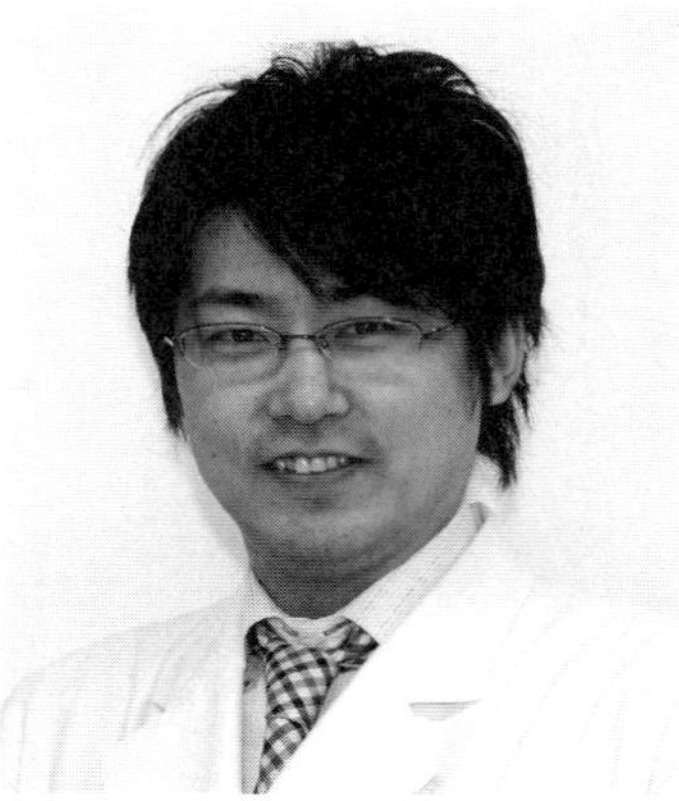

自分自身で限界をつくらない

聖路加国際病院
呼吸器内科専門研修医

H19 山野泰彦

やまのやすひこ

2007年　鹿児島大学医学部医学科卒業
2007～09年　聖路加国際病院にて初期研修
2009年～　聖路加国際病院内科にて専門研修
2010年　聖路加国際病院内科チーフレジデント
2011年～　聖路加国際病院呼吸器内科にて専門研修

私は進路選択をこう悩んだ

学生時代

学生時代、青春を謳歌していた自分は、マッチングが近づいたときもあまり具体的な見通しは立てていなかった。**忙しい病院で医師人生のスタートを切りたい**という思いで研修病院選びを行った。部活動は大事だという先輩たちから受けた影響も大きいが、ともかく大学時代は部活動さえ一生懸命やっていれば何かが付いてくると信じ切っていた。今振り返っても部活動中心の生活は有意義だったといえるが、その他にもやるべきことがあったようにも思う(笑)。しかし聖路加国際病院を知ったのもそんな部活動の先輩たちから話を聞いたのがきっかけだった。大学四年の頃なんとなく憧れを覚えたことを思い出す。

＊

自分が学生の頃も今も、都会の学生は勉強会など頻繁に行う機会があり、そこでさまざまな出会いを受けながら成長しているように思う。また、最近の学生は働き出してからのイメージを自分らの大学時代と比べちゃんともっているように思う。**「時間があるうちに、働き出してすぐ必要になることを予めしっかり学んでおく必要がある。それがそこから先のステップアップにつながっていくよ」**と、自分自身も学生時代からそういうアドバイスも何度も受けた。多くの学生の皆さんも同様に先輩医師からアドバイスを受けていることだろう。しかし働き出してからのイメージを全くもてていなかった自分はそのアドバイスの意味を十分に理解しようといていなかった気がする。

初期研修時代

実際研修が始まると期待以上(笑)の多忙さであったが、この二年を乗り越えられれば大きく成長できる、かけがえのないものが得られると信じていた自分にとっては、非常に楽しい日々であった。

よく「五年後、十年後の目標を考えるように」とアドバイスされるが、これは難しいが非常に大切なことである。専門研修も引き続き同院で行うという短期的進路を決めていた自分にとって、**多忙であった研修時代はあまり先のことを考えずに日々没頭した。**目の前にあることに集中できたその時間はこのうえなく幸せであった。喉元過ぎてしまったからであろうが充実した思い出しか残っていない。そこで出会った研修医、専門研修医の先輩からは大いなる刺激をもらうことができた。卒後たった一、二年しか変わらないのに圧倒的な力で指導してくれる先輩たちにただただ憧れその背中を追いかけた初期研修であった。

専門研修時代

初期研修が終わり呼吸器内科を志すことに決めた。当院では四年目の半ばまで病棟業務として内科全般を学ぶシステムになっており、そこでも日常の診療に没頭していた自分はその先のプランを考える準備ができないまま時間を過ごしてしまった。今でも刺激を受けながら勤務しているが、同じ環境にいると以前ほどは刺激が少なく感じることも事実である。ここにきて(笑)やはり五年後、十年後先を常に考える姿勢は重要だと改めて感じている。

後輩へのアドバイス

初期研修時代に、そのときそのときに責任感をもって仕事する姿勢を叩き込まれた。よく上級医から「お前が責任もって受け持ち患者さんに接しないと患者さんの状態は悪化する」、「何か変だと思ったら、そのときは普段より頻回に患者さんのもとに行け」など繰り返し指導を受けた。初めはとにかく患者さんの部屋を訪れた。尿量が大事だといわれた際には、何度も訪室して、尿カテーテルをひっくり返し尿量をみた。なんとなく全身状態をつかめるようになったところでバイタルサインの重要性を理解できるようになった。そうやって少しずつ臨床の**「感」**を学んでいった。

責任を与えられずただ単にカルテを書く、点滴を入れるといったことを日常の目的としていれば見過ごしてしまうような〝変化〟に気がつけるようになったと思う。上級医は「お前がみないと患者さんの状態が悪化するぞ」と脅していたが、自分がその立場になると当然ではあるが、上級医は研修医以上に患者さんのことを考えていることがわかった。しかし研修医の頃の自分は上級医の先輩の言葉を真に受けて、「本当に自分が患者さんにとっての最終ラインだ」と思っていつもひやひやしながら患者さんと会っていた。その緊張感や責任感のおかげで、充実した研修ができたと思っている。

臨床研修は各科を限られた期間ずつローテーションするわけであるが、上級医によっては研修医がへまをするくらいだったら自分でやったほうがいいと思う場合もありうると思う。見学の際には働いている研修医の表情、やる気、責任感、そして上級医の先生方の研修医への接し方に注目してもらいたい。

「百聞は一見にしかず」の言葉のとおり、講義で学んだだけではよく理解できていないことも、実際に患者さんと向き合ってみると多くのことがよく理解できる。そしてその場でさらに疾患について学べば何よりも効率的に学べる。しかし知識を全く何も持ち合わせていなければ、そこに疾患があることに気がつかず見逃してしまうこともある。ただ教科書を読んだり国家試験対策本で勉強したりするのは面白くなくてやる気が出ないときには、症例検討会に参加したり働いている先輩医師を訪ねるといい。「暗記しなければ」と受け身になって頭に詰め込んだ知識を、「実際の診療で活用してみたい」という能動的な感覚に切り替わるだろう。その感覚を忘れずに覚えた記憶はより身につくはずである。

＊

宮城征四朗先生（臨床研修病院プロジェクト「群星沖縄」プロジェクトリーダー兼臨床研修センター長）が**「医者は〝人が好き〟でないといけない」**とおっしゃっており感銘を受けた。自分が医師を志すようになったきっかけはふとしたことであったが、「患者さんを癒し、また患者さんから癒されるような関係をつくれる医師になりたい」と思い進路を決めた。しかし働き出すと、患者さん・その家族と思いがすれ違うこともあり、上級医に愚痴をこぼしたこともあった。そのときに上級医に、「それがうまく折り合いがつけられないなら、臨床をやめて研究しなさい」と指導を受けたことがあった。はっとさせられ、同時に何のためにこの仕事をやろうと決めたのか思い出した。自分自身の進路・方向性は全くわからない。しかし好きこそ物の上手なれではないが、医師を目指そうと決意したときの思いだけはもち続けて進んでいきたいと思う。

また働いているなかで「自分の家族を幸せにできない人間が、患者さんを幸せにできるはずがない」という思いも生まれてきた。大学時代の尊敬する先輩が、「人の三倍仕事をして人の二倍家族を大事にした」といっておられたことを思い出す。ついつい疎遠になってしまっている家族・親戚にも感謝の気持ちを忘れないよう心がけている。

＊

医師人生五年目で自分の今後の進路も描けていない状況でこの原稿を書くことには相当なためらいがあった。しかし、入職したときは思ってもみなかった経験であり、今までの振り返りと今後のキャリアプランを考えるよい機会となった。世の中には優秀といわれる人が多く、自分自身そのなかで卑屈になることもあるが、自分自身で限界を決めて可能性をつぶしてしまわずに、いろんなことにチャレンジしていきたいと思う。聖路加国際病院に入職して経験したさまざまなことを、今後に活かしたい。

自分自身にも言い聞かせていることだが、**自分に限界をつくらず皆さんも失敗を恐れず飛び込んでみよう。**

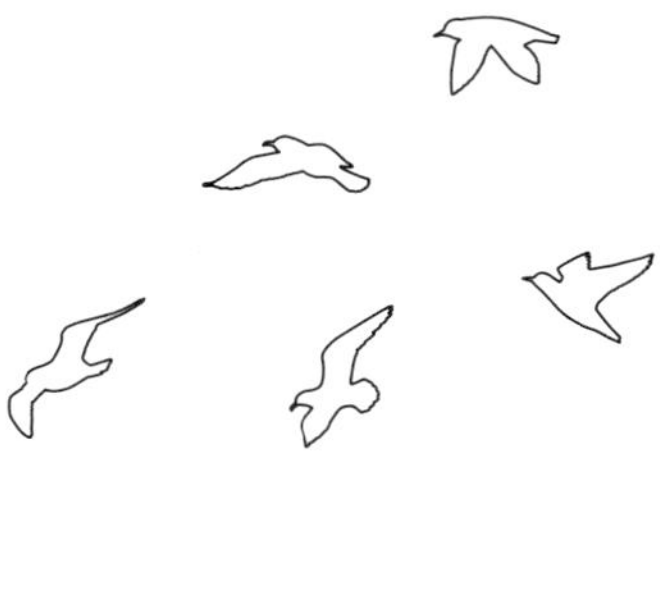

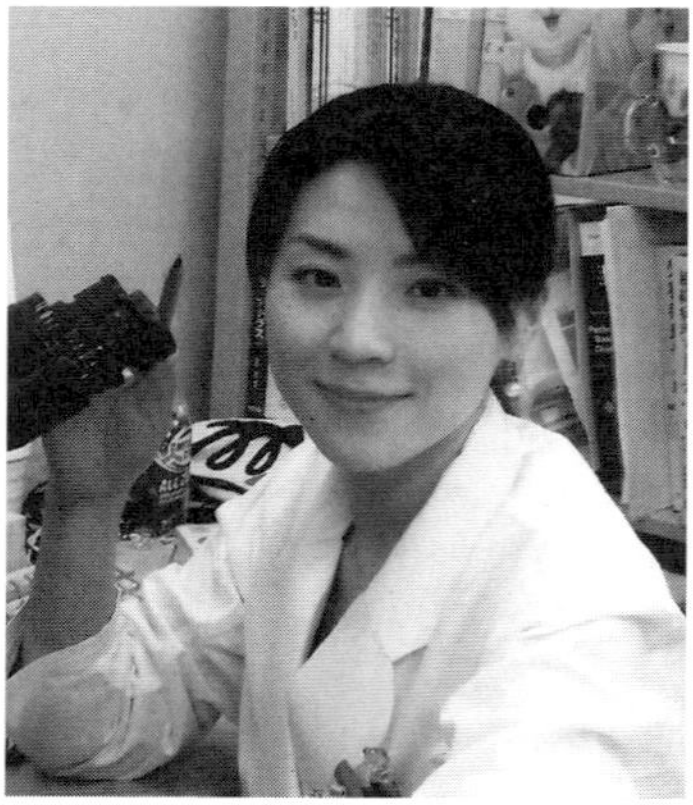

常に自分を見つめ直し，「人間力」のある医者を目指そう

聖路加国際病院病理診断科
専門研修医

H19 楊　陽

よう よう

2007年　東北大学医学部医学科卒業
2007～09年　聖路加国際病院にて初期研修
2009年～　聖路加国際病院病理診断科にて専門研修

私は進路選択をこう悩んだ

学生時代

学生時代の勉強は人並みで、試験勉強は友達の資料や助けなしでは絶対に合格できない学生だった。好きな科目なら教科書を熟読したことがあっても、基本的には「友達のノート様々」だった。部活は、合唱、剣道、新聞部などを複数かけもちした。どの部にも一時的にはまることがあっても、最終的には新聞部だけが「家」だった。新聞部の長続きの理由は、新聞づくりそのものに一割と、部の雰囲気に九割、惹かれたからである。個性的で魅力的な人たちばかりで、自分に大きな影響を与えてくれる先輩がいた。新聞づくりでは取材が一番楽しかった。いろいろな先生に食いついて知らない世界を垣間見ることで、自分の好奇心が満たされた。原稿書きは苦手で、ひたすら対談形式にして録音のテープ起こしを後輩に任せた。後輩の書評などの文書に感動したり、一つのテーマについて皆で議論したり、他人のアイデアや価値観にしばしば刺激された。変化に富む部活は自分の性分に合っていた。**好奇心旺盛、変化を**

好む（悪くいえば飽き性）性格のためか、ほかにも習い事をして学校外の友達も多かった。とにかく楽しい学生生活だった。この性格は、進路選択でも自分に大きく影響した。

＊

学生時代で最も刺激的だったことは、三年生の終わりにハーバード大学のブリガム・アンド・ウィメンズ病院の病理部で三か月実習したことである。

病院での見聞はここではとても書ききれない。簡単な感想だけを述べると、施設やマンパワーの大きさ、珍しい症例やカンファレンスの数の多さはもちろん、教育システムの完成度の高さに、基礎医学しか習っていない三年生の自分でも感嘆した。「そんなに低学年で何しに来たの？」と何回聞かれたことか。何しに行ったか？　それは、好奇心を満たしたかったから。病院だけでなく異なる文化に興味を惹かれどうしても見てみたかったのだ。

その結果、自分一人で知らない国に行くことがどういうことなのかがよくわかった。人生の宝となる経験だった。「何とかなる」とは思っていたが、自分は意外とさびしがり屋だった。**頼れる人が全くいない新しい環境におかれたことで、どうすればいいのか何度も考えさせられた。自分はどうしたいのか、自分はどういう人間なのか、を見つめ直した。**たくさんの人に出会い関わることで見聞を広げた、というより人として成長させられた。

研修病院選び

好奇心旺盛、変化を好むという自分の性格は、現在のスーパーローテーションという初期研修システムにぴったりだった。**いろいろ経験して臨床の視点をもつ病理医になりたい**と以前から思っていたので、しっかりと研修できる病院を選びたかった。

なぜ、病理医かというと、「**物事の根本を知りたい、病気の根を掘りたい**」という思いがあったからである。臨床経過だけに惑わされないで、病気の根本を知る医者になりたかった。将来、臨床に進むことになっても、病理を専攻しても、人生のどこかで一度は病理をしっかり勉強しておこうと考えていた。専門分野が何であっても病理をある程度知っておくことは、医師の最低限の「たしなみ」だろうと思う。

比較的多くの病院を見学した。疲れることもあったが、いろいろ体験できて楽しかった。ともかく、**自分のモチベーションと一致した病院を選ぶのが一番**だと思った。自分には時々深くはまりこんだり、マイペースなところがあるので、せかされないゆったりした病院で、一つひとつをじっくりかじっていく研修を考えていた。しかし、実際に見学してみると、意外に自分はせっかちで体を動かすことを好むことに気がついた。ゆったりした研修病院の見学ではイライラした。休む間もなく動いている聖路加国際病院を見学したときに、自分が生き生きとしているのにびっくりした。忙しそうだけど研修医が生き生きしているように見えたことが、自分には衝撃だった。臨床研修は医学を学ぶ道ではなく医者になるための道だが、自分のなりたい人間像が聖路加国際病院にあったように思えた。医学知識をいくらじっくり勉強しても、人間性は決して育つものではないことに本能的に気がついた。自分がどの病院に共鳴するかは人それぞれ。やはり実際に見学してみないとわからない。聖路加国際病院はいつも笑顔で患者さんにやさしい、人間味のある医者が多い、コミュニケーション能力をはじめ人間力を育てる文化がある、と感じられたことが決め手になった。

初期研修時代

聖路加国際病院の一年目はとにかく忙しい。一つの症例をじっくりかじるどころか、先輩に言われたことをただこなすことだけで精一杯だった。**覚悟はしていたものの、正直、本当に疲れた。**出来事が多すぎて、心がほとんど折れてしまうこともあった。しかし、この経験は後々自分を大きく成長させてくれたと気づいた。当時の病棟医の最高学年は三年目で、先輩といっても二年目や三年目だった。先輩は、一年目の私のカバーをするのは大変だっただろう。「どうしてそんなこともできないのか、わからないのか」と、自分を一所懸命に厳しく指導してくれた。かなりつらかったけれど、かけがえのない経験だった。

一年目で病院に慣れると、二年目はわりと医学的な研鑽に専念できた。たくさんの診療科を研修するので、何もできないまま終わることがないように、短期間でも得られるものを得ようと努めた。難しい病気はともかく、最低限の病棟業務、研修医として身につけるべき手技、外科ならせめて消毒、縫合、創部ケアなど、プライマリ・ケアレベルのことは、ごまかさずに取り組んだ。たくさんの素敵な先輩医師と出会え、ロールモデルを見つけては感銘を受けた。充実した二年間になった。

専門研修時代

いずれ病理医になろうと思っていたので、専門研修の進路選択では、どちらかいうと時期的な意味で悩んだ。臨床は好きだけれど、特定の分野に深くはまることはなかった。ただ、患者さんのマネジメントには興味があって、内科をもう一年研修して病棟長も経験した後に病理に専念しようと考えていた。

ところが、家庭の事情もあって、初期研修後はすぐに病理診断科に進むことにした。将来、どうしても臨床に戻りたいと思えば、病理で培った力を礎にまた臨床で努力すればよいと考えている。

現在、病理を専攻して四年目。想像としていたのとちょっと違う点もある。確かに、多くの場合は病理検査で最終診断がついて本当に何が起きているのかがわかる。しかし、臨床医を悩ませているような難病では、病理検体だけでは診断がつかないことも少なくない。病理はあくまでその時点の事実であり、臨床経過とともに謎解きをする必要がある。採取された標本は非特異的な所見を示しているだけのこともあり、病理だけですべてが解決するわけではない。当たり前といえば当たり前だが、病理診断で病気の根本を知りたいという願望があったので、何かモヤモヤしたものが胸に溜まるのも事実で、無力さを感じることもある。しかし、これが医学の面白さだとも感じている。

後輩へのアドバイス

①**常に自分を見つめ直そう。**自分がどういう人間なのか、どういう人間になりたいのか、そのために必要なものは何なのか。これは、医者という狭い定義ではなく、**どのような「人間」になりたいか**を考えたほうがよい。

②**研修病院がどんなところかは見学してみないとわからない。見学あるのみ。**こだわるポイントはある程度絞る必要はあるが、自分の想像しているものと本能的に惹かれるポイントは意外にずれるものである。

③**初期研修で心が折れそうになったら、誰にでもいいから、自分からSOSを出す**こと。自分から助けを求めないと、まわりは気づかないかもしれない。本当に心の殻に閉じこもってしまうと、差し伸べられた手にも気づかなくなるかもしれない。

④**スーパーローテーションを十分にエンジョイ**しよう。短期間で得るべき最低限のことを自分なりによく考えよう。また、その時々の人との出会いを大切に。

⑤これは、学生時代に先輩に言われたこと。**「どんなにつらくても、初期研修はいつか必ず終わる」**。振り返ってみると、初期研修は専門研修の二年間と比べるとかなり長かったように思う。でもそれでも終わった。

総内·総診
消内
循内
呼内
神内
腎内
代内
膠内·ア
感内
腫内
血内
高齢者·在医
眼科
病理
公衛
医行政
基礎研
大学院
専·研修
初·研修

私は進路選択をこう悩んだ

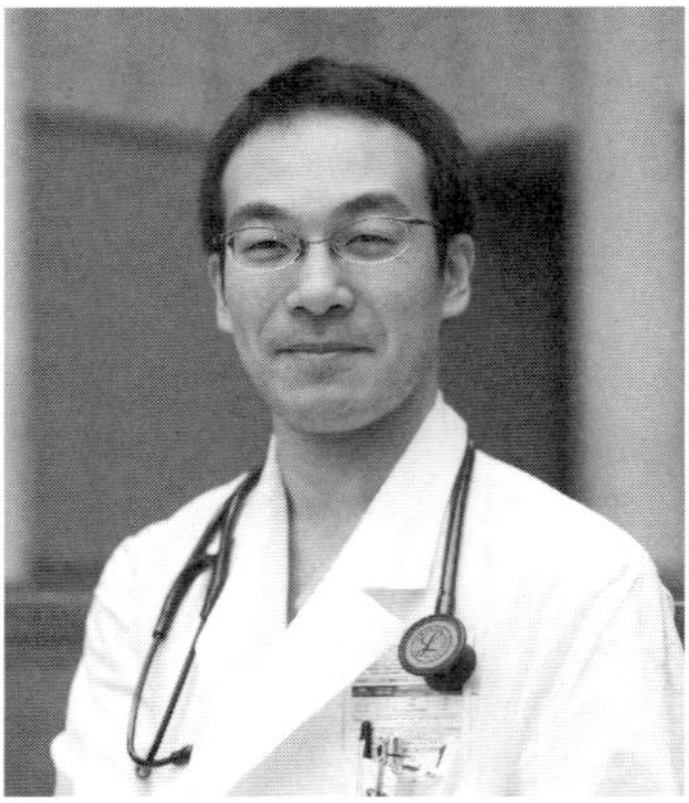

☆

「最も近道」でなくても，「自分が最もよいと思う選択肢」を

慶應義塾大学医学部医学研究科博士課程
医療科学系専攻循環器内科

H19 猪原　拓

いのはらたく

2007 年　東北大学医学部医学科卒業
2007～09 年　聖路加国際病院にて初期研修
2009～10 年　聖路加国際病院内科にて専門研修
2010 年　聖路加国際病院内科チーフレジデント
2011 年　聖路加国際病院心血管センター循環器内科にて専門研修
2012 年　慶應義塾大学医療科学系専攻大学院へ進学

学生時代

学生時代はほとんど部活動（野球部）に明け暮れていた。五年生になり病院実習が始まるようになってからは臨床にも興味を持ち始め、自分がどのような医者になりたいかを模索し始めた。専門科としては、祖父をがんで亡くし、父が心筋梗塞を患っていた影響で、腫瘍内科あるいは循環器内科を考えていた。しかしいずれにしても専門に特化するのではなく、**全身を診ることができる臨床医になりたい**という思いは当初から強くもっていたように思う。

そんなとき、市村公一氏の『臨床研修の現在—全国二十五病院医師研修の実際』（医学書院、二〇〇四）という本に出会い、そのなかでも特に聖路加国際病院の記事に驚き、何度も読み返したことを今でも覚えている。屋根瓦方式（179頁参照）の教育体制、病棟長制度にチーフレジデント制度とすべての言葉が刺激的だった。六年生の夏に病院見学に申し込み実際に訪れてみると、**そのインパクトは想像以上だった。**当直医による朝のプレゼンテーション、各種カンファレンス、屋根瓦方式の教育制度、圧倒的なチーフレジデントの存在と、病院見学を終えたときにはこの病院しかないと心に決めていた。

研修医時代

これほど人生において充実した二年間はそれまでになく、本当に多くのことを吸収することができた。

医学知識はもとより医療者としての姿勢を学ぶことができ、そして何よりも優秀な先輩・同期・後輩との出会いが聖路加国際病院での研修における一番の収穫であったと思う。専門医療機関に進みさらに専門性を高める人、大学病院や研究機関に進み基礎研究を行う人、医系技官を目指す人、公衆衛生の視点から海外で活躍する人、海外での臨床を選択する人などさまざまな分野に進む先輩方を見ることが自分への刺激にもなった。

チーフレジデント時代

二〇一〇年度に内科チーフレジデントを務めさせていただいた。聖路加国際病院では日中の内科系疾患の緊急入院に関しては、すべて内科チーフレジデントがトリアージを行うことになっており、そこで経験した多くの症例は今でも自分の内科医としての糧になっている。また診療以外にも、レジデント向けのカンファレンスの準備や、病院の運営にも関わるような重要な会議にも内科を代表して参加するなど、医師としての能力だけでなく、**マネジメント能力も含めた広い視点**を得ることができた。

このような経験は、卒後三〜四年程度の医師がなかなか得ることのできない貴重な経験であり、人間として大きく成長することができたと思う。

循環器内科専門研修医

内科チーフレジデントを務めた後、聖路加国際病院の心血管センター循環器内科に在籍し、循環器内科専門研修を行った。専門科を決定するにあたって最も重視したのは、**実際にその科の診療に参加してみて自分がどのように感じるか**ということであった。最終的に循環器内科を選択したが、超急性期から慢性期あるいは予防まですべてをみることができる点、血行動態の変化など動きが非常にダイナミックであるという点、そして自分の「知識」だけでなく「技術」で病気と立ち向かうことができるという外科的な部分にも惹かれた。専門科を決定するにあたってはいろいろな要素が影響すると思うが、最終的には**自分が興味をもつことができるかどうか**が重要であると思う。

*

当初、内科チーフレジデントが聖路加

国際病院でのゴールと思っていたため、専門研修はほかの専門医療機関で行おうと思っていた。しかし幸運にも、聖路加国際病院に心血管センターが開設されることになり、その**旗揚げに携わってみたい**という気持ちが強くなり、聖路加国際病院に残ることとした。

　虚血性心疾患、不整脈、心不全といった一般的循環器疾患に対する侵襲的処置を含めた診療を学び、臨床研究に関してもご指導いただき、多くの学会発表、論文執筆の機会を得ることができた。さらに丹羽公一郎先生の循環器内科部長着任に伴い成人先天性心疾患の症例をみる機会を得たこと、短期留学の機会をいただいて米国・カナダでの人工心臓・心移植の現状を知ることができたことで、循環器領域に対する興味はますます強くなった。循環器領域はがん診療と並んでエビデンスの構築を積極的に行っている分野であると感じているが、実際にはまだまだ未開の分野も多い。研修の一環として臨床研究を手掛けているうちに、**自分からエビデンスの構築そして発信をしていきたい**という想いが強くなり、次のステップとして臨床研究をより深く学べる環境を模索し始めた。

大学院への入学

　臨床研究を勉強するにあたって、まず聖路加国際病院の先輩方も多く進まれている公衆衛生大学院を考えるようになった。しかし、自分にとって大事なものはやはり臨床であり、少しの時間でも臨床から完全に離れてしまうことには抵抗があった。そんな折、慶應義塾大学循環器内科に臨床研究に特化した大学院のコースが新設されたという話を耳にした。すぐに創設に関わられた慶應義塾大学循環器内科の香坂 俊先生にお話をうかがったところ、臨床そして臨床研究に対する熱い想いに心を動かされた。香坂先生のことは学会や講演会、さらに慶應義塾大学とその関連病院および聖路加国際病院にて共同で行っている臨床研究「KICS PCI Registry」を通じてお名前は良く存じ上げており、米国での循環器内科医としての経験やエビデンスに基づいた歯切れのよいお話は非常に印象的であった。そのような先生に直接指導していただける臨床研究を中心とした大学院のコースということで、自分のなかでは大きなチャンスだと思い、新設されたばかりのコースで、定員もわずか一名ということではあったが、すぐに大学院への入学を決意した。

*

　現在、大学院生として臨床研究を中心とした生活を送っているが、市中病院の臨床だけでは学ぶことのできないことを多く経験できていると思う。今後、日本において臨床研究を中心とした大学院のコースが容認されていくかどうかはわからないが、少しでも日本に臨床研究の風土が育ち、日本からのエビデンスを発信できていければと考えている。

後輩へのアドバイス

自分の将来像を明確に描けず悩んでいる人も多くいると思うが、そんなに悲観することはないと思う。将来に対して明確なビジョンをもって、そこに至るキャリアパスを思い描き、そのとおりに進んでいくことは最も近道ではあると思うが、自分を含め多くの人には難しいと思われる。自分はどちらかといえば、その時々で自分が最もよいと思う選択をし、道を切り開いてきたタイプである。自分にとって聖路加国際病院はその選択のなかの一つであり、聖路加国際病院に来たことで、大学にいるだけでは出会うことのできないさまざまな考え方をもっている先輩・同期・後輩に出会うことができ、自分のなかでの選択肢がさらに広がっていった。その瞬間を大切にして、自分にできる精一杯の力で結果を残す努力を続け、自分の信じた方向に進んで行けば、必ず道はよい方向に開けると思う。

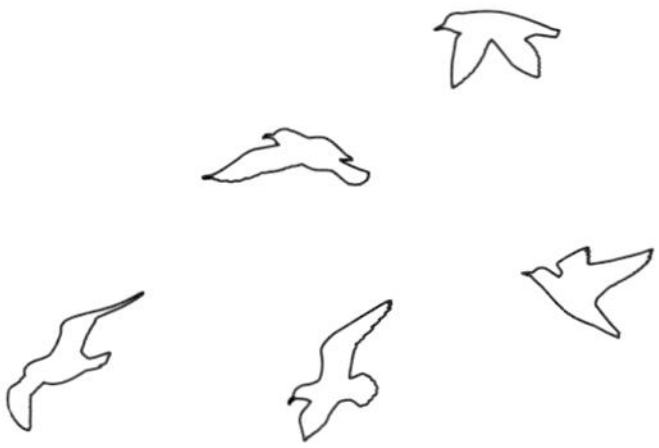

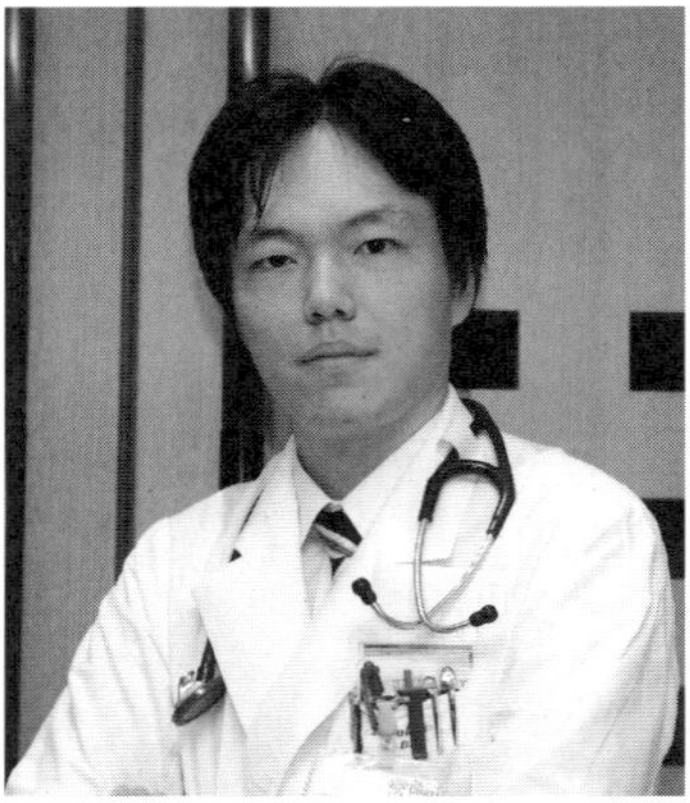

常に謙虚に，野心をもって。

小倉記念病院
循環器内科

H18 野村章洋

のむらあきひろ

2006 年　金沢大学医学部医学科卒業
2006〜08 年　聖路加国際病院にて初期研修
2008〜10 年　聖路加国際病院内科にて後期研修
2009 年　聖路加国際病院内科チーフレジデント
2010 年〜　現職

私は進路選択をこう悩んだ

「聖路加国際病院」という選択

私たちは「谷間の世代」と呼ばれていました。

研修病院を決めようとしていた医学部六年目、卒後臨床研修制度が本格的に始まり、マッチング制度が導入されて二年が経過していました。全国どこでも好きな病院に応募しポストを勝ち取るという就職活動さながらのマッチング制度は、ずっと北陸で育ってきた私にとっては非常にスリリングかつ魅力的なものでした。しかし、二年が経過していたとはいえ、当時多くの病院では厚生労働省が目標とした「一通りの救急対応ができ、かつコモンディジーズと呼ばれる疾患群の診断・治療ができる」医師を養成するプログラムに対応できておらず、私たち前後の学年すべてが中途半端な研修に終始して二年間の臨床研修期間を終えてしまうのではないかと危惧されていました。このような混沌とした状況のなか、どうせ中途半端なところに行って中途半端な臨床研修をするぐらいなら、すでに臨床研修として実績がある病院を選んだほう

総内・総診
消内
循内
呼内
神内
腎内
代内
膠内・ア
感内
腫内
血内
高齢者・在医
眼科
病理
公衛
医行政
基礎研
大学院
専・研修
初・研修

が間違いは少ないのではないか、と思ったのが、私の研修病院を選ぶ最初のステップでした。

臨床研修病院として実績のある病院は当時からいくつかありました。しかし、いずれも伝統があり、また個性派ぞろいのため、**一体どの病院から見学に行けばよいのか非常に悩みました。まず自分がどのような医師になりたいかを改めて考えることから始めました。**そうすることで、最初に選ぶべき病院が見えてくると思ったからです。その際に挙げたものが次の四つでした。

①研修開始時から多くの患者さんの診療機会があり、その結果として救急初期対応とコモンディジーズの診断・治療ができるようになる

②内科全般の知識を網羅し、臓器別ではない全人的医療が実践できる

③短期的に目標となる先輩医師が勤務している

④一度は東京に住んでみたい

社会的な条件というのは意外と重要で、都会で仕事をしたいか、地元に残りたいか、独身なのか結婚しているかどうかというのは、研修病院選択にも大きく関わってくるのではないかと思います。私はどうしても④が捨てきれず、また独身で比較的自由に動ける立場だったので、最終的に東京都内の三つほどの臨床研修病院に絞り実習に行きました。

実習の病院を決めた段階で、各々の病院の臨床研修における実績を鑑みると、条件に挙げた①、②はいずれも満たされるだろうと思われました。問題は③です。短期的に目標となる医師というと堅苦しいですが、いわゆる**「憧れの先輩」を実習中に見つけられるかどうか**が自分の研修病院を選ぶ決め手になるだろうと考えていました。そんななか強烈なインパクトを受けたのが、実習に行ったとき出会った当時の聖路加国際病院内科チーフレジデントでした。医師四年目という立場ながら、いわゆる内科の医局長のような役割を担い、内科全病棟の責任者となり、さらに後輩医師の教育まで行うその姿は、医学生の私にとってはまさにスーパードクターでした。実習を終えた後、この先生のもとで学びたい、そしていつかこうなりたいと強く思ったのが、最終的に聖路加国際病院を選択した一番のきっかけとなりました。

「内科医」という選択

私は、最初から内科を選ぼうと思っていたわけではありませんでした。

もともと私は心臓血管外科志望で医学部に入りました。ブラック・ジャックしかり、テレビドラマしかり、鮮やかに手術を成功させ患者さんを治すクールな医師に憧れ、医者を目指したミーハーな学生でした。しかし、その考えが大きく変わったのは、学生時代に出会ったローレンス・M・ティアニー先生の存在でした。私のいた金沢大学では、当時学生間

での勉強会が盛んに行われており、その一環でティアニー先生を年に数回招き、感染症診療の講義やケースディスカッションを行っていました。それまでは教科書を読んだだけの断片的な知識しか持ち合わせていませんでしたが、まずはしっかりと患者さんを診察すること、そのうえでどのように医学知識を臨床に置き換え、鑑別診断を挙げ、最終的に患者さんの病態と疾患を明らかにするか、というプロセスを明確に提示するティアニー先生の鮮やかな臨床推論に、当時とても感銘を受けました。「**Medicine is easy, if you think logically**」。これは難しいケースディスカッションの後にふとティアニー先生にいただいた言葉（パール：clinical pearl）であり、憧れの対象がブラック・ジャックから目の前のティアニー先生に取って代わった瞬間でした。こうして病態生理や臨床推論を学ぶうちに、内科って意外と面白いな、もっと多くの知識を身につけて、少しでもティアニー先生に近づきたいなと思ったのが、本格的に内科を勉強し始めるきっかけとなりました。今でもこのティアニー先生の言葉は、私の診療のモットーとして深く心に刻み込まれています。

「小倉記念病院循環器内科」という選択

聖路加国際病院に入職後は、内科初期研修医として二年を過ごし、そのまま内科シニアレジデント（後期研修医）として内科ローテーションを始め、そして内科チーフレジデントも務めさせていただきました。この間、内科十一科全科をまわり、各々の科で多くの患者さんの治療にあたらせていただく機会をいただき、幸いながら思い描いていたような研修を受けることができたと感じていました。そのなかで、やはり**循環器に対する想いは強く**、最終的に循環器内科の分野に非常に興味をもち、将来の内科サブスペシャリティとする決意を固めました。

この段階で、**循環器内科医としての第一歩をどこで始めるかで悩みました。**そのまま聖路加国際病院で研修を続けるほうがいろいろな面で楽だったと思います。しかし、もともと内科チーフレジデントに憧れて叩いた聖路加の門、四年の内科研修を終えてどこかやりきった感があったのも事実でした。

そのため、もう一度新しいステージで自分を鍛えなおすために選んだのが、福岡県北九州市の小倉記念病院でした。正直、自分の母校の大学に戻る道も考えました。また循環器内科の経験がない全くの素人として新天地に赴く不安もありました。しかし、マッチングで病院を選ぶときもそうでしたが、多くの患者さんの診療にあたることができる病院（ハイボリュームセンター）で循環器内科の研修をしたいという気持ちが強く、また冠動脈インターベンションの第一人者である延吉正清先生が現役で勤めておられる病院ということでも有名であったため、これまでの循環器内科の歴史を体現でき、循環器疾患を横断的に学べる環境に魅力を感じ、最終的にこちらの病院で循環器内科医としての第一歩を踏み出すことを決めました。実習に行ってからわかったことですが、ここでも短期的な目標となる先輩医師が何人もいたこと、冠動脈治療だけでなく不整脈、末梢血管疾患、心不全など循環器全般が学べる環境であったこと、臨床だけでなく学会発表や論文執筆などアカデミックな雰囲気もあったことも、この病院を選んだ理由に挙げられます。やはり**候補として考えている病院には、一日でもいいので自分で実際に実習しに行くのが大事**だと感じました。

後輩へのアドバイス

新臨床研修制度が始まり、医師としてのキャリアプランを考えるうえで私たちが選択を迫られる場面は格段に増えました。それまでは、どの大学の医局に属するかという選択はありましたが、医局に入ってしまえばその指示のもと働く病院が半強制的に決まっていくというのが当たり前でした。しかし現在は少なくとも三つの大きな選択（初期研修病院の選択、後期研修病院の選択、そして後期研修後に働く病院の選択）をしなくてはならなくなりました。臨床研修が浸透し、以前に比べてさまざまな病院の情報が手に入るようになった現在であっても、その選択は容易ではないように思われます。

＊

私の場合、将来自分がどのような医師になっていたいかを常に考えながら選択を行ってきたつもりです。将来の自分の姿さえブレなければ、たとえその選択がまわりの人々に突飛に映ったとしても、それは自分のなかで納得して出した結論であり、一番後悔しない選択なのではないかと信じていたからです。これまで選択に迷った場合も私は「とりあえず自分を信じて頑張ってみよう」と言い聞かせ、最善と思われる選択を繰り返してきました。しかし、その選択の背景には多くの方々との出会いがあり、助けがあり、叱咤激励があり、そのうえで自分の選択が生まれているということも忘れないように心がけています。

常に謙虚に、野心をもって。

安住の地を捨てて新しい環境に飛び込むことは容易ではありませんが、それを差し引いてもあり余る知識と経験が得られ、さらに自分に磨きをかけることができます。選択できるということは、私は幸せなことだと思っています。これまでの人生に自信と誇りをもち、皆さん各々が自分にとってベストな選択を導き出していただけることを心より期待しています。

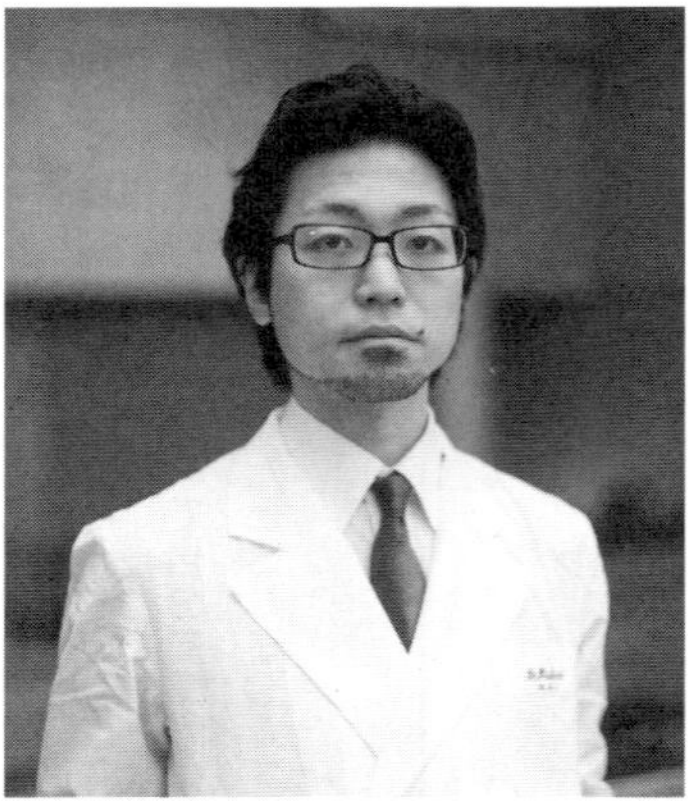

☆

「居心地のよい不安定感」を求め続ける

聖路加国際病院
循環器内科

H17 水野　篤

みずのあつし

2005 年　京都大学医学部医学科卒業
2007～09 年　神戸中央市民病院にて初期研修
2009～11 年　聖路加国際病院内科にて後期研修
2011 年　聖路加国際病院循環器内科フェロー
2012 年～　現職

私は進路選択をこう悩んだ

私はほかに本書に記載しているような先生方と異なり、大学には全く行かない、全く勉強しない、昔でいういわゆる「落ちこぼれ」でした。私の学生時代の物語を書いても仕方がないので、それは別の機会にするとして、そんな私でも少しでも皆さんのお役に立てる話ができないかと記憶をたどることとします。

研修病院選び

今でこそマッチング情報は容易に入手できますが、私が大学六年の頃はまだ初期研修医制度二年目ということで、大学卒業後の進路に関しては非常に情報が少ない時代でした。そういったなか、『臨床研修の現在—全国二十五病院医師研修の実際』（医学書院、二〇〇四）という本をたまたま本屋で見つけて読んでみて、世の中にはいろんなことを考える人がいるもんだと感銘を受けました。この本を研修先選びの参考にはしたのですが、どうも主要な病院は見学が必要なようで、そのような時間がない学生でも受験できるという噂のあった神戸中央市民病院を受験しました。なんとか合格しましたが、まわりからはなぜ僕が合格したのか不思議がられました。ともかく、興味があるならチャレンジするだけしてみる価値はあるということです。**受けないと絶対受からない**ので。

研修医時代

誰しもそうだと思いますが、研修医はがむしゃらに頑張るものです。かっこつけなくともよく、プライドなどは捨てるべきだと思います。一年目は臨床の現場には入ったばかりであり、当然忙しく、その先の進路などは考える間もありませんでした。医師という仕事が非常に楽しいことに気づいたのですが、楽しい楽しいと毎日を過ごしていると、いきなり進路の話題でもちきりに。先輩を参考にしようかと思ったところ、一年上の先輩に聖路加国際病院という有名病院に行った先生がいるということでメールを送りましたが返信なし。結局自分で悩むしかありませんでした。よく考えたところ、**「自分の実力を試す外の世界がほしい」**という気持ちに気づき、それが聖路加国際病院のような病院なら申し分ないというのがこの時期の思考回路でした。

初期研修で神戸中央市民病院に来てよかったこととして、同期に恵まれたことが挙げられます。聖路加国際病院も、見学させていただいたときにその同期にモチベーションが高い人がいることがわかりましたので、それが非常によい印象でした。

結局再びたまたま合格したのですが、ここの試験は非常に私の好みに合っていました。「症例の検討」という試験で、これは〝毎日患者さんのことを考え診療するというのは全国共通で、そのスキルに関してはどこでも評価されうる〟ということ、そして〝毎日の研鑽が重要である〟ということが重視された内容で、私はその試験を通じてそれらのことをさらに強く認識しました。

後期研修医時代

読者の多くの方がおそらく本当に聞きたい部分はここからだと思います。

忙しい毎日のなかで初期研修が終了し、聖路加国際病院に異動しましたが、やはりここでもまた忙しかったです。予想どおり視野の広い同期に恵まれ、私にもいろいろな考え方が形成されました。いわゆる政治的な動きをする人や、そういうことに全く興味がない人、医師を辞めて転職しようと考えている人など……。この辺りの世代の特徴なのかもしれません。日常の診療業務だけでなくその他のコミュニケーションなどに視点をおく重要性を学んだのもこの頃でした。

キャリアプラン作成においては、選択肢の豊富なほどよいと思います。実際、まわりには海外留学をする人や医師を辞める人、行政に入る人もいましたが、多くはここで専門医という臨床医の専門性を高める道を選ぶことが多かったです。

総内･総診
消内
循内
呼内
神内
腎内
代内
膠内･ア
感内
腫内
血内
高齢者･在医
眼科
病理
公衛
医行政
基礎研
大学院
専･研修
初･研修

私個人の思考回路としては、まずspe-cialityは必要で、そこで負けないようにすることが必要だろうと感じていました。ただ、専門として循環器一つ選択するとしても、後期研修の場として循環器専門病院に行くか、一般市中病院で学ぶかが大きな問題でした。私の場合、その時点での聖路加国際病院の循環器希望は私一人であったことから、まずはここで極めて高い臨床能力を身につけ、そして世界レベルの循環器内科医になる決意をしました。方法論は自分である程度確立していたので、循環器上級医の先生と環境の改変および科の変革を語り合いました。

＊

私自身の経験からも実感したのですが、後期研修後のプラン形成において、今日では病院側から何か具体的に提案されることはまずない、ということを認識したほうがよいと思います。それは、**一人前のプロになる過程・行程は当然自分で切り拓く必要があります。**ここからは自分が何を重要視するかということに強く依存し、私の場合は自分で自分をさらに向上させることができ、自らの方法論を実現可能である特殊環境ということに重点をおきました。自分のビジョンが具現化できる環境です。

循環器内科フェロー時代、そして現在の悩み

循環器内科研修を始めて少し経ち、循環器内科内部の変革も進み、さらなる時代の流れが来ている現在、なぜまだ聖路加国際病院に残るか？　この選択に関しては非常に難しいです（実際どうするか不明です）。さらなる時代の流れというのは、聖路加国際病院の循環器内科では二〇一一年に新しく心血管センターを設立し、そのため人員がかなり増え、メンバーもかなり変わってきているという現状です。このような環境下でどのように振る舞うかを考えるかということは非常に勉強になります。当然非常にチャンスの多い環境ですが、前までの環境に慣れ親しんでいればいるほど居心地は悪くなります。変革というのはそのようなものです。

＊

少し話がそれますが、six human needsというのはご存じでしょうか。私は『自分を超える法』（ダイヤモンド社、二〇一二）という本で知りましたが、これこそ次のキャリアプランを考えるのに必要です。その詳細はここでは省きますが、人間の欲求というのは安定感・不安定感・重要感・愛とつながり・成長・貢献の六つに分類されるようです。そしてこの本のなかに「**人生の質は、あなたが居心地のよさを感じられる、不安定感の量に正比例する**」という言葉がありました。私の場合に当てはめるならば、新センター立ち上げのような変革期に立ち会えることなどめったにないし、その環境下での自分の精神的な変化や身の振り方などがさら

総内・総診
消内
循内
呼内
神内
腎内
代内
膠内・ア
感内
腫内
血内
高齢者・在医
眼科
病理
公衛
医行政
基礎研
大学院
専・研修
初・研修

に自分を高めるのではないかと考えています。そして、その次の段階での不安定感の量を増やすために、さらに違うキャリア形成を行う必要があると考えています。

忘れないでほしいです。

最後に一つだけ追加させてもらいたいのですが、「患者さんのことを考えたうえでの自分たちの進歩」ということを忘れないほうがよいと思います。今後はキャリアの乱立時代となり、ギャランティやキャリアの多様化が進むと思われますが、重要な事実として**医師の存在価値はすべて患者側の要求に応えるところにある**ことを忘れてはいけません。これは個々のキャリアプランの形成のなかで極めて容易に消え去りがちです。医師という特性、そして患者さんへの貢献ということを常に考える必要があります。

後輩へのアドバイス

感銘を受ける人と出会えたならば、その病院に行くべきです。人との出会いがすべてです。私も非常にすばらしい仲間に出会えたことで現在があります。よきメンター、およびよき仲間・ライバルを探してほしいと思います。

少しでも行きたいと思った病院に行き、がむしゃらに頑張るなら、実力さえあればどこでもやっていけます。そして、さらなる飛躍を常に求めることがこれからの医師にももちろん必要だと思います。若いうちは特に**常に攻める姿勢**を

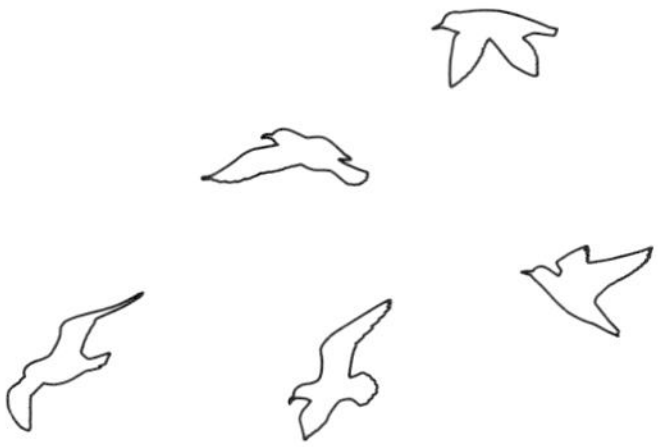

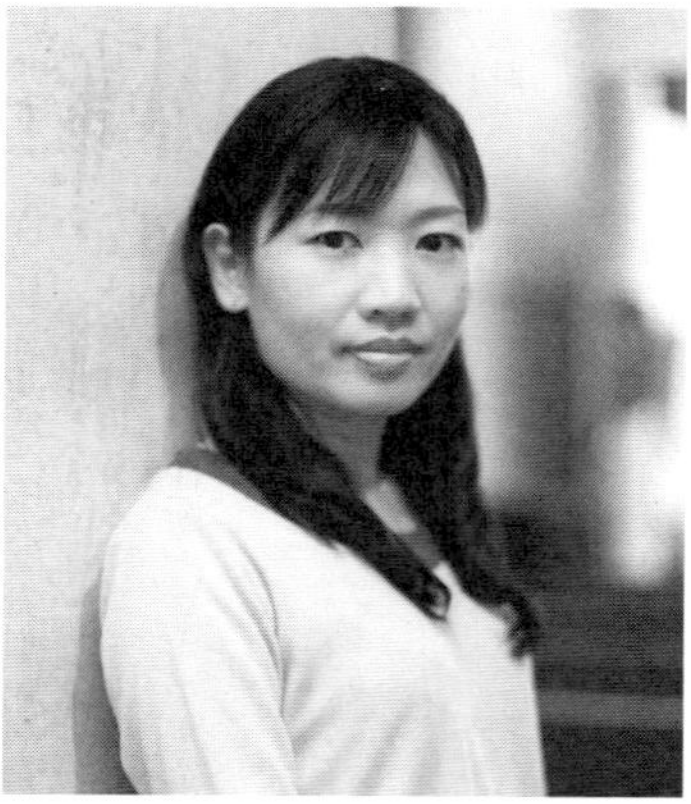

☆

道しるべは出会い

千葉大学大学院医学研究院
呼吸器内科学

H17 須田理香

すだりか

2005年　京都大学医学部医学科卒業
2005～11年　聖路加国際病院にて研修（2年間初期研修，4年間後期研修，半年間呼吸器内科フェロー）
2011～12年　千葉大学医学部附属病院呼吸器内科
2012年　千葉大学医学部大学院呼吸器内科学へ進学

私は進路選択をこう悩んだ

ホスピス（緩和ケア）との出会い

高校生のとき、本が大好きだった私は毎週のように書店に通っていた。あるとき平積みになっていた『いのちの奇跡を見つめて』（大和書店、一九九五）という本を手にした。日本初の仏教ホスピスである長岡西病院ビハーラ病棟の医長である森津純子先生が末期がん患者さんとの出会いを綴った本だった。人生の幕引きのときが近づく悲しみのなかにも心温まるひとときがあることに、静かに心打たれた。

大学四年生の夏、京都にある日本バプテスト病院のホスピスで一か月間の研修をさせていただいた。そこで当時ホスピス長をされていたのは、林章敏先生（現聖路加国際病院緩和ケア科部長）であった。今の日本でホスピスに入院できるのは、余命半年以下と考えられるいわゆる「末期がん」の患者さん。けれど、このホスピスで出会ったのは、そんな枠にははまらない個性豊かな人生の先輩方だった。いつもジーパンにシャツ姿でちっとも部屋にいなくて看護師さんを困らせていた中年男性、本格的な水彩画をたくさん書いては部屋に飾っている高齢男性、ペットの犬との面会を心待ちにしている中年女性。個々の患者さんの悩みやニーズに寄り添うことで、**病と共に生きていく時間を豊かにするお手伝いができることを実感し、それこそが医療のあるべき姿と感じた。**

　大学五年生の夏にはイギリスの緩和ケア病棟、オンコロジー病棟と、米国の在宅ホスピスの現場で研修をさせてもらった。人生最期のときをどう過ごすかという悩みは、文化や人種を超えた命題だった。また、大阪大学で非常勤講師をされていた南吉一先生は、紙芝居というユニークな手段を通じて患者さんに寄り添うことを実践されており、日本の温かな在宅ホスピスのあり方を見せていただいた。南先生を通じて出会った患者さんやそのご家族、あるいはご遺族の方々からは、医療者の言葉が病を抱える者にはどれだけ重く響くか、医学的に正しいことを必ずしも望まないという事実、忙しそうな医療現場で自分たちの想いを伝えることの難しさ、話を聞いてくれる医療者に出会ったときの安心感など、忌憚のない本音を多く聞かせてもらった。医師になった今ではなかなかできない貴重な体験だったと思う。医療をよいものにしたいという多くの先生方、コメディカルの皆さん、患者さんやご家族の想いに背中を押され、二〇〇四年の成人の日の特番「NHK青春メッセージ」で「自分らしい生き方〜ホスピス〜」という題で人生の最期のときの自分らしさを支えてくれる場としてのホスピスの話をさせてもらった。審査員特別賞をいただき、多くの人が緩和医療に注目してきていることを感じた。

　緩和ケアを志す道はさまざまで、内科、外科、麻酔科、精神科など他の分野で学び、その後再度目指した先生方が今は活躍されている。林先生に進路の相談にのっていただいた際に名前が挙がった病院の一つが聖路加国際病院だった。緩和ケアの精神も根づいており、同時に内科もしっかり研修できる病院という理由だった。

聖路加国際病院との出会い

　五・六年生の夏に聖路加国際病院の見学に行った。ほかの病院も見学に行ったが、年齢の近い一年目の研修医の先生に五日間同行して見学させてもらう聖路加国際病院の印象はとても強かった。一〜三年目の先生が病棟に張り付き、一日に何回も患者さんを訪ね、患者さんの目線で親身に話を聞いているその姿に憧れた。主治医の先生が来る前に病棟の先生でまずディスカッションをして、なるべく問題を解決しようとする意気込み、皆で病棟を守っているという連帯感。熱く楽しく精を出している先輩方と一緒に働きたい、自然とそう思っている自分がいた。

聖路加国際病院での日々

体力にはそれほど自信はなかったが、気力でカバーできるだろうと信じて研修を始めたものの、想像以上にハードな日々だった。眠る時間がとれないことも気にせず飲みに出かける同期の男性陣の体力がうらやましかった。家には眠りに帰るだけ。土日も半日は休みのはずがたまった仕事をしているうちに気がつけば夕方、そんなときに限って患者さんの容態がふるわず、結局暗くなってから家路につく。勉強したいことは山のようにある。無我夢中の日々の繰り返しだった。気力も体力も限界に近づき、初期研修も終わった三年目のあるとき、**もう医者を続けられないのではないかと、ふと思った。**

そんな夏休みに向かったのは、伊藤真美先生という素敵な女医さんが院長をされている「南房総の花の谷クリニック」という緩和ケア病棟をもつ有床診療所で、憧れのホスピスだった。暖かみのある木造の「ロッジ」のような建物で、天井の高い開放的な食堂を中心に、診察室やナースステーション、患者さんの部屋が配置されていた。そこかしこに居心地よく過ごせる工夫がされていて、例えば痩せてしまった自分の姿を見たくないという患者さんの声に配慮してお風呂に鏡がなかったり、動きにくくなった方が少しでも自由に移動できるように電動車椅子が用意されていたり、食欲のない方のために個別に柔軟に対応しながら病院食とは思えない美しくおいしい食事をつくってくれる栄養士さんがいたり。偶然にもそこで出会ったのは聖路加国際病院に以前通院されていた卵巣癌の女性（Aさん）だった。ラーメンが食べたいというAさんにご一緒させていただき、潮風を感じながら海岸沿いの道を歩いて近所のラーメン店に行った。韓流ドラマの話で盛り上がり、いつもよりずいぶんたくさん食べられたわと笑ってくれた。ダイビングが大好きでもう一回潜りたい、というAさんの希望を聞いた伊藤先生は、ダイビングショップにAさんと私を連れて行ってくださった。潜ることこそできなかったけれど、房総の海を眺めて、Aさんの顔はどこか穏やかだった。Aさんと出会い、**やっぱり医者を続けようという気持ちが芽生えた。**どうしてかはわからない。憧れのホスピスで自分が医者になった原点を確認できた、といえば格好はいいかもしれないが、そんな大それたものでもなかった。私自身さえも気づかないほどにそっと大切な何かをプレゼントしてくれたAさんにはすごく感謝をしている。

呼吸器内科での研修

将来腫瘍内科医か緩和ケア医になりたいという想いをもちながら、呼吸器内科で専門研修を始めた。緩和ケア医になるとしても、十年間は内科をしようと、勝手に心に決めていた。呼吸器内科は学生時代から何となく一番興味をもっていた。二年の初期研修と一年少しの内科研修をした後の専門研修だったので、専門研修を一年近く早く開始しているほかの病院に行くのは少し気がひけた。それでも腫瘍内科のある病院や、大学病院などの見学に行ったが、聖路加国際病院で臓器別の専門研修をまずしたいと思った。笑顔で優しく包んでくれる部長の蝶名林直彦先生に、肺癌の最新の講義を常にしてくださり、がん患者さん一人ひとりに真剣に向き合って治療を決めていく西村直樹先生（142頁参照）。尊敬する先生方のもとで研修させていただき、幸運だったと思う。

*

専門を学ぶなかで、肺高血圧症という稀少疾患に興味をもった。内服薬の選択肢が増え予後が改善してきたこともあり、年々注目度が高まっていて、新薬が次々と発売され、治療がまさに変化していく過程を感じることができた。エビデンスの積み重ねも始まったばかりであり、**ダイナミズムの感じられるこのタイミングで肺高血圧症の勉強をしてみたい**と思うようになった。

千葉大学での入局・大学院進学

肺高血圧症は呼吸器内科と循環器内科の境界領域にあり、私は呼吸器内科で学べる道を探し始めた。呼吸器学会では千葉大学から多く演題が出されており、講演会で同大学呼吸器内科学准教授の田邉信宏先生をお見かけした際に、お話を聞かせていただいた。見学に伺うとそれぞれの姿勢で仕事に向き合っている女医さんの所属も多く、女性として**ワークライフバランスに悩みながらも仕事を続けていく道**を探していた私にとって、心強い職場であった。**出身大学でない医局に所属することも不安であったが、**巽浩一郎教授のお人柄を映し出したような**和やかな雰囲気に心惹かれ、入局を決めた。**

*

大学病院に移り、自分のこれまでの診療を見直し、稀少疾患を学び直すことができた。また、さまざまなバックグラウンドの先生方から学術的なことから人生談までお話を伺えたのも貴重な経験だった。四月からは論文や実験と格闘する大学院生活が始まった。臨床は基礎の積み重ねという一面もあり、新しい視点からの勉強は新鮮で刺激的である。何かほんの少しでも医学に貢献できればと地道に積み重ねる日々だ。最後に、私の選んだ道を笑顔で尊重してくれる夫に感謝したい。

後輩へのアドバイス

分かれ道が目の前にあるとき、そのどちらに進んだらよりよい未来が待っているかなんて、結局のところ誰にもわからない。何となく選びました、というとこの本の趣旨から外れてしまうのかもしれないけれど、実際、何となく、しか選びようがないようにも思う。そんな手探りのなかで大切にしてきたことは、それぞれの場所に実際に足を運んで、その場やそこで働く人たちの雰囲気を感じ、そこで働きたいと思えるかどうかということだった。人間の五感はときに研修プログラムなどの説明文書よりはるかに多い情報量を得られるものだと思う。

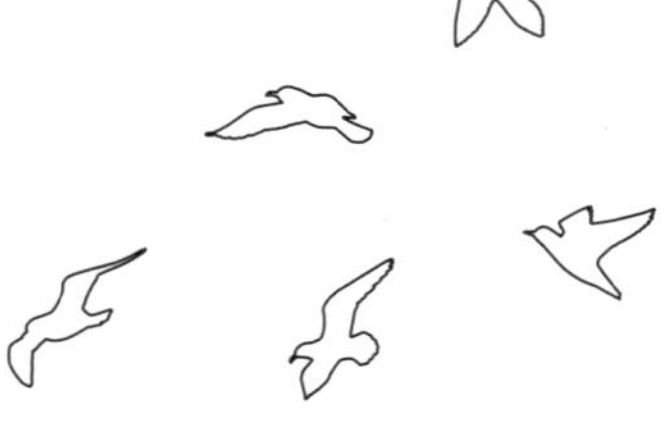

須田理香●京大·医 H17卒▶聖路加国際病院▶千葉大学附属病院▶千葉大学大学院進学

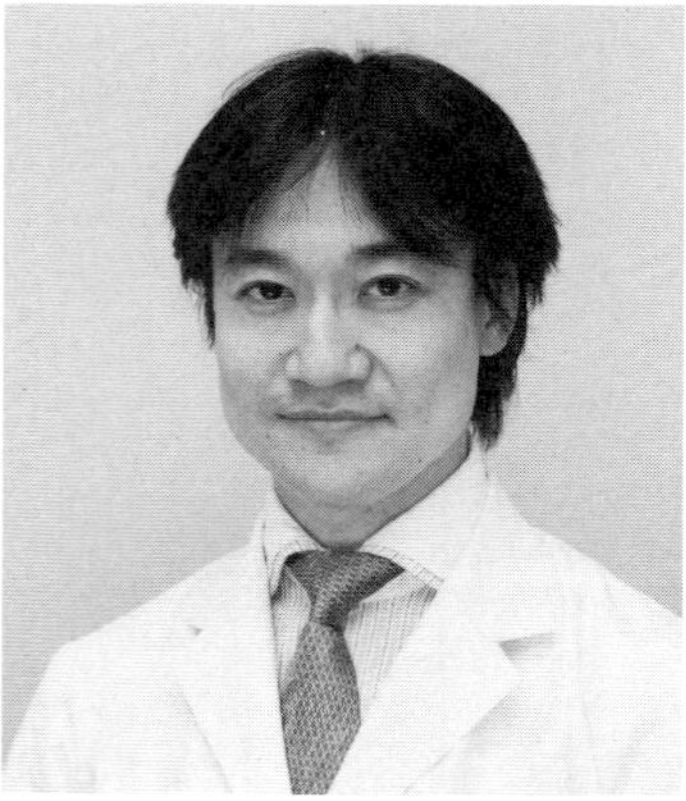

どのような医師でありたいか，そのために何をすべきか

—‘Clinician Educator’として—

テキサス州立大学 MD アンダーソンがんセンター
感染症科フェロー

H17 森　信好

もりのぶよし

2005 年　北海道大学医学部医学科卒業
2005～07 年　聖路加国際病院にて初期研修
2007 年　聖路加国際病院内科チーフレジデント
2008～11 年　聖路加国際病院感染症科
2010，11 年　ベストティーチャー賞受賞
2011 年～　現職

私は進路選択をこう悩んだ

「異学生」時代

見るものすべてを圧倒する美しい大自然と魅惑的に煌めくネオン。この上なく魅力的な北海道という大地で、何物にも代えがたい貴重な学生時代を過ごした。入学後ほどなく親友とイベントサークルを起ち上げ、最盛期メンバーは百人近くにまで達した。時には渓流に湧く名も無き温泉で満天の星空を仰ぎ、時には美幌峠から暮れゆく屈斜路湖を俯瞰する。また時には貸し切った大音響のクラブで安いカクテルに酔いしれ、時にはゲイバーのママとして接客に興じ「V.S.O.P.」を注ぐ。「医学生」の模範では決してなかったが、「異学生」として充実した日々を送っていた。

＊

ターニングポイントは五年生の冬に訪れた。兄が研修をする沖縄県立中部病院に二週間見学したときのことである。

かねてから、米国の大ヒット医療ドラマ「ER」の熱心な視聴者だった私は、急性期医療に興味をもっていた。

沖縄県立中部病院は、これまで見学し

総内・総診
消内
循内
呼内
神内
腎内
代内
膠内・ア
感内
腫内
血内
高齢者・在医
眼科
病理
公衛
医行政
基礎研
大学院
専・研修
初・研修

た他の急性期医療を謳う病院と異なり、インターン—レジデント間、レジデント—スタッフ間の屋根瓦方式の教育が見事に機能していた。丁寧な問診や身体所見から診断の核心に迫る手法、息つく暇なく急性期疾患へ素早く対応する光景に、強い知的興奮を覚えたものだ。

「常に五年、十年後の自分を想像しておくといいよ」

緩和ケア科・腫瘍内科医を志し、翌年から米国での内科研修を控えた兄の言葉は、当時の私にとって十分すぎるほど説得力があった。

「日本で初期研修修了後、米国で循環器内科を勉強したい。そしてゆくゆくはClinician Educator（臨床教育者）として日本の医療に貢献したい」

漠然とした考えが、強い決意に変わるのにさほど時間は必要ではなかった。有志による勉強会を起ち上げ、米国の医師国家試験であるUnited States Medical Licensing Examination（USMLE）の準備に取り掛かった。

＊

同時に初期研修病院の選定に本腰を入れた。選定条件は至極単純明快であった。**「初期研修を修了した段階で米国のインターンと遜色ない臨床能力を身につけられる」**ことであった。

日本と米国の医学教育システムの相違から、どうしても日本の初期研修医は米国のインターンと比べて数年の遅れが生じる。それに加え、最も人気があり競争率の高い循環器内科のフェローになるにはインターン/レジデントのうちから高い評価を得なければならない。つまり米国に渡る段階で、「Somebody（ひとかどの人物）」になっている必要がある。

そのうえで、初期研修病院に求めるものは、以下の三点であった。

①研修医の主体性

良くも悪くも研修医中心の病院であることを第一に考えた。とりわけ、「やらされている」のではなく「やりたくてやっている」風土のある病院が重要である。見学の際に「研修医が楽しんでいるか」、「研修医の目が輝いているか」を重要視した。

②豊富な症例数

すばらしい教育病院であっても症例がなければ机上の空論に過ぎない。とりわけ、救急から入ってくる急性期疾患がいかに多いかを重要視した。当直や救急を見学させてもらうのがよいだろう。

③屋根瓦式教育の徹底

いかに症例が多くても、適切な教育や

後輩レジデントに贈る１冊

Pocket Medicine（4th ed.）

Mark S. Sabatine : Lippincott Williams & Wilkins, 2010

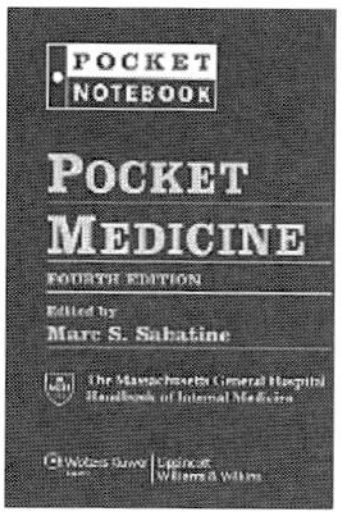

マサチューセッツ総合病院作成の内科ハンドブック。簡易な英語と図表が豊富で，アメリカではレジデント必携の書。特に出典が便利。

フィードバックを受けなければ正しい知識が身につかないだけでなく、ひとりよがりになりがちである。とりわけ、苦楽を知っているすぐ上の先輩からのアドバイスは貴重である。徹底した屋根瓦式教育が研修医を育てる最善の方法であると考えた。見学の際、「教えたがり」「教えられたがり」の先生がいるかどうかがポイントとなる。

*

数多くの病院見学をしたが、自然と聖路加国際病院と沖縄県立中部病院に絞られた。

「沖縄は暑い。」

北海道出身の妻の一言でマッチング希望順位が決まり、そして聖路加国際病院で医師としての第一歩を踏み出すこととなったとなる。

レジデント時代

「英語での教育やカンファレンスを根付かせたい。」

採用面接で「採用されたらどのように貢献したいか」と聞かれ、そう即答したのを覚えている。

豊富な症例、素晴らしいスタッフ陣、教育的な先輩、優秀な同期。聖路加国際病院での研修は毎日が刺激に溢れており、常に知的好奇心をかきたてられた。忙しい業務ではあったが、大変だと感じたことは一度もない。逆に、救急外来の担当日以外も出勤して臨床能力の向上に努めたことを記憶している。

一方、米国式臨床研修を謳う聖路加国際病院にあって「英語による教育やカンファレンス」はほぼ皆無であった。

面接で宣言した以上、「英語の文化」を取り入れる使命感を強く持っていた。

意識的に日本語の教科書やレジデントマニュアルは使用せず、日々の疑問は『Pocket Medicine』や『UpToDate』で解決していた。手始めに同期や見学に来る医学生に『Pocket Medicine』のすばらしさを熱弁した。実際に多くの共感を得、現在ではレジデントの多くがポケットに携行しているのを見てほくそ笑んでいる。

また、二年先輩の小林美和子先生（110頁参照）が起ち上げたDr. Joel BarishによるEnglish based conferenceを引き継ぎ、年に二、三回の名物カンファレンスに成長させたことも大きな成果であった。

チーフレジデント時代

三年目の冬から内科チーフレジデントを務めた。

チーフレジデントは診療、教育、マネジメントの業務を担うが、特に教育に力を注いだ。日々のレジデント教育や毎週土曜日早朝に開催する一年目研修医向けレクチャーに加え、徳田安春先生をアドバイザーに迎えたCase based conferenceを軌道に乗せた。また、診断の達

総内･総診
消内
循内
呼内
神内
腎内
代内
膠内･ア
感内
腫内
血内
高齢者･在医
眼科
病理
公衛
医行政
基礎研
大学院
専･研修
初･研修

「V.S.O.P.」

学生時代、ロールモデルの一人から聞いた話。ブランデーの「Very Superior Old Pale」ではない。

数十年の医師人生、それを「Vitality（活力）」、「Specialty（専門性）」、「Originality（独創性）」、「Personality（人間力）」に4分割する。

- **Vitality**：私の場合、初期研修、後期研修がこれに相当する。短期間で「Somebody」になるべく、一心不乱に研修に打ち込んだ。
- **Specialty**：後期研修から現在までが相当するだろう。「臨床感染症」を専門に選び、さらに「免疫抑制者の感染症」をsubspecialtyに選んだ。また「Clinician Educator」としての研鑽を積んでいる。
- **Originality**：帰国後、米国での医療をそのまま日本で実践することは困難である。独創性を持って日本の医療事情に沿う形で実践していくことが重要だと考えている。
- **Personality**：「後進の指導」に力を注ぐステージだと考えている。

――「V.S.O.P.」とは言い得て妙である。

人であるDr. Lawrence Tierneyやベス・イスラエル・メディカルセンターの内科チーフレジデントを招聘してオープンなケースカンファレンスを開催した。

これらを経て、米国への臨床留学に加えて、Clinician Educatorとしての将来像をさらに明確なものにした。

感染症科時代

大学で臨床感染症を学ぶ機会はなかったが、学生時代に受験したUSMLEの影響か、感染症科に対する関心は少なからずもっていた。

また、チーフレジデント時代に多くの興味深い感染症科症例を間近で経験したこともあり、日本で有数の臨床感染症科医である古川恵一先生（196頁参照）の指導のもと、循環器内科医になる前の数か月だけ感染症科をローテーションさせていただくこととなった。

「感染症は適切な治療をすれば必ず治る！」という古川先生の強い信念のもと、数多くの症例を経験した。内科全般の高い知識が要求され、あらゆる年齢層が罹患し、超急性期から慢性期まで診られる分野、そして問診や身体所見などの僅かな手がかりから原因を突き止め、最適な治療をする。「臨床感染症」はまさに内科の枠を集めた分野であった。

数か月のつもりで始めたこの感染症科での経験で、自分の進路が見えた。四年目の夏に感染症科医になることを決意し、以後六年目まで感染症科に所属することになる。「一般感染症」の診療に従事するとともにClinician Educatorとしての役割を発揮した。救急外来でのグラム染色の指導、毎月の感染症カンファレンスやプレートカンファレンス、院内での職員・看護師向け勉強会などに加えて、院外でのオープンな「聖路加式ケースカンファレンス」を起ち上げた。

五年目、六年目に二年連続で「Best Teacher of the Year」に選んでいただいたことは私自身の大きな励みとなった。また、聖路加国際病院の名物カンファレンスである「グランドカンファレンス」をすべて英語で行う試みで、初代の司会者として大盛況を得たことも留学に向けて自信となった。

米国留学準備

循環器内科から感染症科へと進路変更したものの、「米国への臨床留学」や「Clinician Educator への道」という軸がぶれることはなかった。

ただ、**留学施設と渡米のタイミング、留学の方法論については再考が必要**であった。

*

・留学施設と渡米のタイミング

五年目でカリフォルニア大学サンフランシスコ校（UCSF）と聖路加国際病院の姉妹病院であるテキサス州立大学MDアンダーソンがんセンター（UT／MDACC）の感染症科をそれぞれ一週間見学する機会を得た。

UCSFは一般感染症およびHIV感染症が盛んであり、学ぶべき事柄も少なからずあったものの、一般感染症については聖路加国際病院で得た経験を凌駕するものではないと感じた。

一方、UT／MDACCは全米一位を誇るがんセンターであり、がん患者さん・移植患者さんなど免疫抑制者の感染症が非常に盛んである。「免疫抑制者の感染症」はエビデンスが乏しい領域であり、UT／MDACCでは新たな臨床研究が次々と行われ、プロトコールが発信されている。まさに最先端の施設である。当時聖路加国際病院では成人の幹細胞移植は行われておらず、「免疫抑制者の感染症」については学ぶべき点が多いと感じた。

結局、感染症科の専門研修が修了する六年目まで一般感染症に磨きをかけ、七年目から「免疫抑制者の感染症」を学ぶため、UT／MDACCに留学することを決めた。

幸運にも、UTの感染症科は海外でレジデンシーを修了した者を受け入れる数少ない施設であること、MDACCは聖路加国際病院と姉妹提携を結んでいることが、決め手となった。

*

・留学の方法論

米国臨床留学（内科）の最も一般的なパターンは、米国で三年間の内科レジデントを経た後、各専門科のフェローになるという方法であろう。特に、東京海上日動メディカルサービス株式会社のNプログラムを通じてレジデントのポジションを得る道もあり、比較的門戸は広いかもしれない。

一方、米国で内科レジデントを行わずに各専門科のフェローをすることも可能であるが、あまり一般的ではなく、門戸も開かれていない。

それぞれの長所と短所を表にまとめる。

	レジデント→フェロー	フェローのみ
長所	・米国で専門医を所得できる ・門戸が比較的開かれている	・すぐに専門科で学ぶことができる
短所	・再度三年間のレジデントを繰り返さなければならない	・門戸が狭い ・米国で専門医を取得できない

留学については、Nプログラムのアドバイザーである西元慶治先生（医療法人つるかめ会理事長）に相談に乗っていただき、Nプログラムを同時進行的に受験させていただくなどご配慮いただいたが、最終的には以下の理由で後者を選択した。

①日本で三年間の内科、三年間の一般感染症研修を修了したので、さらに三年間の内科レジデント研修を行うことは時間的・経済的事由から避けたい

②「免疫抑制者の感染症」を学んだ後は、日本で医療を行う予定であり、米国の専門医資格取得は必須ではない

③もし専門医資格が必要となったら、フェロー修了後、二年間のレジデンシーを行えば取得可能である

留学準備にあたっては、古川先生や当時の内科チェアマンであった林田憲明先生のご配慮で、六年目に一か月間休みをいただきUT／MDACCの感染症科を見学した。そのことが高い評価につながった一因である、と後にプログラムディレクターから聞いた。

また、聖路加国際病院とUT／MDACCの大先輩である大曲貴夫先生（136頁参照）にはプログラムディレクターへの紹介状や推薦状を書いていただくなど、ロールモデルの一人として言葉で言い尽くせないほどお世話になった。なお、実際の留学に際しては、やはり聖路加国際病院とUT／MDACCの大先輩である研究管理部部長の高上洋一先生から、さまざまな面での貴重なアドバイスやサポートをいただいた。

＊

臨床留学という決して平坦ではない道のりを進む際、一人の力では解決できない問題が数多く待ち構えている。そのような時、周りの先生方や家族の支えがいかに重要でありがたいものであるかを改めて思い知ることになる。ゆえに、私自身も今後留学を志す後輩にはアドバイスやサポートを惜しまず提供したいと考えている。

UT／MDACCにて

留学一年目の現在、臨床のみならず臨床研究にも力を注いでいる。

素晴らしいメンターのもと、早速いくつかの臨床研究に着手しており、まとまった期間の中で前向き研究も行う予定である。

また臨床のプログラムは、MDACCの他に、UT関連の市中病院やベイラー

医科大学などとのジョイントプログラムになっており、がん患者さんを中心とした「免疫抑制者の感染症」以外にも、一般感染症、ＨＩＶ感染症、臓器移植患者さんの感染症など幅広く学べる点が大きな強みである。

帰国後は「免疫抑制者の感染症」を専門としたClinician Educatorとして日本の臨床感染症診療をますます活性化させたいと考えている。

後輩へのアドバイス

「ぶれない軸」を常に持ち続けてほしい。そうすれば、自ずと「五年後、十年後の自分」を描くことができ、モチベーションを保つことができる。

逆に将来像を描けないと、日常の業務に忙殺され、受動的で場当たり的な学生生活・研修生活を送りかねない。

最もよい方法は、**数年先輩のロールモデルを見つけること**である。そのうえで、自分の将来像と照らし合わせて、「それに向かうためには、何をすべきか」ということを計画的に考えていくとよいだろう。

*

「どの大学を出たかではなく、どの研修病院で研修したかが重要」

このフレーズは、当時「異学生」であった私の胸に突き刺さり、その後の大きなモチベーションとなった。

事実、研修医の採用面接に従事したが、一部の非常に優秀な学生を除いては、医学知識に重大な差はないと感じている。むしろ、**モチベーションが高く将来の医師像を描ける学生であればあるほど、その後の伸び代が大きい**という印象をもっている。

ただ、だからといって「有名研修病院」がよいというわけではない。

自分がどのような医師でありたいか、ということが大前提である。すなわち、「この病院で研修することが、自分の将来にとってどのような意義があるか」、「自分が研修することで、この病院にどのような影響を与えられるか」、ということを明確に考えないと、厳しい研修を乗り越えられず消化不良に終わってしまうからである。

今後、進路においてさまざまな選択の局面を迎えることだろう。そのようなとき、「ぶれない軸」をもつことで、自分に最も適した選択をできると信じている。

総内・
総診
消内
循内
呼内
神内
腎内
代内
膠内・ア
感内
腫内
血内
高齢者・
在医
眼科
病理
公衛
医行政
基礎研
大学院
専・研修
初・研修

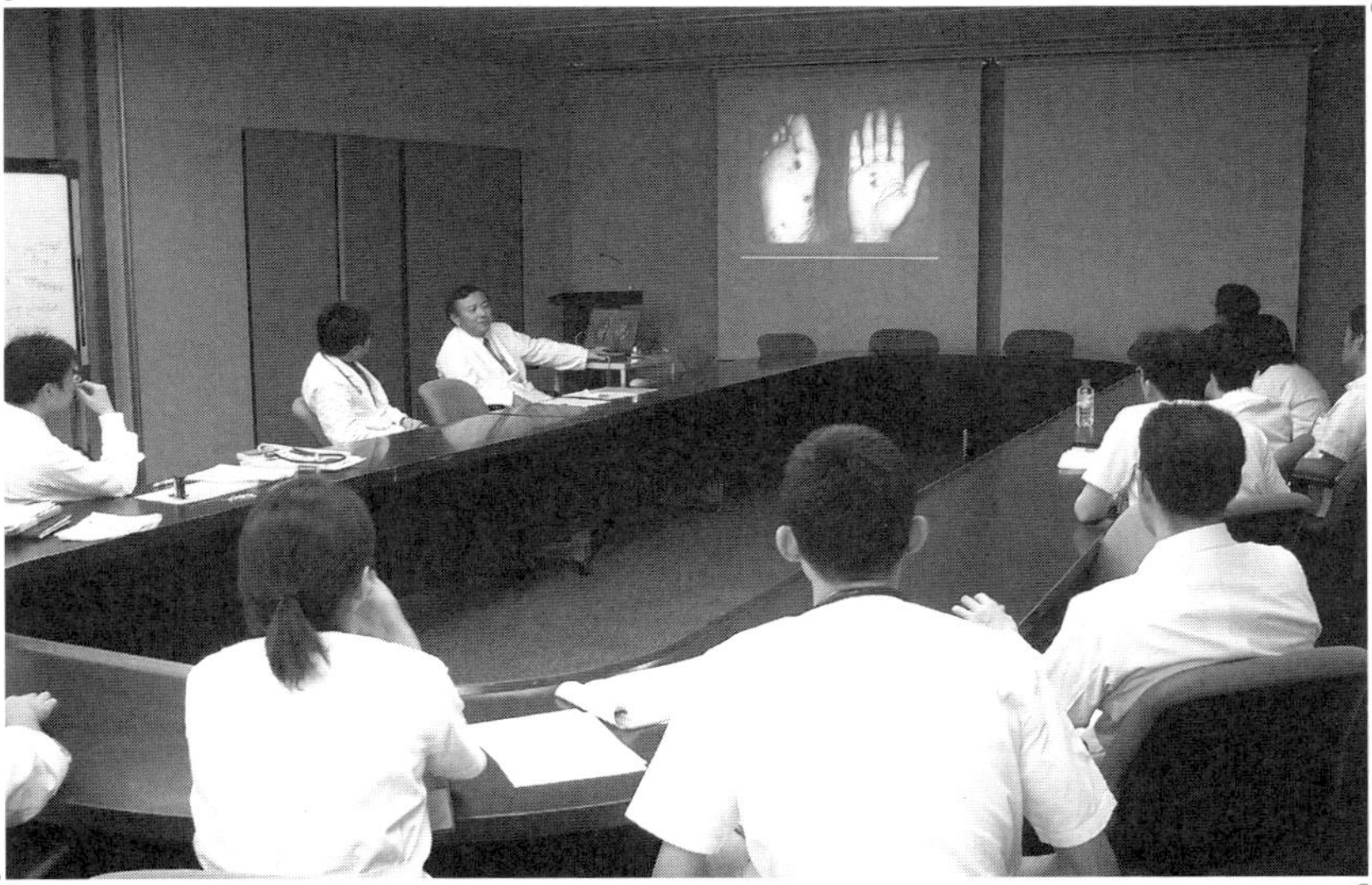

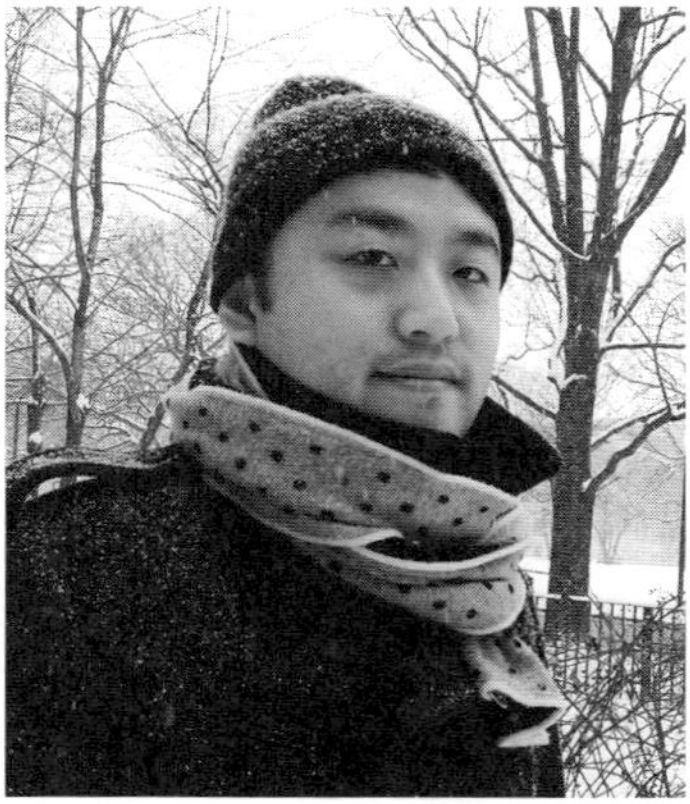

がんと向き合うということ

ハーバード公衆衛生大学院
修士課程

H17 山口典宏

やまぐちのりひろ

2005年　大阪市立大学医学部医学科卒業、(財)天理よろづ相談所病院総合診療教育部ジュニアレジデント
2007年　聖路加国際病院内科シニアレジデント
2008年　聖路加国際病院内科チーフレジデント
2009年　聖路加国際病院一般内科・緩和ケア科・血液内科で専門研修
2010年　聖路加国際病院内科チーフシニアレジデント
2010年4月～11年5月　聖路加国際病院腫瘍内科・血液内科シニアレジデント
2011年　ハーバード公衆衛生大学院修士課程へ進学

私は進路選択をこう悩んだ

学生時代

「これは本人には言えませんよ」「ひこーせいびらん性胃炎？　と違うんですか?」「残念やけど、半年もつかどうか。進んだスキルス胃癌です」

私が大学に入学して三か月も経たない頃、父は胃全摘および脾摘、肝臓・膵臓部分切除を「肥厚性びらん性胃炎」に対して受けた。退院後、食事を食べてはそれより多くもどした。父は「自分の部屋に行っとけ」と食後決まって言い、私は二階にある私の部屋で父の獣のようなうめき声と苦しみ悶えて床や壁に体をぶつける音を毎日、毎日聞いていた。どういうわけか涙はまるで流れなかったが、胸の中が冷たーくなって凍っていくような感覚だった。食事がとれない父を、四方聞き回ってようやく見つけた少し離れた開業医の所まで一日二回車で点滴のため送って行くのが大学一年の私の生活のすべてだったように思う。

隠し続ける心の強さもなく、胃癌と告げて十日ほど過ぎたある日の夜、父は排便後もんどりうって倒れ失神し、「病院に行く」と言った。トイレから猛烈な血便臭がしていた。担当の外科医は「ヤマグチさん、ええときに来たな」と言って私たちを迎えた。父が死んだのはその数日後で、私は偶然その晩一人で付き添い病室に泊まっていた。いびきの音が小さくなって、次の息が来なくなって、心から次の息を待っていたときけたたましくアラームがなり、白衣を着た人たちがたくさん入って来て部屋が明るくなり、騒々しさが収まった頃父は死んでいた。

＊

大学で教わることの多くが空虚に思え、それを言い訳にあまり勉強もしなかった。四年生になって、免疫学教室に配属になって実験をさせていただくことになった。淡々と分子生物学を学ぶことは心地よく、臨床医よりも…と思い始めた矢先、中嶋弘一教授に「いい医者になりなさい、山口君」と言われた。何気ない言葉だったのかもしれないが、父に諭されたような思いだった。
「ニューイングランドジャーナルのケースレコードを毎週読んで、ハリソンの総論は最低読むこと、よいレジデンシーを経験すること」を中嶋先生から勧められた。ＮＥＪＭと『Harrison's Principles of Internal Medicine』、そしてResidencyを知ったのはこのときだった。**ただし、がんと向き合う気持ちにはなれず、心臓外科を志してゼロから勉強を始めた。**
＊

六年生の春、ハーバード大学で三か月病院実習を行うチャンスを得た。希望診療科を第五希望まで書いて提出するように先方から指示があり、決まった行き先は第三希望の腫瘍内科だった。なにより印象的だったのは医師の外来受付の隣にセラピストの外来受付があったことで、外科、放射線科、内科、緩和ケア科、看護師、セラピスト、ソーシャルワーカーのつくる輪のなかで患者は守られていると思えた。外来を終えた患者に、「ところで、私の治療の責任者はどの先生なのかしら？」と聞かれることが度々あった。このことは私にはチーム医療の弊害としてよりも、潤沢な医療資源の象徴と感じられ、**もっと深くこのシステムを学びたいという願望が生まれたが、自分には見果てぬ夢のように思われた。**実習を行ったマサチューセッツ総合病院は研究の実施を至上命題とするが、臨床が医療の根幹であるという気概をすべての医療者から感じた。

帰国したのは六月で、研修病院のマッチングはすぐそこに迫っていた。神戸市立中央市民病院（現 神戸市立医療センター中央市民病院）と沖縄県立中部病院を見学に行き、神戸では呼吸器内科の富井啓介先生に指導していただいた。富井先生にすっかり憧れてしまい「ぜひこの病院で研修を…」と私が言ったところ、先生は応えて曰く「先生は天理のほうが向いてるなぁー」。肩すかしにあったような気分であったが、富井先生がおっ

総内・総診
消内
循内
呼内
神内
腎内
代内
膠内・ア
感内
腫内
血内
高齢者・在医
眼科
病理
公衛
医行政
基礎研
大学院
専・研修
初・研修

しゃるならと思い、天理よろづ相談所病院の一日病院見学の最終日に滑り込んだ。総合診療教育部の石丸裕康先生のお話をうかがい、あらゆる医師にとって必要な臨床判断、臨床診断に特化した研修を将来の外科、内科の専攻希望にかかわらず共通プログラムで行うスタイルが私の目指す「よい医者」と重なった。

研修医時代

天理よろづ相談所病院では、郡義明先生、八田和大先生、石丸裕康先生、東光久先生をはじめ諸先生に本当によく指導していただいた。一つ新たなことを覚えれば、次の新しいことを教えていただけることが嬉しくて毎日勉強した。

初めての担当患者は肺癌を患った五十代の女性だった。この方とは本当によく話をした。郡先生は患者と話す際は、ベッドに腰掛けるか、椅子に座って目線をそろえて話をされ、そのように振る舞うよう私たちを指導された。私は見栄もあって初めての患者と思われぬよう、話し方まで真似ていた。今思えば馬鹿みたいだが、座って話す少しの時間で自分の聞き出せなかった重要な病歴を聞き出し、患者の思いを汲んだ言葉をかける先生を必死に追いかけていた。ほどなくその患者は退院し、一年が過ぎた頃、ポケベルで担当患者のいないはずの病棟から呼ばれた。

病棟には〝初めての患者〟が入院してきていた。小脳への転移により失調をきたし日常生活がままならなくなっていた。指導医は神経所見をとらせていただくようにとおっしゃった。私より先にその方は話し始めた。「き・てくれ・てあり・がとう先・生、ごめ・んね、こ・んなんなっ・ちゃった」「初めてだっ・たんでしょ、がんば・ってくれ・たのにね」。断綴性言語で聞き取りづらいけれど、体に刻まれるような言葉をいただいて、測定障害、体幹失調の所見をとり終えた。何も言葉を返せず、部屋を出たら涙が溢れた。**がんと向き合うことに迷いがなくなっていた。**

天理に来て二度目の冬、土曜日早朝のカンファレンス後図書室に経皮的気管切開術の特集をしていた『LiSA』という雑誌を探しに行った。「り、り、り」と棚を眺めていると『臨床決断分析』という本が目に留まった。とりわけ、決断という言葉に惹かれた。初めて、救急外来で診療した方に「風邪だと思います」と言ったときの怖さ、父親に本当の病名をもっと早く言ったほうがよかったのかもしれないという後悔、担当した筋萎縮性側索硬化症の患者が「人工呼吸器は使いません」と言ったこと、**すべてが明確な答えのない、決断だった。**当然、私たちは毎日大小の決断を積み重ねて生きているが、その仮定を科学的に分析できれば、誤った決断による不利益を最小化できるのではと思えた。著者はハーバード公衆衛生大学院の Dr. Weinstein 教授、訳者は聖路加国際病院の日野原重明先生と福井次矢先生だった。

聖路加国際病院時代から現在

聖路加では、どこへ行ってもぶつかった。本当に辞めようと思ったことが二回は確実にある。最もつらかったとき、緩和ケア科をローテーションしていた。部長回診中、ある患者からの「神さまがいるなら、なぜこんなつらい目に私を遭わせるのでしょうか？」という問いに、林章敏部長は「神さまは乗り越えられる試練しか人に与えません」と応えられた。**どんな困難からも逃げてはいけないし、自分からは逃げられない、でもそれをサポートしてくれる人はきっといる**というメッセージを感じた。その後もよくぶつかったが、毎日自分が変わっていくような感じがして、次第に溶け込んでいった。

総合診療に基づいた血液・腫瘍内科学を理想とする私にとって、チーフレジデントの後に、緩和ケア科、一般内科をローテートし血液内科で岡田定先生（176頁参照）から文字どおりマンツーマンで指導を受け、その後着任された、米国腫瘍内科専門医の山内照夫先生（164頁参照）のもとで学ばせていただいたことで、学生の頃の憧れが目標に変わった。

聖路加は常に動き続ける病院だった。いろいろなものを吸収して、新しく変化する。だからこそ私も受け入れられた。私はこの〝生きた有機体（179頁参照）〟から前に進む力を得て、現在ハーバード公衆衛生大学院で学び、米国でがん治療のトレーニングを受けるべく、その入り口の内科レジデンシー選考の最中にある。

後輩へのアドバイス

なによりも自分の思いに忠実になることが大事だと思います。誰しも「こうしたい、ああなりたい」という思いがあると思いますし、ないという人にも本当はやはりあって、でも実現性やそのときのさまざまな状況のせいにして知らない間に見ないように触れないように頭のどこかに隠してしまっているのではないかと思います。実現できないかもしれない希望と向き合うのはすごくつらいことですから。ですが、頭の遠い片隅にしまったつもりでもことあるごとにそういう希望や夢は頭の真ん中に現れます。そしてそ

私の出会った本

臨床決断分析

—医療における意志決定理論—

日野原重明, 福井次矢（監訳）, 医歯薬出版, 1992

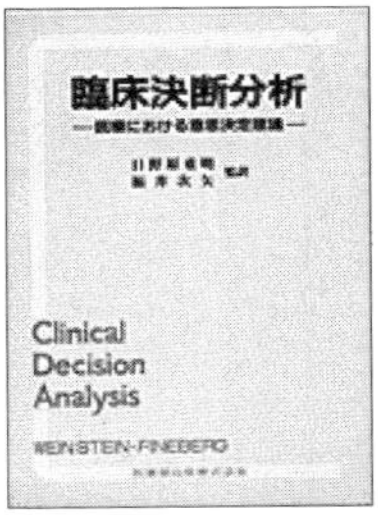

聖路加国際病院に進むことを決定づけた1冊。偶然図書室で見つけなかったら、今の私はなかったように思う。

総内・総診
消内
循内
呼内
神内
腎内
代内
膠内・ア
感内
腫内
血内
高齢者・在医
眼科
病理
公衛
医行政
基礎研
大学院
専・研修
初・研修

れに、また新しい言い訳をつけて退場願うわけです。**私はいっそ、いかに困難であってもその希望と向き合ったほうがずいぶん健全ではないかと考えます。**先の聖書の一節を引くまでもなく、あなた方のまわりにその挑戦をサポートしてくれる人は必ずいます。

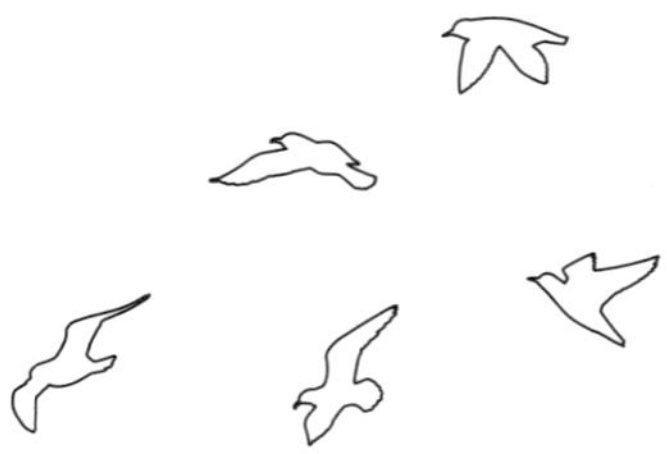

山口典宏●大阪市大・医 H17卒▶天理よろづ相談所病院▶聖路加国際病院▶米国留学

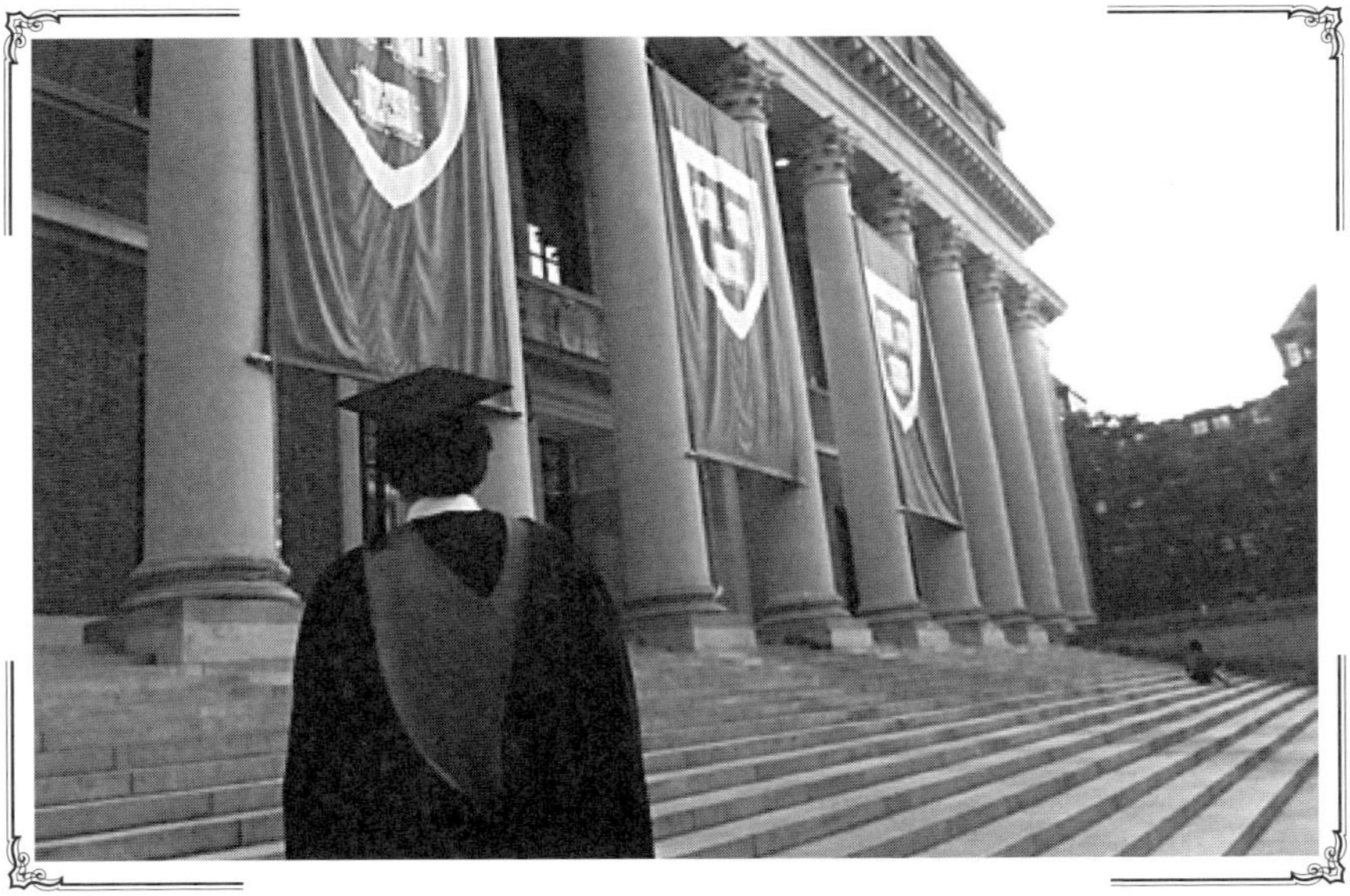

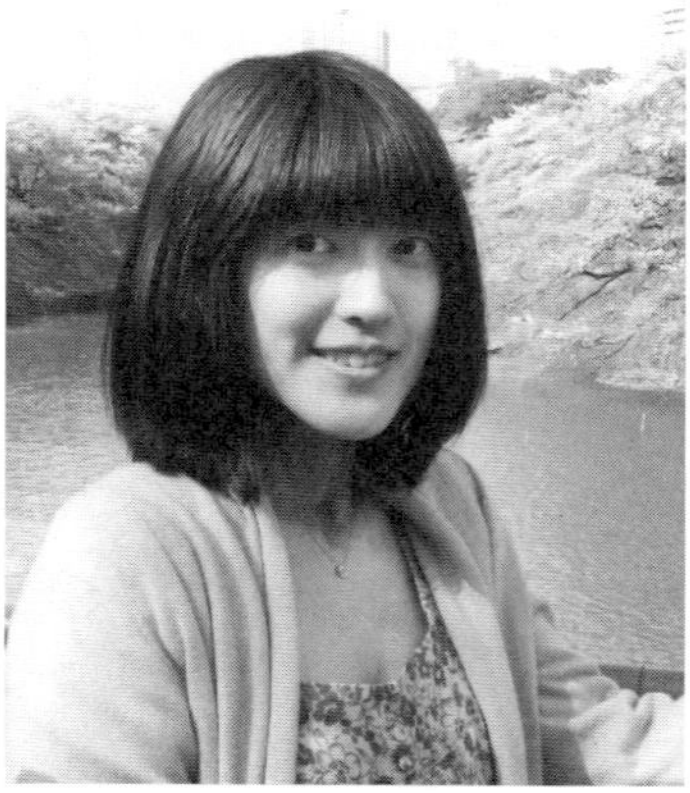

Progress

武蔵野赤十字病院
消化器科

H16 鈴木祥子

すずきしょうこ

2004年　弘前大学医学部医学科卒業
2004～06年　聖路加国際病院にて初期研修
2006年　聖路加国際病院内科にて専門研修
2007年　聖路加国際病院消化器内科にて専門研修
2012年～　現職

私は進路選択をこう悩んだ

医師を目指すまで

私は岩手県盛岡市の出身で盛岡第一高等学校を卒業して青森県弘前大学に進学、その後入学当初は思ってもみなかった東京の病院に就職することとなり、消化器内科医師として働く現在に至ります。

私が医学部を目指すようになったのは中学三年の頃で、母が私に言っていた「手に職のある仕事に就くのがいいわね」という言葉の影響が大きいと思います。一人っ子でマイペース、のんびりとして見える娘を一人前にしなくてはと母は強く思っていたようです。当時医師として働く父は帰りも遅く平日夕食を一緒にとることはほとんどありませんでしたし、休日に出かけた登山道の入り口でポケットベルが鳴って引き返したこともありました。子ども心に「こりゃ大変だわ」とも思いましたし単純に憧れるというものではありませんでしたが、やはり身近に存在する職業としてイメージをつくりやすかったのだと思います。

学生時代

決して楽ではなかった大学受験を家族の支えもあって乗り越えた私は、一九九八年四月、桜の素敵な街青森県弘前市で医学を学び始めました。

解剖学、生理学、薬理学、病理学と試験は大変でしたがどれもとても興味深く感じたことから察するに、自分には合っていたのだと思います。

大学五年の秋に病院実習が始まりました。そして**そろそろ入局や大学院など進路をどうするか考え始めた時期に、私たちの目の前に現れたのが臨床研修システムの開始**でした。研修医制度といわれてもイメージがつかめずに困っていたときに進路相談にのってくださったのが、当時第二内科に所属しておられた同郷の先生でした。大学の臨床研修センターの立ち上げに伴いご自身もいろいろな病院を見学されており、昔から研修制度をもつ聖路加国際病院の開かれたシステムのことを教えてくださいました。

そこで一大決心をして学生見学として聖路加国際病院を訪れたのが六年生の初夏。挨拶のために並んだ内科の朝のミーティングは何かしら人を圧倒させるものがあり、あの独特な緊張感は今でも時々思い出します。学生は一年目の先生につかせていただいて一週間見学をします。私がお世話になった先生方は当時一年目として非常に大変そうでしたが、病棟長の三年目の先生がびしびしっと病棟をとりまとめている姿を見て驚き、「このようなロールモデルを目の前に研修できるっていうのはすごいなあ」と心の底から思いました。一週間の見学が終了する頃にはここで勉強したい、試験を受けよう、と決めました。学生にも講義してくださったあるアテンディングの先生に面接で再会しました。穏やかながら目の奥に鋭い光をもつ先生に、「見学から一か月半経ってほかも見てきたでしょう、それでもここだという気持ちなのかな」というような質問を受けたときに「そうだ」とこれだけははっきりと答えることができました。面接試験はかなり緊張していましたが、この面接が済んだ後には何かしら通ずるものを感じて帰ってくることができたのを今でも覚えています。

初期研修医時代

二〇〇四年四月から初期研修医として聖路加国際病院での勤務が始まりました。配属された内科病棟での最初の四か月は本当に大変でした。慢性的な睡眠不足で翌日の仕事もはかどらない悪循環の繰り返し。そのためか角膜潰瘍になってしまい治癒が遷延、眼帯に眼鏡ではパソコン画面も十分に見えず、日々の業務もままならない状態。そんなときに病棟長であった先生が私に声をかけてくれました。「そういう体調とかハンディとかも含めてさ、**すべて自分がどうするかじゃないかな。**たとえ体調が理由であったとしても、こうだから私にはできませんって言ってしまったらそれっきりだよね。社会人なんだからね」。二つしか年齢の違わない先輩に言われた一言は大きいものでした。研修はハードでしたが一年の後半には少しずつペースもつかめ、同期と親しく語り合う時間ももてるようになりました。当直の独り立ち[*1]、病棟長など目の前の目標を一つひとつこなしていくうちにあっという間に最初の三年間が過ぎていきました。

内科研修三年終了後の進路をどうするのか、**専門科をはっきりと決めたのは二年目の冬の頃**です。病棟長としてお世話になった先生が消化器内科のローテーションをされており、胃の模型を使用して「内視鏡所見の見方」というカンファレンスをしてくださったのです。上部消化管用のスコープを握らせていただいて模型の胃の中をぐるぐると動かしたときに、「**そうそう、これだ。これやりたい**」と思ったのです。その先生は研修医向けの本も書いていらっしゃって、本当に教え方が上手な先生です。自分が教える立場になったとき、その先生のカンファレンスのプリントを引っ張りだして、そのわかりやすさのコツが何であるのか少しでも掴みたいと思って研究しています。

専門研修医時代

二〇〇七年四月、専門研修医として消化器内科を学ぶ日々が始まりました。ある程度基本的なことは身につけているとはいえ、専門分野を学ぶということはほぼゼロから再スタートするような感覚をおぼえることも少なくなく、とまどいもありましたが、一歩一歩新しい技術を習得していくことは大きな喜びでした。ESD（内視鏡的粘膜下層剝離術）、ERCP（内視鏡的逆行性胆管膵管造影）のような専門的な治療、国際学会での発表などいろいろな経験をさせていただきました。消化器内科医として五年目に入った今、さらに深く勉強したい分野が見つかり、聖路加国際病院を卒業して次なるステップに進み始めたところです。

専門研修医二年目まではオンコールが二日に一回。一緒に消化器内科を志望した同期の先生がいてくれたおかげで支え合い、乗り越えられたと感じています。私たちに内視鏡を教えてくださった当時副医長の先生が「内視鏡はできるようになっておくといいぞ！　いろんな形で一生続けられるだろ」とおっしゃったとき、私の頭の中には「**手に職をもちなさい**」という母の言葉がよみがえっていました。

後輩へのアドバイスに代えて

正直なところ順風満帆な時期ばかりではありません。非常に得るものの大きい聖路加国際病院での研修時代でしたが、緊急当番、オンコールをこなしながら専門技術を学び、学会発表の準備も行う毎日の中では体を維持するのが大変でした。第一線でこのままやっていけるだろうかと正直真剣に悩んだ時期もあります。でもそんなときに励みとなるのが私をここまで導いてきた数々の言葉であり人との出会いです。**自分で決めた道なのですから、自分であきらめてしまったらもったいない**ですよね。一〜四年目の研修医が病棟勤務として働く聖路加国際病院独自の制度のなかでは、専門科に進んだ後のその存在は大きかったです。聖路加国際病院の病棟勤務は二十四時間オンコールといっても過言ではありませんが、そのなかで働く姿に「私も弱音なんか吐いていられないな」と勇気づけられる毎日でした。

この先もいろいろな試練と出会い迷うこともあるでしょう。自分の求めるべき道を見失い迷ったとしても、再びそれが見つかると信じて歩んでいこうと思います。初期研修医一年目の冬、およそ七年ほどの闘病生活を経て母は亡くなりました。私が今こうして自分のやりたいことを見つけて頑張っていられるのは、その出発点として母の言葉なくしては叶えられなかったことであり、心から感謝しています。現在も私を支えてくれる家族をはじめとする大好きな人たちへの感謝の気持ちを大切に、これからも歩んでいきたいと思います。

＊1　当直の独り立ち：当直時の内科病棟の対応と救急外来からの入院患者対応を一人で行うようになること。

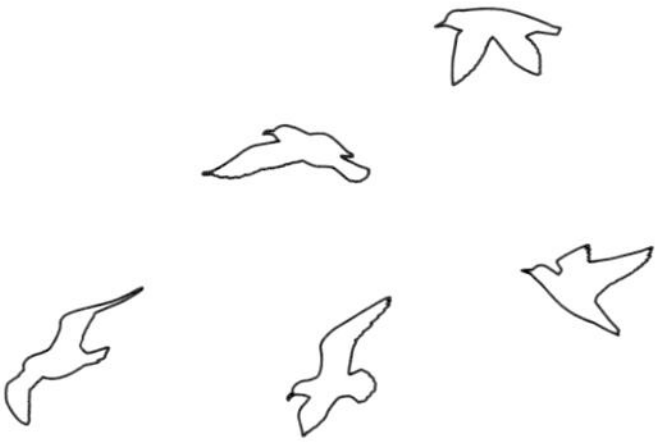

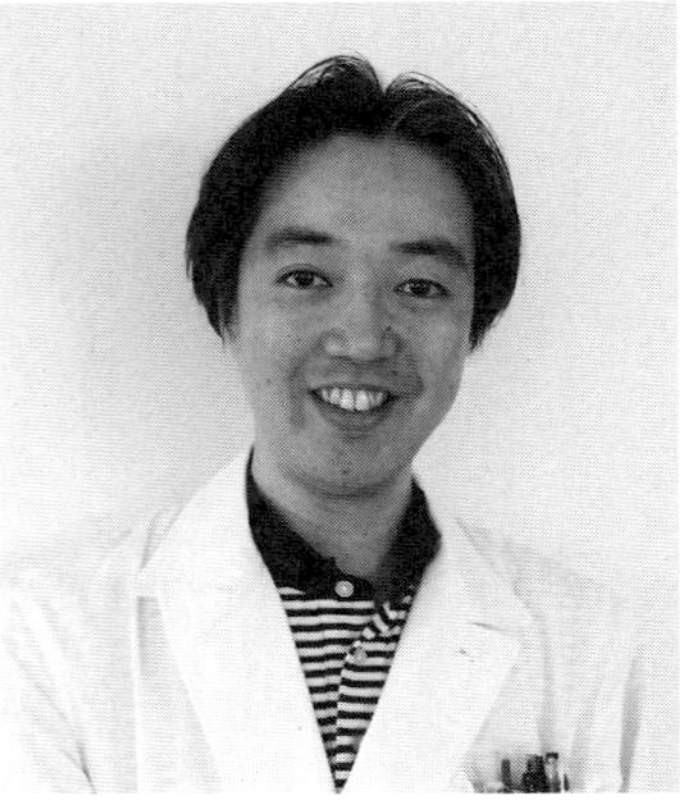

出会いを求め，楽しいと感じることを見つける

順天堂大学
循環器内科

H16 西﨑祐史

にしざきゆうじ

2004 年　日本医科大学医学部医学科卒業
2004～05 年　聖路加国際病院にて初期研修
2006～08 年　聖路加国際病院内にて科専門研修, 内科チーフレジデント（'06.11 月～翌年 1 月, '07.9～11 月）
2009～10 年　東京大学大学院医学系研究科公共健康医学専攻へ進学
2010 年～　現職

私は進路選択をこう悩んだ

医学生時代

学生時代はサッカー部に所属し、主将を務めた。主将としてチームをまとめ、結果を残すことが自分に与えられた使命であった。チームメイトに恵まれたこともあり東医体ベスト四進出を果たした。また、学内では部の活躍が認められ、大学の発展に顕著に寄与した団体に贈られる「橘賞」を受賞することができた。

＊

医学部五年生になると初期研修をどこで受けるべきかを考えるようになった。選択肢は、「大学に残る」か「外病院に出る」かの二つに一つであった。私は外病院での研修を希望した。理由は、**新しい環境でいろいろな人と出会いたい**という単純な発想であった。そして、外に出ると決めた以上はできるだけ自分に合った環境で研修したいと思い、夏休みを利用していくつかの研修病院を見学した。そのなかで、聖路加国際病院は最高に魅力的であった。患者さんを中心に、医師、看護師、コメディカルが協力し合う、職種や科の垣根を越えたディスカッションが盛んに行われる、刻一刻と変化する患者さんの病態や周囲を取り巻く環境の変化に応じ、最高の医療を求めて常に変化する姿は、私にとって最高に輝いて見えた。聖路加国際病院はまさに〝生きた有機体〟という言葉がぴったりの空間であった。

聖路加国際病院の初期研修のプログラムは、大きく分けると内科系と外科系に分かれる。つまり初期研修プログラム受験前に内科志望か外科志望かを表明する必要がある。私は、患者さんの話をじっくりと聴いて診断に迫っていくプロセス（診断学）に興味があった。また、総合的に患者さんを診ることに憧れを感じていたこともあり、迷わず内科医としての道、内科系の研修プログラムを選択した。

内科初期研修医時代

初期研修の二年間はとにかく忙しかった。先輩から「研修期間中はなかなか陽の光を浴びる機会がないぞ」と言われていたが、その言葉のとおりであった。朝は暗い間に病院に出かけて受け持ち患者のラウンドを行う。そして、夜は十二時前に帰れることはほとんどなかった。当直も厳しかった。当直は毎回一睡もできなかった。眠れないばかりか、翌朝、内科スタッフ全員が参加するカンファレンスで、緊急入院患者のプレゼンテーションを行う。資料を見ることも先輩に助けを借りることも許されない。**体力も精神もギリギリのところまで追い込まれた。**もう一度、同じこと（聖路加国際病院での初期研修）をやれと言われたら首を縦に振る自信はない。しかし、そのおかげで、いろいろなことに対応する能力が自然と身についていた。基本的な知識、診療技術、手技が身に付いたのはもちろんのこと、優先順位を正しく立てることができるようになった。判断のスピード、仕事のスピードも速くなり、時間を有効に使うことができるようになった。とにかく厳しかったが、内科医としての基礎づくりには最高の環境でスタートできたと思っている。

内科専門研修医時代

内科専門研修医時代には、臨床、教育、臨床研究の両立を目指して努力した。臨床においては、外来ベースの診療技術をスキルアップしたいという思いがあり、アレルギー・膠原病科と腎臓内科を選択した。

アレルギー・膠原病内科初のローテーターとして、松井征男先生（当時の診療科部長）、岡田正人先生（現診療科部長）にご指導いただいた。岡田正人先生との出会いは衝撃的だった。岡田正人先生は米国、フランスと海外での豊富な臨床経験があり、魅力的だった。臨床に取り組む姿勢、泉のように湧き出てくる知識を目の当たりにし、これこそが、真の内科医だと思う瞬間を何度も感じた。また、岡田正人先生に指導していただいた**ループス膀胱炎をテーマにした原著論文がアクセプトされたことは今後の自信につながった**（Nishizaki Y, et al : Intern Med 50(9) : 961-8. 2011）。

腎臓内科では、小松康宏先生（現腎臓内科部長、聖路加国際病院副院長）のもとで、幅広く学ばせていただいた。集中治療領域の急性血液浄化療法は循環動態のダイナミックな変化を実感できて魅力的であった。また、電解質異常のコンサルトも多く、理解を深めることができた。小松先生は、医師として、人間として尊敬できるロールモデルであった。どんなときでもチーム医療を尊重し、どんな相手とも同じ目線で話をする、理想的なリーダーだと思う。また、小松先生は研修医教育にも熱心で、その小松先生を中心に、研修医教育好きの私と、私の信頼する後輩である津川友介先生（現ハーバード公衆衛生大学院）の三人で、『シチュエーションで学ぶ輸液レッスン』（コラム参照）という研修医向けの輸液に関する教科書を執筆させていただいたことも大切な思い出の一つとなった。

内科専門研修医の時期にもう一つの大きな出会いがあった。徳田安春先生（現筑波大学附属病院水戸地域医療教育センター総合診療科教授）との出会いである。徳田先生は当時、聖ルカ・ライフサイエンス研究所臨床実践研究推進センターで臨床研究の指導をされていた。臨床研究の相談をきっかけとした徳田先生との出会いが、後述するＳＰＨ（公衆衛生大学院：School of Public Health）への道を開いた。徳田先生は、聖路加国際病院に来られる前は、沖縄県立中部病院で総合内科を立ち上げ、内科総合診療、研修医教育、臨床研究を両立されていた。また、ハーバード公衆衛生大学院でＭＰＨ（公衆衛生学修士：Master of Public Health）を取得されている。徳田先生は、聖路加国際病院でもその豊富な経験、知識、技術を私たちに伝えてくれた。徳田先生の姿から、**臨床、教育、臨床研究をバランスよく実践するには、ＳＰＨへの進学、勉強が必要**だと気がつき、卒後六年目で東京大学大学院医学系研究科公共健康医学専攻（東大ＳＰＨ）に進学することを決意した。

内科チーフレジデント時代

私は二度、合計六か月間内科チーフレジデントを務めた。研修医のリーダー役であるチーフレジデントは、全内科緊急入院患者（他科からのコンサルテーションも含む）の窓口となる。私は六か月間では合計八八八人の入院患者の初期対応を行った。また、臨床のみならず、レジデント教育、カンファレンス運営、病床管理、院内委員会への参加、レジデントのメンタルヘルス管理などさまざまな役割を担う。チーフレジデントには広範囲な医学的知識に加え、リーダーシップスキルやネゴシエーション能力も要求される。チーフレジデントの経験を通じて、医師、社会人としてひとまわり大きく成長できたと感じている。伝統的な内科チーフレジデント制度の存在も聖路加国際病院研修の魅力の一つだと思う。

東京大学SPH時代

二〇〇九年四月～翌年三月の一年間、東京大学SPHで公衆衛生学を勉強し、MPHを取得した。SPHでは、疫学、統計、政策、健康教育、医療管理、環境保健などを幅広く学ぶことが可能である。私は自分のやりたいことに合わせ、臨床疫学、統計を中心に勉強した。講義のなかには、Statistical Analysis System (SAS) Enterprise Guide 4を用いたデータ解析、Review Managerを用いたメタ解析、科研費申請書作成など実践的な内容が多く含まれていて、充実した毎日であった（詳細は西崎祐史：Medicina 47 (3)：518-21, 2010を参照）。

順天堂大学循環器内科

臨床、教育、臨床研究の両立を目標に、また新しい出会いを求め、順天堂大学循環器内科を新天地として選択した。聖路加国際病院で培った内科臨床の基礎と、東京大学SPHで学んだ臨床研究の知識を活かして、目標に向けて日々過ごしている。

後輩へのアドバイス

聖路加国際病院での五年間、東京大学SPHでの一年間、順天堂大学循環器内科と本当にすばらしい指導医、先輩、仲間、後輩に恵まれた。この出会いこそが私の財産だと思う。一つひとつの出会いを大切にすること、楽しいと感じて、自分が信じた道を進んでいくのが人生だと思う。**楽しいと感じることを見つけられれば時間を忘れて努力することができる。**人生は一回限りなので自分の信じた道に向かって全力で進んで行ってほしいと思う。

研修医に贈る1冊

シチュエーションで学ぶ輸液レッスン

小松康宏, 西崎祐史, 津川友介（著）：メジカルビュー社, 2001

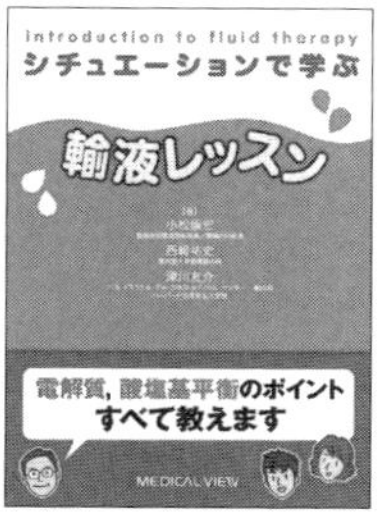

聖路加国際病院時代の恩師である小松康宏先生と一緒に執筆させていただいた思い出の教科書。研修医目線で輸液に関する知識をわかりやすく解説している。研修医のみならず指導医にもぜひ読んでもらいたい1冊。

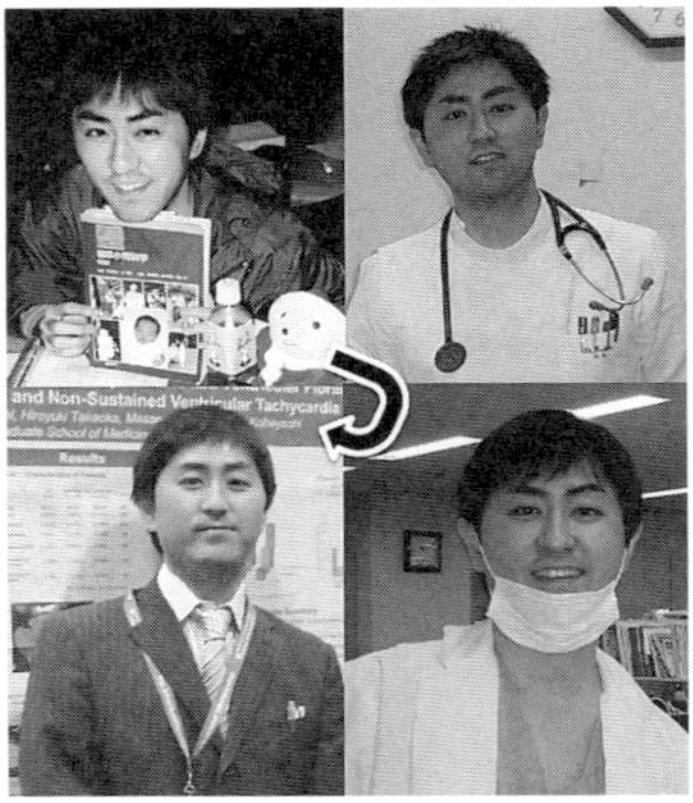

循環器診療の「内科」と「外科」の架け橋を目指す

千葉大学医学部附属病院
循環器内科

H15 片岡明久

かたおかあきひさ

2003年　高知医科大学医学部医学科卒業
2003～05年　聖路加国際病院にて初期研修
2005年　聖路加国際病院内科チーフレジデント
2006～08年　榊原記念病院循環器内科専修医
2008～11年　千葉大学大学院医学薬学府博士課程へ進学
2011年～　現職

私は進路選択をこう悩んだ

医学生時代

高知の大自然のなかで平凡な医学生生活を過ごしつつ、卒後の進路は内科、なかでも循環器に興味があったため、地元の千葉大学の循環器内科に入局するものと疑わなかった。しかし、二十一世紀に入りIT革命に伴うインターネットの普及によって誕生した「より良い医療を目指す医学生と医師のメーリングリスト（通称：college-med）」に参加したところ、そこでは医学生、研修医、医師、大学教員、医系官僚などさまざまな人々が立場を超えて活発に意見を交換しており、地方にいながら最先端の情報が入ってくるようになってきた。また、新臨床研修制度の開始を控えて、大きな改革のうねりと新たな時代の到来の期待を日々感じ、まるで黒船をみた坂本竜馬になったかのような心地になっていた。そのようななか、当時の流行のACLS勉強会に参加したり、USMLE勉強会などを学内で立ち上げたりしたため（同級生からはきっと異質な存在と思われていただろう）、徐々に**進路希望にも変化**が生じ、エクスターンを行った九つの病院のなかで最もリベラルでハイレベルの研修医が切磋琢磨していると感じた聖路加国際病院での研修に興味が湧いてきた。大学医局に入局可能な旧臨床研修制度の最後の学年であったが、当時千葉大学の教授であった小室一成先生と相談し、「ぜひ聖路加で頑張って学び帰ってきてほしい」との応援をいただいたため、聖路加国際病院での研修を選択した。

研修医時代

聖路加国際病院での内科研修は日野原重明先生（218頁参照）のご指導によるproblem-oriented system（POS）に基づいた、**全人的医療ができるようになることを目標としたハードな研修**であった。特に一、二年目は激務で寮のベッドでまともに休んだ記憶がほとんどなく、病院の資料室、エコーの検査台、外来のベンチや自室の玄関などで寝たことを懐かしく覚えている。しかし、母校にとどまっていては得られない全国から集まった優秀な同期、先輩、後輩や上級医に恵まれたことと、お互い〝one for all and all for one〟で助け合った日々の記憶は、聖路加レジデント魂として今でも私を根底で支える原動力となっている。また、幸いにもチーフレジデントに選出していただき、若輩者が診療のみならず、教育、院内のあらゆる各部門との連携などのマネージメントに関われた経験は後の方向性を位置づけるきっかけとなった。

しかし、**専門研修選択の際ではとても悩んだ。**なぜなら当時の聖路加国際病院は後期専門研修の体制はまだ構築段階であり、プログラムや定員枠もなかったためである。循環器医志望なら誰でも思うように、私も当時はカテーテル治療に興味があり、さんざん悩んだあげく、その技術習得が可能な症例数が経験できる、都内で最大のパワーセンターである榊原記念病院に籍を移すことを決めた。

専門研修医時代

榊原記念病院には四年目で入職したため、まわりの医師より一年遅れての後期研修開始であった。そのため、当初専門知識や手技で同期より劣っており「聖路加国際病院で初期研修を行ったのは、完全に失敗であったか」と後悔する日々であった。しかし、慣れてきた後には聖路加国際病院で学んだ全人的医療と専門知識とが融合して実力が徐々に発揮でき、さまざまな重要ミッションをこなすことができたため、聖路加国際病院での初期研修の日々に感謝するようになっていた。

また、榊原記念病院ではほかの医療機関では治らなかった重症患者さんが、外科的治療によって嘘のように短期間で元気になっていく姿に衝撃を受け、内科（循環器内科）の力だけでは患者さんを救えないことも痛感した。また内科医と外科医（心臓血管外科）との連携＝絆がとても良好であり手術適応だけでなく、術式まで内科医から外科の先生にお願いしていた。また逆に術後の管理（実に内科的な問題がとても多い）や慢性期の管理を内科医が行っており、外科医が手術に集中して最大限患者さんに幸福を与えられるシステムに感激した。聖路加国際病院チーフレジデント時代の連携マネージメントの経験と重なるものが込み上げてきて、**内科外科の架け橋となれるような仕事をしたい**と思うようになり、循環器の専門領域のなかでも、特に外科との絆が色濃い分野である心エコー図を専門とし、外来診療から重症心不全診療における心臓移植医療まで幅広く、非侵襲的に患者さんを全身的に診ることのできるechocardiologistになるという新たな目標を立てて、日々研鑽を積んでいった。

大学院生時代～現在

「専門医資格＞学位」という関係のみが最近論じられることが多いが、**私が大学院に進んだ最大の理由は、研修期間に取れなかった時間の確保**であった。院生の後半はベッドフリーとなったため、医学だけでなく、語学、経済、社会保障、病院経営などさまざまなことを学ぶ機会や、物事を深く落ち着いて考えられる時間も得られたことは、今後の医師としての背景が広がったと確信している。また、主に取り組んだ研究は「四次元での心臓機能を他機種間で比較する」という、欧米では部門の壁やグラントの関係でなかなか実現困難な、世界的にもユニークなテーマであった。しかし、言い換えるならさまざまな機種の性能比較試験みたいな研究なので、それぞれの分野の権威の先生からの風当たりも強く、度々泥をかぶったり、学会の壇上でも叩かれたりと、とても苦い経験もしたが、幸いなことにある一定の業績も上げられたため三年間で学位を取得できた。現在、聖路加国際病院時代からの信念である**「連携＝絆の構築」**を今でも貫きつつ、将来の医学発展のために日々研究・臨床に奮闘する日々を過ごしている。

後輩へのアドバイス

不確実な時代を迎えて

グローバルな時代になり物事の価値観も多種多様化し、社会情勢が実に不確実な日々になってきている。学生のときは十年先を考慮して進路を選べとよく言われたものだが、このような時代では三年先の未来ですら予測は困難を極める。「博士号を取得したら、将来の出世の近道である」、「海外留学して箔をつけたら、飯の食いっぱぐれはない」、「聖路加出身の開業医で成功しない者はいない」など、**以前は当たり前のように言われてきていたことが、もはや全く通用しな**

い。また、新臨床制度に伴って多くの医師が大学（医局）から飛び出し、有名（研修）病院で研修を開始したのはいいが、研修医過剰で実はお互い厳しい競争関係にあり、実力が劣っていると上司に判断されれば学ぶ機会もどんどん減り（干される）、結局中途半端な実力しかつかず、研修終了後にスタッフとして残れず各地をさまようことになる、というリスクもあることも知っておいてほしい。しかし、逆の発想で一昔前ほどは学閥の壁も高くなく、研修医雇用が流動化しているので、私のような地方大学出身者にもチャンスがめぐってくるのも確かである。自信がある諸君はぜひ、積極的にチャレンジする価値はあると思う。

後見先生との対決の日々

本来医療そのものも不確実なものであり、日々の診療での患者さんの病態がどのようになるか一〇〇%予想することは不可能である。しかし、症例検討会や昨今の医療裁判においても retrospective に考えて、「あのときこうすればよかった」という思考のみで展開されていることを多く目にする。そのような思考で批評をしている医師を、私は最強の名医「後見先生（後から見る）」と呼んでいる。思えば、私も医師免許取得後から常にこの名医と激論を交わしてきた日々であった。患者さんの病態や社会的状況を踏まえ全人的に前向き（prospective）に考えることはとても難しいが、**批評家医になるのではなく、常にこの prospective な思考で判断できるプレイヤーとしての臨床医や研究者にぜひなってほしい。**かなり抽象的なアドバイスになってしまったがここで筆を擱くこととする。

循環器内科を目指す研修医の皆さんへお勧めする一冊

ブラウンワルド心臓病学　レビュー＆アセスメント

小室一成（監訳），宮内秀行（責任編集）：メディカルレビュー社，2011

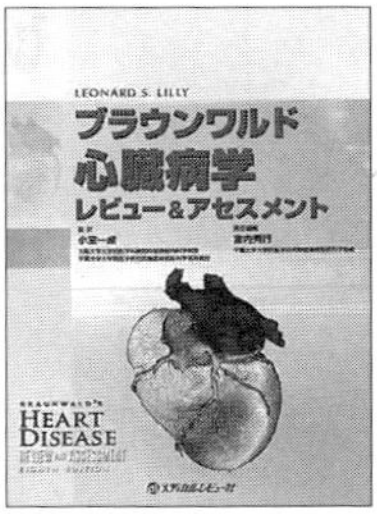

循環器領域のバイブル的な存在である『Braunwald's Heart Disease』に準拠した包括的なガイド『Review and Assessment 8th ed.』の日本語訳である。わが国の循環器診療のレベル向上のために，千葉大学の学生と筆者も含む循環器内科の医師たちの共同作業で誕生したこの日本語版は，効率よく循環器病学を学ぶことができると確信できる一冊である。

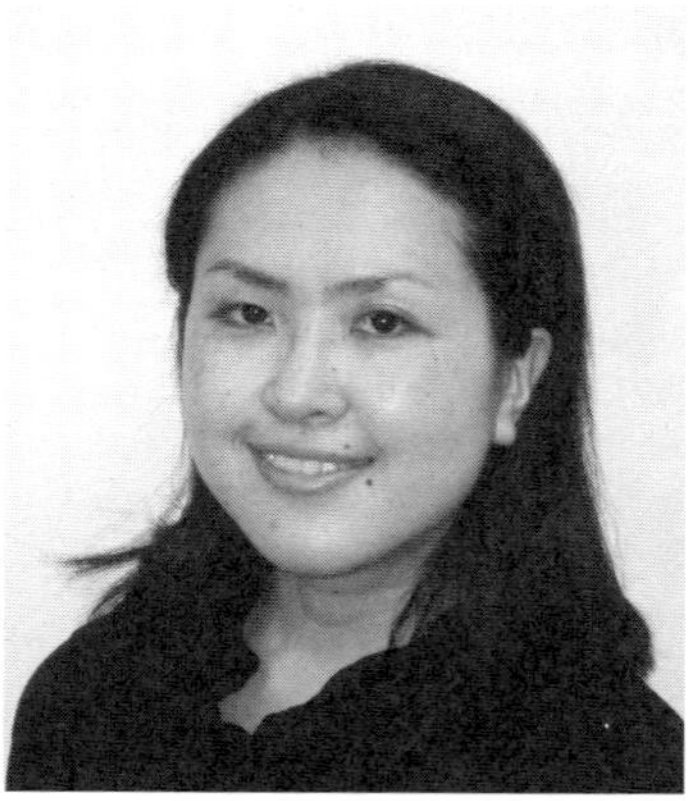

"Connecting the Dots" その時々に訪れた機会を大切に。

エモリー大学
感染症科フェロー

H15 小林美和子

こばやしみわこ

2003 年　筑波大学医学専門学群医学類卒業
2003～06 年　聖路加国際病院にて初期研修，聖路加国際病院内科チーフレジデント
2006～09 年　ベス・イスラエル・メディカルセンターにて内科研修
2009～10 年　ベス・イスラエル・メディカルセンター内科チーフレジデント
2010～12 年 6 月　エモリー大学感染症科フェロー．10 月から WHO の事業活動に加わる．

私は進路選択をこう悩んだ

医学部進学

親戚に医療関係者がおらず、幸いにして健康に恵まれてきた私にとって、医者とはあまり縁のない職業であった。しかし、昔から**「人に役に立つ仕事をしたい」**という思いから漠然と医療職への関心はあった。また、父の仕事の関係で小学生の頃数年間米国で過ごした経験から、**「英語を活かした仕事をしたい」**とも思っていた。そんななか、父から日野原重明先生（218頁参照）のご著書である『命をみつめて』（コラム参照）を手渡された。医師という職業を通じてほかの方々が「よりよく生きる」お手伝いをできるのであれば、こんなにすばらしい職業はない、そう思うきっかけをつくってくれた本であり、私のなかでの「理想の医師像」の原型もこの本に見出した。この本を通じて初めて聖路加国際病院のことも知った。大学は、同じ部活の先輩が筑波大学へ推薦入学されたことから筑波大学に関心をもつようになり、学生時代に海外実習の機会もあることを知ってからはさらに興味をもつようになった。幸

いにして自分にも推薦入学の機会がめぐり、医者への第一歩を踏み出すこととなった。

医学生時代

いよいよ始まった医学生生活。この六年間、いろんな経験を積んで、人間として大きく成長したいと期待に胸を膨らませていた。そして大部分の人がそうしたようにまずは医学系の運動部に参加したのだが、**実際は部活には熱が入れられず、かといって自分が何をしたいのかもわからず、焦りが募るばかり**で悶々と毎日を送っていた。

そんななか、**転機となったのは日米学生会議**[*1]**への参加**であった。大学入学直前に偶然知り合いの医学生が日本側の実行委員長をしていると聞いて以来、この会議のことには興味をもっていた。なんとか現状打破をしたかったのと、以前から抱いていた「英語を活かしたい」、「いろんな経験を積んで、人間として成長したい」という思いが重なって、応募した。各地、各学部から集まる会議参加者はバイタリティーに溢れ、大いに刺激を受けた。そして、この経験をひと夏で終わらせてはもったいないと、翌年の会議の実行委員に立候補し、会議の企画、運営に関わることとなった。この会議の実行委員として参加したことが自分にとってのさらなる転換点となった。実行委員として恥ずかしくないよう英語教室に通い、リーダーシップや交渉力も身につけたいと、デール・カーネギーから松下幸之助まで役に立ちそうな本は片っ端から手に取って読んだ。

日米学生会議の実行委員が終わると、今度はその経験を買われてある医療シンポジウムへの参加依頼を受けた。それをきっかけに、いくつかの医療系の学生会議の参加、企画に関わったのだが、そのうちの一つに、ハーバード大学の学生と日米の医学教育について議論する機会があった。この頃から具体的に**「優れている、といわれる米国の臨床研修を身をもって体験したい」**と思うようになり、臨床留学の情報を積極的に集めるようになった。

筑波大学を志望した理由の一つでもあった、六年次の海外研修制度を私も利用して、三か月米国で過ごし、そのうち一か月をボストンのマサチューセッツ総合病院（MGH）で内科サブ・インターンとして過ごした。自分ではそれなりに準備をして海外実習に臨んだつもりであっ

医師を志すきっかけとなった本

命をみつめて

日野原重明（著）：岩波書店，1991・2001

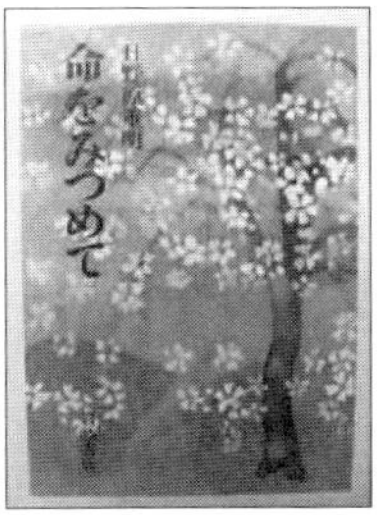

聖書をはじめ世界的名著の引用を織り交ぜながら，人生いかによく生き，いかによく死ぬかということを綴った日野原重明先生の講演集。

たが、特にＭＧＨのサブ・インターンを行った際、**自分の実力では「全く歯が立たない」ことを思い知らされた。**歯が立たないなりに頑張ってみたものの、やる気だけが空回り。悔しくて、いつかきっと再渡米してリベンジをしたい、と思うようになった。

海外研修から帰国後、私は全国各地の研修病院の見学に行った。マッチングが始まる前の最後の年で、研修病院での卒後研修への関心がだいぶ高まってはいたものの、卒業後大学に残らない学生はまだまだ少数派だった。私にとっての医師像は、日野原先生のご著書から得た「人間を包括的にみることができる内科医」であり、内科医になることは何の迷いもなかったが、内科のなかでどの科を進むかは考えていなかった。海外留学も「いつかは」とは思い、ＵＳＭＬＥの本をなんとなく開いてはいても、受験の時期など具体的に計画していなかった私を一念発起させたのは、聖路加国際病院を見学した際にかけられた「ここに来たら、そんな（ＵＳＭＬＥの）勉強する暇ないよ」という一言であった。日本の研修生活に忙殺されて、留学の夢が閉ざされてはかなわない、と卒業までにECFMG certificateを取るための試験に合格することを決意した。

夏休みの図書館、卒業試験や国家試験の勉強を行う同級生を横目に、私はＵＳＭＬＥの本を開き、夏休み明けのStep 1の受験を目指して必死になって勉強していた。今となっては無謀な計画だと思うのだが、とにかく合格することだけを目標に取り組み、結果はめでたく合格。Step 2の勉強は卒業試験と並行して行い、ＣＳＡ（現在のＣＳ）は卒業式を休んで受験した。二〇〇三年六月にECFMG certificateを手にすることができた。

研修先決定

私の頃はマッチングではなかったので、一番はじめに受験した聖路加国際病院の内科研修医としての合格通知を受け取ると、そのまま聖路加への入職を決意した。優れた内科研修ができる病院を探していたことに加え、私にとっては医者を志した動機となった日野原先生の病院で仕事ができるということも大きかった。ＭＧＨで歯がたたなかったのが悔しく、日本でしっかり臨床を鍛えたいと思っていたので、聖路加国際病院での三年間は研修に専念しようと決意した。実際は「専念」どころか、ひたすら病院と、病院近くの寮を往復する生活。先輩に怒られたり、仕事で失敗して落ち込むことも多かったのだが、今振り返ればすべてが懐かしい思い出である。聖路加国際病院では人々の意識が高く、先輩、同僚の向上心も強かったため、医師としてあるべき姿の基本を徹底的に叩き込まれたように思う。研修が終わる頃には内科チーフレジデントとして勤務する機会にも恵まれた。

初期研修後の進路決定

研修を始めたばかりの頃はそれどころでなかったが、日本での研修も後半にさしかかり、研修終了後の進路を考えるようになってから、**留学への思いが再度ふつふつと湧き起こってきた。そして、自分が何科に進むべきかを真剣に考えるようになった。**聖路加国際病院での研修中に、感染症科のアテンディングでいらっしゃる古川恵一先生（196頁参照）から感染症科の面白さを学んだこと、感染症科という診療科自体が日本では当時まだ新しく、留学して日本に持ち帰ることができるものが多いと思ったこと、加えてそのころ興味をもつようになった国際保健の分野に目を向けると、感染症の問題が占める割合がいまだに大きいと感じたことが感染症科を最終的に選んだ理由である。感染症科の勉強を行うためだけであれば、感染症科研修だけを米国で行う、という手もあるが、せっかく留学するからには米国の感染症科専門医の資格も取りたいと思った。そこで、米国の内科研修を行うという目標が具体化し、東京海上日動メディカルサービスのＮプログラムへの応募を決意し、最終的にマンハッタンにあるベス・イスラエル・メディカルセンター（ＢＩＭＣ）の内科研修医に採用していただけることとなった。

米国での研修医時代

二〇〇六年七月より、ついに米国での研修医生活を開始した。学生時代に少し米国の医療現場に触れていたとはいえ、やはりさまざまな違いに当初は驚いた。例えば、米国では定時に仕事を終わらせたら当直医に引き継いで帰る。帰ってしまえばその後患者さんが急変しようと亡くなろうと、それは当直医の仕事、という具合でオン／オフが非常にはっきりしている。また、日本と比べて圧倒的に医療従事者が多く、日本で一人の研修医が行っていた仕事が、分業化で複数の医療従事者によって行われていることにも驚いた。

ニューヨークでの三年間の研修後、四年目にチーフレジデントとして残る機会に恵まれた。聖路加国際病院のチーフレジデントのときには日中の緊急入院はすべてチーフレジデントを経るなど、臨床業務もかなりの部分を占めたが、ＢＩＭＣのチーフは大部分が教育、ならびに管理業務が占めた。また研修プログラム自体も、内科レジデントだけで年齢も出身国もさまざまな総勢百名以上を抱える大きなプログラムだけに、さらに強いリーダーシップが求められる立場であると感じた。

米国で、循環器内科などの専門研修を希望する場合には、一般内科研修の後にさらに専門科のフェローシップを行う必要がある。応募に必要な書類は履歴書に志望動機を記載するpersonal statementと、そして推薦状三～四通。自分が将来何をしたいのか、そしてそのためにこれまでどのようなことを行ってきたか。自分は一体どういう人物か、ということをはっきり表現できなければよいpersonal statementもいい面接もできないので、**フェローシップ応募のプロセスは自分の人生設計についていろいろ考えさせられた作業でもあった。**感染症のよいトレーニングができ、かつ公衆衛生に強いプログラムを探していたので、CDC（米国疾病予防管理センター）が近接しているエモリー大学（Emory University）にマッチできたことはとても幸運であった。

感染症科フェロー

二〇一〇年七月から、留学当初の目的であった感染症科の研修を始めている。エモリー大学は、米国のなかでもトップレベルの感染症科のプログラムで、フェローに求めているものも高いことを日々感じている。**感染症科という専門研修の段階に至ってもなお、今後の進路選択の悩みは尽きない。**エモリー大学では多くの機会が提供されているために、選択肢が多いがための贅沢な悩みなのかもしれない。臨床家の道を歩むのか、研究中心のキャリアを選ぶのか、その場合はどういったことを研究テーマにするのか。はたまた公衆衛生のキャリアを選択するのか。留学当初の目的を達成した現在、新たなスタート地点に立った思いでいる。

後輩へのアドバイス

二〇一一年十月に亡くなったアップル社の元CEOのスティーブ・ジョブズ。彼が行ったスタンフォード大学の卒業演説（151頁参照）は有名であるが、そのなかに〝connecting the dots〟というくだりがある。人生を通じて学んできたこと、経験したことを「点」とすると、異なる点同士は後になってからでないとつなげることができないが、後になって必ずつながる、という信念をもてば、自分の想いに従って人生を歩んでゆく自信をもつことができる。そういったことを語りかけている。初めから自分がやりたいことが明確にわかっている人がいれば、それはすばらしいことだと思う。しかし、たとえ今は何をしたいのかがわからなくても、その時々に訪れた機会を大切に一生懸命取り組めば、次の機会がめぐり、最終的には〝connecting the dots〟をすることが可能なのが人生なのかもしれない。私も現在に至るまでさまざまなチャンスに恵まれ、希望を実現することができたことを幸運に思っているが、**決して初めから明確に何をしたいのかがわ**

かっていたわけではない。そして、二十年、三十年後の自分からすればまだまだスタート地点であると思っている。もしもこれを読まれた方のなかで進路に迷っていらっしゃる方がいるとしたら、必ず活路は開けるということを信じて自分の興味、関心を貪欲に追求していってほしいと思う。

＊1　日本学生会議：一九三四年に満州事変以降悪化しつつあった対日感情を憂いた日本人学生有志が始めた歴史ある会議で、宮沢喜一元首相が奥様と出会われた会議としても有名である。ヘンリー・キッシンジャー氏、グレン・フクシマ氏などこの会議の出身者は日米さまざまな分野で活躍されている。

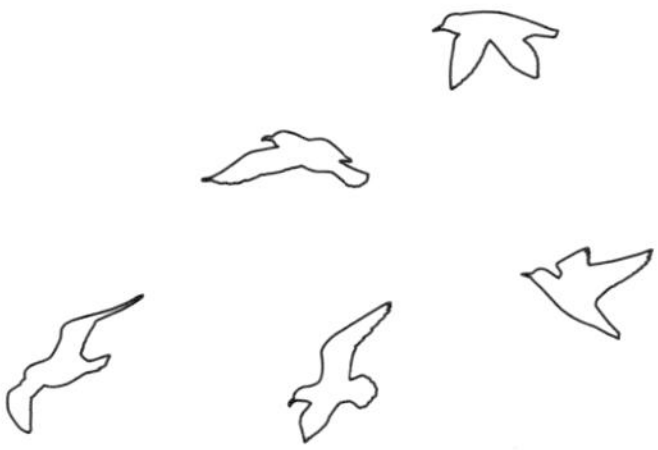

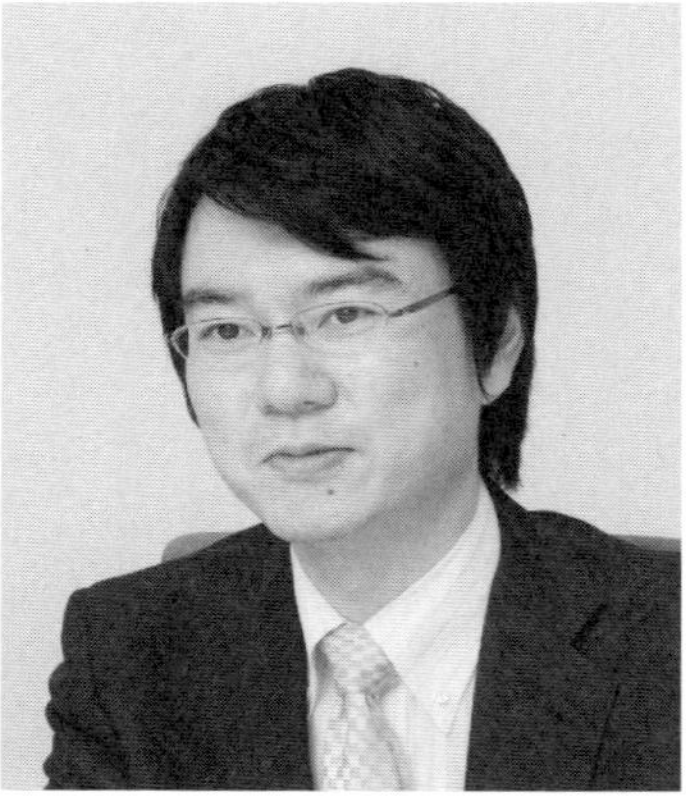

自らのミッションとビジョンを常に意識する

国立がん研究センター中央病院
呼吸器腫瘍科呼吸器内科

H15 堀之内秀仁

ほりのうちひでひと

1997 年　東京大学文学部行動文化学科社会学専修課程卒業
2003 年　鹿児島大学医学部医学科卒業
2003～05 年　聖路加国際病院にて初期研修、ベストレジデント賞受賞
2006 年　聖路加国際病院内科チーフレジデント
2007 年　聖路加国際病院内科にて専門研修
2008 年　聖路加国際病院内科チーフシニアレジデント
2007～09 年　聖路加国際病院呼吸器内科
2009 年～　現職

私は進路選択をこう悩んだ

社会学とホスピスボランティア

高校三年生の初夏、そろそろ周囲の友人たちが皆志望校を決める頃、人生で初めて将来の進路について真剣に考えた。それまで理系コースであった私の前には、偏差値の順番にならんだ進学先、○○大学理学部、○○大学医学部などの選択肢が見えてきていた。確かに物理の深遠な世界に興味があり、**医師に対する漠然とした憧れのようなものはあったが、将来の進路として納得して選ぶことができなかった。**当時の私が出した結論は、文系コースへの転向、そして社会学科への入学であった。とにかく**世の中のことをもう少し知りたい**、と考えての選択であった。

一人ひとりの個人の心を研究する心理学、個人の心が社会環境によりどのように影響されるかを研究する社会心理学、集団としての人間を研究する社会学は、兄弟姉妹のような学問であり、いずれも人間を対象としている点で共通している。大学での学び、そしてもちろん大学生としてのさまざまな社会勉強を通して、自分の将来像が見えてきた。大学四年時に取り組んだ卒業研究では緩和ケア病棟（ホスピス）のボランティアを対象としたフィールドワークを行ったのも、単に卒業論文を書くためではなかったように思う。ピースハウスという日本で最初の独立型のホスピスを訪問し、主に悪性腫瘍の緩和ケアの現場を垣間見ることになった。友人が就職活動に勤しむ頃、私は卒業論文を書きながら大学入試の勉強をし直し、医師を目指そうと決めていた。

私のバイブル

プロテスタンティズムの倫理と資本主義の精神

マックス・ヴェーバー（著），大塚久雄（訳）：岩波文庫，1989

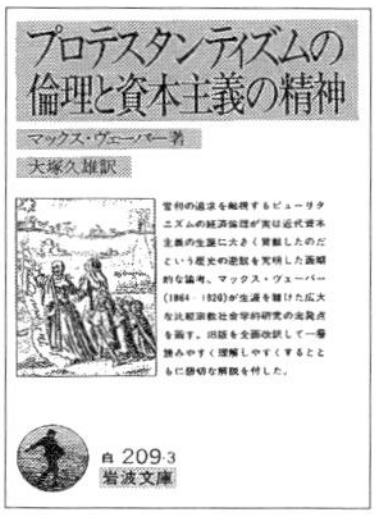

プロテスタントの禁欲的な倫理観が，資本主義の精神もしくはエートスにつながっていたとする，意図せざる結果論が有名。法学でも経済学でもなく，社会学の視点から資本主義の勃興を解釈した内容は，まさに不朽の名著。

医学生時代

理系から文系に、そして医学部にと悩んだ頃とは異なり、学費を稼ぎながらではあったが迷いや後悔はなく充実した医学部生活を過ごせた。五年目の夏から病院見学に出かけるようになったものの、福岡の聖マリア病院を訪れた際に綾部悦里好先生（当時医学部六年生）に出会うまでは、聖路加国際病院のことは全く知らなかった。後に聖路加国際病院での最初の上級医となる綾部先生のお話を聞けたことは大きな収穫で、なかでもフィールドワークで訪れたピースハウスを設立したのが日野原重明先生（218頁参照）であったことは、今思うと深い縁を感じる。

研修医時代

研修医一年目、二年目は、早朝から夜中までよく学んだ。いくらでも身につけなければならないことがあり、とことん教えてくれる上級医に恵まれていた。また、内科だけでなく、小児科、産婦人科、外科、救急部など、多様な所属そして人柄の「同期」という、生涯の財産も得た。退院サマリーを記載した患者さんだけでも年間三百人、病棟での担当、救急外来での対応まで入れればもっと多くの方に、その症状や疾患を通して学ばせてもらった。ローテーションのなかで多種多様な疾患、特に興味のあった多様な癌種に罹患した患者さんの診療を経験し、なかでも罹患数、難治性ともに最も大きな問題となっている**肺癌を将来の専門にしようと**考えた。

チーフレジデント、チーフシニア時代

聖路加国際病院の内科チーフレジデントには、診療、教育、そしてマネジメントの能力が要求される。診療においては、毎日十人程度の内科外来、救急外来

からの緊急入院患者さんの初期対応を求められ、それまでの内科研修で培った診療能力を総動員する必要がある。その合間を縫って、毎日一、二回開催される研修医向けの教育カンファレンスの調整をし、毎週土曜日の早朝に自分でも一時間のレクチャーを受け持った。さらに、私がチーフレジデントを務めた時期は初期研修が必修化された時期と重なり、研修医のローテーション方式が変わったことによる病棟の人員問題、研修医の到達度の問題などを抱えながら、高い病床稼働率を維持することも要求され、マネージメント業務も大きな比重を占めた。

　その後、呼吸器内科に籍を置くようになってからも、シニアレジデント（専門研修医）制度について検討する専門研修委員会を軌道に乗せ、当時内科部長であった林田憲明先生の指導のもと初代チーフシニア（専門研修医のとりまとめ役）としてチェアパーソンを担当した。もともと内科全体で十名強であったシニアレジデントが、ほぼすべての診療科に合計三十名以上在籍するまでに、聖路加国際病院の専門研修制度が発展するプロセスに関わることができたことは大きな収穫であった。

聖路加呼吸器内科時代

　二〇〇七年から二〇〇九年にかけて聖路加国際病院の呼吸器内科に在籍し、専門医に向けてのいろはを学んだ。呼吸器内科全般、特に非侵襲的陽圧換気療法など呼吸管理に造詣が深い蝶名林直彦先生の薫陶を受け、肺癌診療に関しては西村直樹先生（142頁参照）のもと専門外来・入院診療に勤しんだ。非侵襲的陽圧換気療法については米国胸部疾患学会で口演に採択され英語のプレゼンテーションでひやひやし、がん診療に関しては外来点滴センター（現在のオンコロジーセンター）の建設プロジェクトに関わり、米国内のがんセンターへの視察なども経験できた。さらに、当時聖路加ライフサイエンス研究所の臨床疫学センターに在籍されていた徳田安春先生に、臨床研究や論文執筆の手ほどきを受けたことは大きな糧になっている。

がん研究センター中央病院へ ～現在

　そろそろ次の進路をと考えていたとき、いろいろな巡り合わせがあり、がん

後輩レジデントに贈る一冊

内科レジデントマニュアル　7版

聖路加国際病院内科レジデント（編）：医学書院，2009

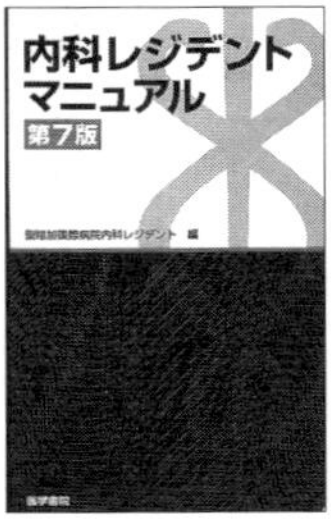

内科レジデントのバイブル。第７版より，責任編集者を高尾信廣先生（→184 頁参照）から引き継ぎ，現在第８版の制作中。「レジデントマニュアル」としてのよさを堅持しつつ，読者のニーズに応える内容を目指したい。

センターの呼吸器内科（呼吸器腫瘍科）スタッフのポジションに恵まれた。すでに、内科、呼吸器内科である程度の研鑽を積み、**次の施設はがんの専門医療機関と心に決めていた私にとってはまさに大きなチャンス**であった。特に、単に患者さんの診療数が多いだけでなく、新薬の開発から承認直前の第三相試験まで数多くの臨床試験が実施され、新たなエビデンスを発信し続ける施設に所属できることは大きな意義があると思われた。ただし、そのことは同時に、自らも新たなエビデンスを発信する一翼を担わなければならないということであり、研究活動についても診療活動と同等かそれ以上の成果が要求されている。

一方、着任して改めて気づいたこともある。それは、日本国内で「内科研修といえば聖路加国際病院」と名の通っているように、「腫瘍専門医の育成といえば国立がん研究センター中央病院に並ぶ施設は存在しない」ということである。腫瘍内科医、腫瘍外科医を目指す研修課程は40年以上の歴史をもち、かつ、主な癌種すべてをローテーションで網羅するという研修システムを採用している。癌種ごとに講座や医局が分かれる一般の医療機関とは異なり、「癌種に左右されないがんのコモンセンス」を身につけられる。そもそも教育が自らの重要なミッションの一つと考えていたことや、歴史あるがん研究センターの教育制度も変革期にあったことから、腫瘍内科研修に関するワーキンググループの運営に関わる機会を得、そういった意味でも充実している。

後輩へのアドバイス

初期研修が必修化されマッチングシステムが導入されたことにより、大学医局に所属して「医局人事＝キャリア」という固定観念は過去のものとなりつつある。しかし、だからといって大学に価値がなくなったわけでも、聖路加国際病院のように忙しい研修病院が皆のベスト選択というわけでもない。これまでさまざまな医師に出会ったが、輝いているのはほぼ間違いなく**「いつか達成したい夢をもち、そのために今何をすべきかわかっている人」**であった。これはすなわち、自らのビジョンとミッションを明確にできている人ともいえる。私も自らが進むべき道を見定めるために社会学を学び、内科全般の濃厚な診療経験を積みたいと考えたからこそ聖路加国際病院を選んだ。初期研修、後期研修、その後と、**医師は職場だけでなく仕事の仕方すら変えながら生きていくことが一般的な、特異な職業**といえる。だからこそ、将来の自らの姿、そこに到達するための経路（キャリア）、今まさにやるべきこと、それぞれを常に意識し続けなければならないと感じる。

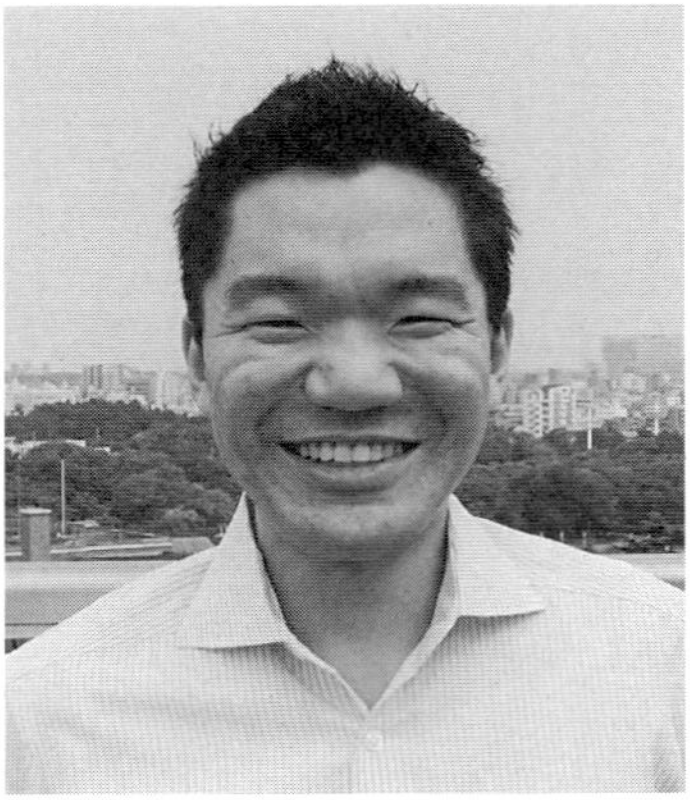

自分が楽しめるものを見つけ，その手段（＝キャリア）を考える

安心生活在宅クリニック院長
安心生活株式会社代表取締役
H13 飛田拓哉
ひだたくや

2001年　名古屋大学医学部医学科卒業
2001年～　聖路加国際病院内科にて初期研修，内科チーフレジデントを経て腎臓内科にて後期研修
2006年　聖路加国際病院退職，ミシガン大学大学院経営修士学科入学
2008年　ミシガン大学卒業，ベイン アンド カンパニー入社
2010年　ベイン アンド カンパニー退職，安心生活株式会社/安心生活在宅クリニック設立

私は進路選択をこう悩んだ

キャリア選択の原則として，キャリアはあくまでも手段であり，目的ととらえない，最初に目標・目的を設定し，最後に手段（キャリア）を考える，この点で私のキャリアづくりは一貫しています。

具体的には，

①自分が何をしているときに幸せか考えて，将来何を楽しめるか具体的にイメージしました。

②キャリアを網羅的に挙げました。皆が選択していないが，あり得そうなキャリア（例えば宇宙飛行士など）に関して「理由があって選択していないのか，あるいは皆が選択肢に挙げていないだけで実は可能性があるキャリアなのか」を考えました。

③最終的には人生の先輩方に相談したうえで，建設的な批判を参考にしながら，自分なりの選択を行いました。

＊

医学生時代までのことを語るのはほかの方に譲り，ここでは私の初期研修以降のことを述べます。

聖路加国際病院からミシガン大学ビジネススクール

聖路加国際病院では、医師としての足腰（基礎力）を高い水準で身につけることができました。この経験は今振り返っても私のキャリアに大きな影響を与えていると確信しています。一方、当時の聖路加国際病院では、up or out というか、初期研修を終えたらキリのよいところで次のステップを見つけるのをよしとする文化がありました。私も医師四年目から一年くらいかけて、私が生き生きとしたのはどのようなときだったか、自分はどんなときに幸せを感じるのかと振り返り、「**医療の分野で先駆者であることを目標にしよう**」と考えました。具体的には、病院勤務で感じた現状の医療の不合理/非効率（その一つが現在関わっている慢性期高齢者医療と住宅の問題だったりします）を解決する先駆者になりたい、と考えました。そのための手段としては、大まかに分けると①**医師を続ける**、②**行政に関わる**、③**経営に関わる**という三つを考えました。

＊

①医師を続けるときには、「国内か海外か」でまずは悩みました。国内では、現場医師として生きる道と、現場を離れて大学院などで研究に関わる道がありました。両者とも多くの人が選択する道ではありましたが、先駆者になるためには少々実現性に乏しいので、ほかに方法が見つかれば国内で医師を続けるつもりはありませんでした。海外留学のことは、レジデンシーとフェローともに調査しました。将来海外で何十年も生活する気持ちは全くなく、レジデンシーにかける時間がもったいなく感じたためレジデンシーを選択しませんでした。フェローに関しては、当時の日本国内では、海外で医療を経験した医師を優遇する文化があるとは思えなかったので選択しませんでした（医局の存在が大きかったからかもしれません。この想定は、今となっては誤りだと感じています）。

②行政に関わる方法として最もメジャーなのは、厚生労働省の医系技官でしょう。制度づくりに関わったり、国レベルでの施策を考えるというのは魅力的に感じました。何か新しいことを作り上げることにも関われます。そこで、私は医系技官の方にインタビューをしました。結論としては、「やることは大きいが、下積みが長く、不確実性が高い。何より私が最も苦手とする分野の才能（調整能力?）が必要」と感じ、選択しませんでした。

③経営がこの三つのなかでは一番異色かもしれません。経営に関わりたくてもやり方がわからないので、まずは経営管理学を学ぼうと考えました。概念的には、②が国レベルでマクロな医療の仕組みを考えるのに対し、こちらはもっとミクロな視点で医療を考えま

す。具体的には、すでに国レベルで仕組みがあることを前提として、ある組織を持続可能な形で作り上げるにはどのようにしたらよいのか？　という方法論を学ぶのが経営管理学です。最終的に私はこの道を選択しました。というのは、①と異なり、キャリアパスすらできていないので、どんなキャリアにすればよいのかすべて自分で決めることができます（また、一ビジネスパーソンとしての「つぶし」もよく効きます）。一方で、②のように医師として行政レベルからトップダウンで変革を行うよりも、個人としてのキャリアリスクは少なくすみます。あえて、これまでほとんど誰も選択していないけれども、自分の目標を叶えられそうな道を選ぶことで、なるべく安全に目標を達成したいと考えたのです。そこで**経営管理だけ学ぶために二年間を費やすのはもったいない**ので、語学と異文化交流をかねて、さらに将来の道が豊富でつぶしが効く、海外の経営学大学院を私は目指しました。

ミシガン大学ビジネススクールから Bain & Company へ

ビジネススクールでは「経営管理のお作法」のようなものを学びました。しかし、おおざっぱなルールや考え方はわかるのですが、いかんせん実践経験がないため、具体的に組織を動かす方法を習得するには至りませんでした。おそらく日本のビジネススクールでも同様だと思いますが、実際に手を動かして作業を行うのは、学校の授業や実習だけでは難しいです（医学部と一緒ですね）。そこで、実践経験を積むために、Bain & Company（ベイン アンド カンパニー）という外国に本社のあるコンサルティングファームに勤めることにしました。いわゆる「外資系の企業」というと、突然クビになるとか、成果主義とか一面的な情報があふれていますが、私が強調したいのは、**この会社に勤めることができて私は幸せだった**、ということです。ビジネス経験のない医師を決して安くない給料で雇ってくれて、さらに座学教育を施し、実践でトレーニング（というか仕事だったりするんですが）を受けさせてくれる懐の深い会社はなかなかないでしょう。また、非医療業界のプロジェクトばかりに携わらせてもらえたことで、医療を外からみる視点を得ることができたこともよい経験となりました。医師であったとしても、ビジネスパーソンとして「使える」存在になり得るのです。一方で、これが一番大事な経験だったと思うのですが、**世の中にこんなに優秀な人たちがいるのか！　と驚き、少し謙虚になりました**。早い話、鼻を折られたのです。こんな風に、ちょっとした挫折を味わいながらも、目の前の仕事をこなし、横目では医療業界の動向をうかがっていました。一般的には二～三年でコンサルティング業界から足を洗う人が多いのですが、私の場合、一年半で卒業しました。というのは、次にやりたいことが見つかってしまったから、また、その業界が恐ろしいスピードで変革していて、いてもたってもいられなかったからです。当時関わっていたプロジェクトが終わったタイミングで退職の依頼を出しました。周囲には驚かれましたし、すでに次の仕事を考えてくださっていた当時の上司には本当に迷惑をかけましたが、最終的には快諾をいただきありがたいと思っています。

なぜ高齢者住宅事業なのか？

私が勤務医時代に経験した身内の病により，医療/介護/住宅の問題意識をもったのがそもそものきっかけでした。当時それは，私のなかにあった「医療のここを変えたい」のうちの１つに過ぎませんでしたが，この思いがその５年後に起業につながります。市場としての規模と成長性，会社が期待できる収益と負うべきリスク，競合環境，最後に「私が楽しめるか？」。これらのバランスを考えて，高齢者住宅事業を選びました。どうやってやるかよりも，**何を/いつやるか**，を一番考えていました。

起業へ

二〇一〇年の一月にBain & Companyを退職し、急ピッチで起業の準備を行い、三月に会社を設立し、一〇月には最初の有料老人ホーム「あんしんせいかつ葵」を名古屋でオープンしました（このスピードはちょっとした私の自慢です）。

私が手がけているのは、生活・医療ともに両立するような高齢者向け住まいの提供です。ちょうど自宅/病院/一般的な施設、これら三者の中間を弊社の施設が埋めている形です。そこでは、職員教育や医療技術の面で聖路加国際病院での経験が活きています。また、事業計画作成、問題解決の手法、実行に係る仕組みづくりに関しては、Bain & Companyでの経験が活きています。このように、聖路加国際病院で身につけた医療者としての視点と、ビジネススクール・Bain & Companyで身につけた組織管理の方法を共に活かし、**先駆的な試みで医療と介護の仕組みを少しでも変える触媒のような存在になる**のが今の私の目標です。

後輩へのアドバイス

①**信念をもって目標設定を行う**、②**チャンスを逃さない**、③**自分を信じること**です。まずは目標をとことん考える。次に、自分の考えた手段（＝キャリア選択）が一般的ではなかったとしても、目の前のチャンスを逃さない。最後に、いったん踏み出したら、とにかく自分を信じる。これが私なりのアドバイスです。

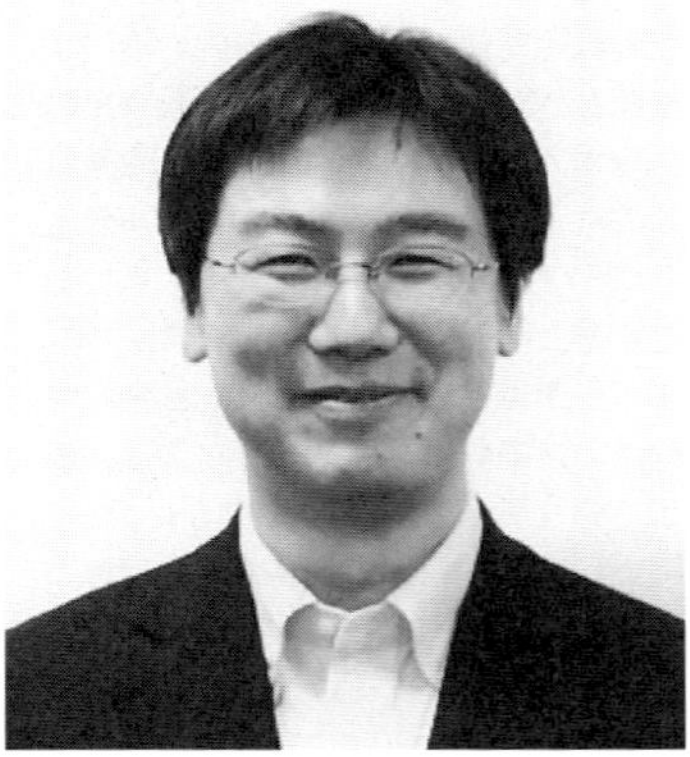

研究者に適した「自分」を発見した

岡山大学大学院医歯薬学総合研究科
臨床応用薬学講座医薬品臨床評価学分野 教授
日本学術会議連携会員
（若手アカデミー委員会 副委員長）

H11 狩野光伸

かのみつのぶ

1999年　東京大学医学部医学科卒業
1999年〜　聖路加国際病院内科レジデント
2002年　聖路加国際病院内科チーフレジデント
2005年　東京大学大学院医学系研究科（生殖発達加齢医学）修了・博士（医学）
2005年　東京大学大学院医学系研究科（分子病理学）博士研究員
2006年　東京大学ナノバイオ・インテグレーション研究拠点特任助教
2008〜12年　東京大学医学部MD研究者育成プログラム室講師
2012年7月より 現職
2010年〜現在 （併任）日本学術会議連携会員

私は進路選択をこう悩んだ（127頁の図参照）

医学部を選んだわけ

自分の親が理学系の研究者であるという影響を受けて、大学に入ったときには漠然と「研究というもの」に関わるつもりでした。しかし、サークル活動でオーケストラをやって、自分は人と関わることが好きなことに気づき、「閉じこもって打ち込む」系の活動は少なくとも向いてないな、と思いました。東大では入学後でも教養学部での成績によっては医学部に移れる仕組みがあるので、それを使って医学部に行くことにしました。この時点ではしかし「研究」という活動の本質はよくわかっていませんでした。

医学部で

ということで、医学部進学したばかりの頃は「臨床をしても〝研究志向〟」のつもりでした。が、当初の「基礎医学」の授業のうちは「研究」の気持ちも続いたものの、学年が上がって「臨床」の内容になっていくと（教わったことを覚えるばかりの日々に何か違和感を覚えながらも）**医学部に来たからにはしっかり臨**

床のできる医師にならなくては！と思うようになりました。四年生以降、ハーバード医学校との交流プログラム参加や、トーマス・ジェファーソン大学での夏季見学、聖路加国際病院での臨床実習を通じ、この気持ちは昂じるばかりでした。一方、大学での授業や実習は、実例（症例）の経験を通して初めて意味がわかりそうな内容が多いにもかかわらず、その実例が十分でないと感じました。そのため、臨床研修はまさに実例の多い聖路加国際病院でと決め、受験し、採用していただけることになりました。

聖路加国際病院で

前年に経験した夏季実習の範囲では、聖路加国際病院の研修は大変そうながら、自分も何とかこなせるだろう、と思ったのです。しかし、実習ごときの一週間を乗り切るのと、一年以上、毎日実地研修生活を続けるのは、違いました。

とりわけ、自分の年度は内科系レジデント八名のうちなんと二名が国試に通らず脱落し、当直が回ってくる頻度が「大変な」ものとなり、聖路加国際病院でのレジデント生活の大変さに拍車をかけました。

聖路加国際病院には、いろいろな出身校のやる気のある人たちが集まる結果、**自分の向き不向きというものも痛感しました。**これは自分の行く道を決めるうえで極めて重要な経験でした。同期が、来た時点ですでにはるかに臨床経験があることがわかったり（それが自分の出身校で足りないと思っていた自分）、気力体力ではるかに勝りほとんど寝ずに頑張り続けることに喜びさえ見出していたり（寝不足だとやる気が下がっていく自分）、ともあれ症例に取り組むという姿勢で勝っていたり（まずどうするかを考えてしまう自分）、とにかくスピードがあったり（学生時代からずっと、課題一件ごとにじっくり取り組むほうがいいと信じてきた自分）、自分がそれまで出会えなかったタイプの人たちやり方に相対して、素直にすごいなあと思い、劣等感ももちました。

しかしともあれ臨床経験の充実度は間違いなく、三年半の短期間だったのに、いまだにどんな病気の話題になってもほぼ必ず実症例を思い浮かべることのできる経験量は、かけがえのないものです。しかも、その過程で関係する上級生や先生方が懇切に教えてくださったので、自信を伴った経験となっていることはすばらしいです。これらの経験はそして、臨床以外でも有用でした。診療手技の手順を把握し手際よくこなす経験は、実験や研究の遂行に通じますし、上下で教えあうという「屋根瓦方式（179頁参照）」の教育がうまく回っていることを体験したことはこれまで担当してきた教育プログラムに活かされています。また、多くの患者さんを並行して受け持ち把握する経験は、多くの研究グループメンバーや学生さんたちの個人状況と研究の進捗を把握することに直接役に立っています。

しかし、この、充実しているはずのレジデント生活を通じて何か自分に満足しきれないものもあったのです。それが、当時はよくわからなかったのですが、後からはっきりしたのは、**「理由を探る」**、**「新しい試みを考えついて試してみる」**という「要素」の不足でした。聖路加国際病院で研修二年目にある臨床研究や、緩和ケアや救急科で、そして病床管理法の改革やレジデント人数増加の提言を行ったチーフレジデントの仕事で、私が特に満足感を得られたのは、これらの「要素」が少なからず含まれる仕事だったからなのでしょう。結局この「成分」は「要素」活動の主成分だったということが後でわかりました。

大学に戻って

聖路加国際病院で四年半目にあたる二〇〇二年夏まで内科チーフレジデントを務めた後、東大に戻りました。帰属先の医局と決めていた老年病科の大内尉義教授と相談し、ここまで聖路加国際病院でがっちり臨床を経験させていただいたので、大学院の期間は研究活動のほうをしっかりさせていただければ、という、医局からみたら本当にわがままを申しましたが、認めてくださり、宮園浩平教授（現医学部長）主宰の分子病理学教室に学内留学させていただきました。

ここでの経験で学んだことは**「人間関係面でいろいろ困難があっても、自分が心底好きなことをやっていると、なお続けたくなる」**ということでした。つまり、前述の「理由を探る」、「新しい試みを考えついて試してみる」が中心となる生活となって、素直に楽しかったのです。しかもそれが研究活動の観点からは高評価につながるということを認識しました。

そういうことで、大内教授に重々お詫びを申し上げながら、研究をその後の自分の柱とすることに決めました。しばらくアルバイトの形で診療も続けていましたが、現在は、学生の皆さんと関わることで「人に関わる」が実現できてしまっているのと、本業がどんどん多忙になってしまいましたので、研究・教育とその関連の仕事だけをするようになっています。しかし、先に述べたように、聖路加国際病院での経験は極めて重要だったと感じています。異分野融合を目指す基礎医学研究者で、かつこれほどに臨床経験をもっているという組み合わせは今のところほとんど他に例がないため、自分の立ち位置を形成し、独自の視点から社会にお役に立つことができているのではないかと思っています。

研究分野の「融合」

近年、いろいろの研究分野で、これまでの方法論では行き詰まり感が出てきて

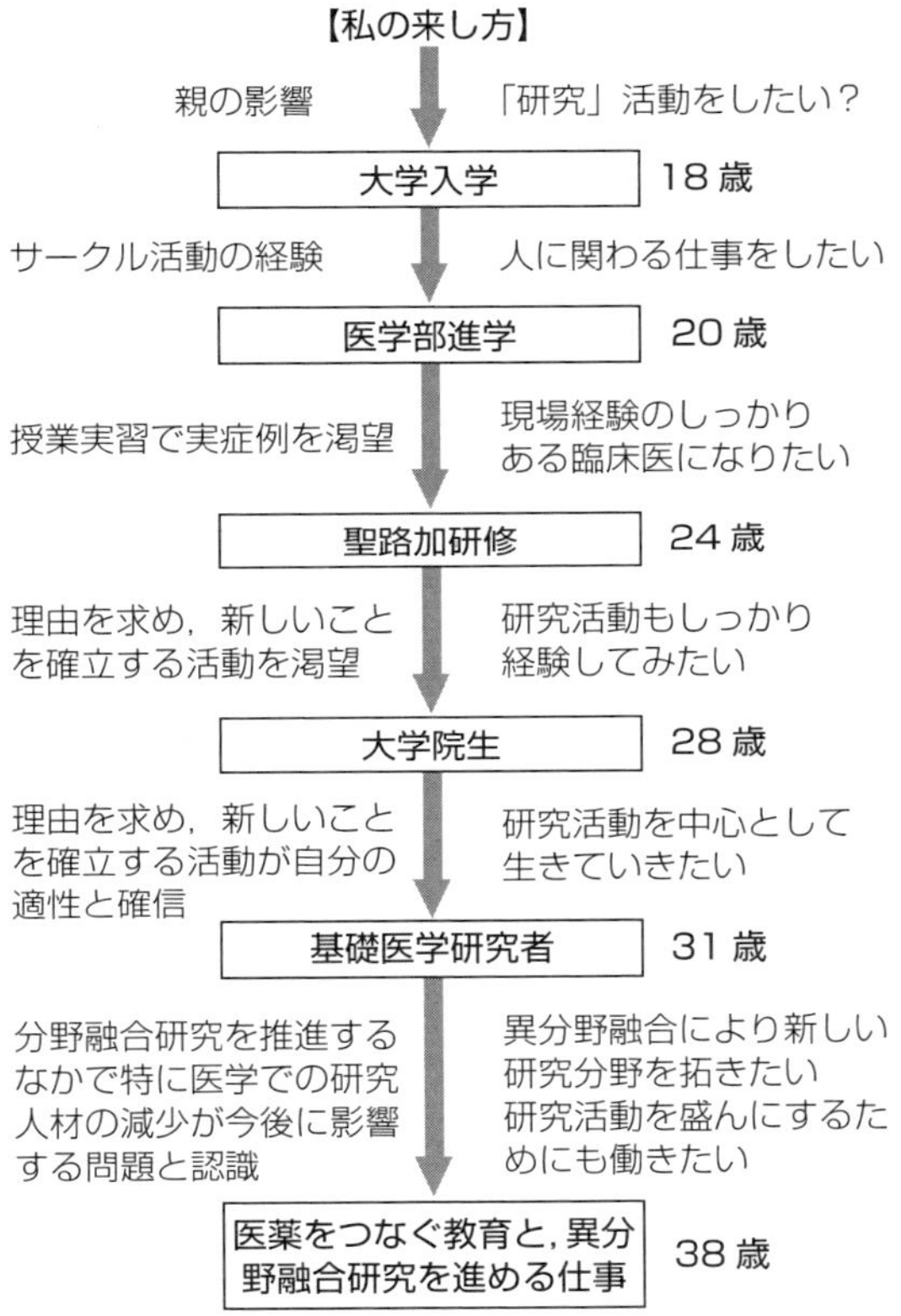

図　それぞれの進路を選んだきっかけ

います。これを打破する一案として、現状では連携が十分なされていない、しかし関係しそうな異分野を融合させることが挙げられます。私の場合は、医学、理工学、薬学の最先端を結ぼうとしています。

薬剤による治療が奏功するかどうかを考えたとき、これまでの主な着眼点は、「対象の細胞にその薬剤が効くかどうか」というものでした。もちろんそこが効かなければ治療は奏功するわけはありません。しかし、薬は経口あるいは経静脈で投与されるわけですから、その「対象の細胞」にたどり着くまでの経路も、薬効に影響する因子として考えあわせる必要があるのではないでしょうか？　投与された薬剤は、血管系を通じて全身各種臓器をめぐり、そのうえで治療したい部位にはどれだけが届いているのでしょうか？　実はこの到達が不十分なために、標的の「細胞」に対しては効く薬剤でも、実際に治療のために投与した場合には効いていないということはないでしょうか？

この到達を改善するために、ナノテクノロジーを用いた「薬剤送達システム」が試みられています。ドキシル®、アムビゾーム®といったいくつかのこうした薬剤は、既に治療に用いられています。これは、血液内の物質が各部位に届けられる場である末梢血管の構造と性質が、病巣と正常で異なるために、病巣ではナノ薬剤がよく溜まり、正常部位には影響を及ぼしにくい、という説に基づいています。もちろん著効を示す場合もあります。しかし、効かない場合もあります。例えば膵癌やスキルス胃癌といった病巣ではこの説が成り立たないようなのです。これをどのようにしたら少しでも「治せる」ようにできるのか、やはり病巣の末梢血管の構造がカギを握っているようですが、それを各種技術を組み合わせて研究を進めています。

＊

こうした研究実績のみならず、診療と研究の両面の経歴や、教育実績を評価していただいて、二〇一二年からは、薬学と医学をつなぐ職に就かせていただくことになりました。

後輩へのアドバイス

医学は広大な領域です。この分野にどう自分が関わっていくか、それぞれの得手不得手をよく考え得意なことを活かすのが、最終的には社会のためになると思います。医学の二大分野といえる、「診療」と「研究」は、ここまで述べたように、同じく人間を対象とすることであり、両輪といわれながらも、優先する行動原理が真逆であるが、聖路加国際病院で診療活動に、そして東大で研究活動に、それぞれ深く関わってみてよくわかりました。「診療」は「先人の確立した枠組み（診断基準）のどれに患者さんが当てはまるかを確定（検査）し、その診断基準に従いやはり先人の確立した対処法（治療）を、迅速そして確実に実施」することを優先する活動であるということは、皆さんよくご承知と思います。

一方で、そうした「枠組み」の確立を、先人任せにするのでなく、自らが未来の「先人」たらんとして作り出そうとするのが「研究」活動です。そこでは、「これまでの知見とどう違うか」、「これまでと違う自分の説が、より真理に近いということをどう証明するか」に重きがおかれます。しかし自説が正しいとも限らないし、もし本当に正しくても常識と違えば違うほど、大きい発見であればあるほど、当初は認められず辛い時間を過ごす運命が待っているわけです。これは歴史を振り返れば枚挙に暇がありません。

すなわち、研究活動に適した性格は**「新しもの好き」**、**「試してみるのが好き」**、

「**理由を考えるのが好き**」、「**自分の道を進みたがる**」が、しかし「**信念を曲げない**」、「**忍耐強い**」ということになるでしょうか。研究職であっても対人関係能力は高いに越したことはありませんが、そのほかは、かなり「藪医者」的な要素ですね。これらの性格を活かし力を発揮するには研究活動が適しているでしょう。いずれにせよ「新しいもの」を「試してみる」ことは、若いうちのほうがやりやすいのは確かです。頭が柔らかいうちというだけでなく、年齢が上がって、専門性やそれまでに築いたキャリアそして家族など、守るべきものが増えてくると、新しいことに挑戦するのは難しくなるからです。また、医生物学の研究は一つ完成させるのに数年を要するので、開始が遅れると一話完結も遅くなります。

　ですので、こうした性格を自分に見出したときは、なるべく早いうちに、研究活動が自分に向いているか、大学などの研究機関に所属し体験してみてください。

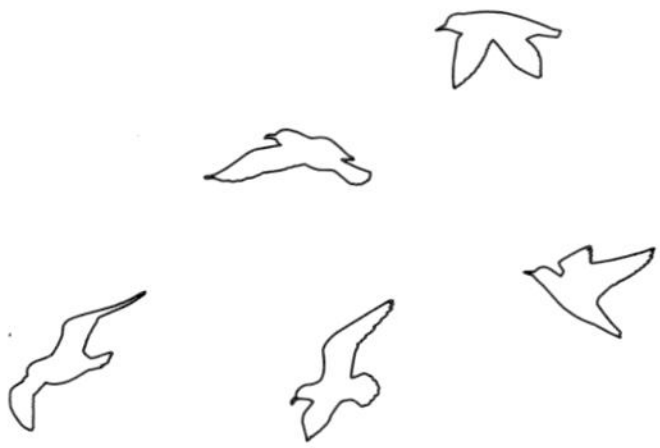

研究が日本を，世の中を変える

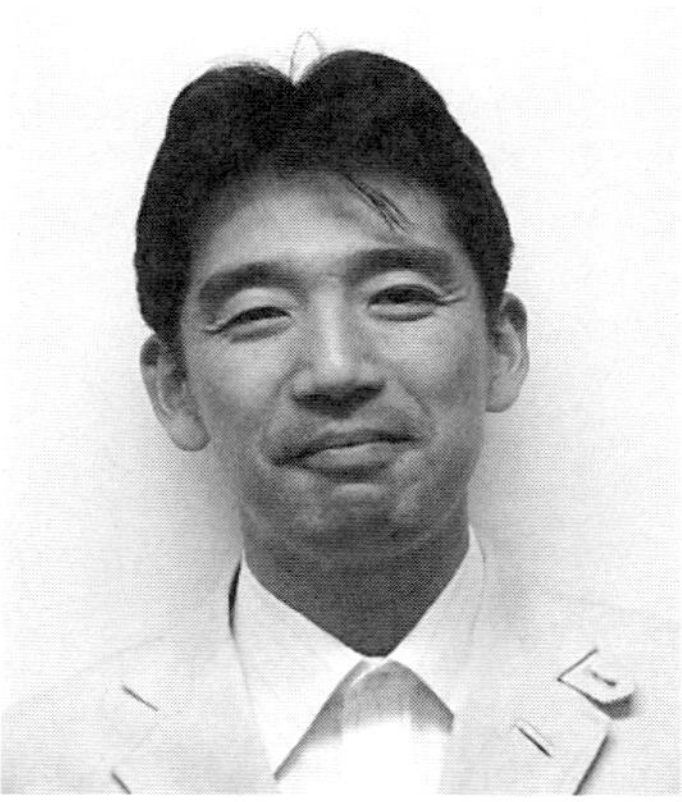

東京大学大学院医学系研究科
公衆衛生学分野准教授

H9 東　尚弘

ひがしたかひろ

1997 年　東京大学医学部医学科卒業
1997～2000 年　聖路加国際病院内科レジデント
2000～05 年　カリフォルニア大学ロサンゼルス校総合内科客員研究員
2005～07 年　京都大学医学研究科医療疫学分野特任助手
2007～09 年　国立がんセンターがん予防検診研究センター研究員
2009 年～　現職

私は進路選択をこう悩んだ

学生時代

高校二年の三月に祖母が心筋梗塞で亡くなった現場に居合わせ、痛切に無力感を感じたのが本当に医師になりたいと思うきっかけだったと思う。そのため医師を志す気持ちは強かったものの、大学ではまじめな学生ではなかった。特に教養課程で目的もわからぬまま英語やドイツ語の文学作品を和訳したり、高校時代よりも記号の種類の増えた物理や数学などを習ったりする勉強は苦痛以外の何物でもなかった。医学部バレーボール部に入りやっと生活の柱が見えた。練習は週二回しかなかったが、唯一の新入生だった私は先輩にはかわいがってもらった。その後、バレーボール部はなかなか強くはならなかったが、その時間はとても充実していて楽しかった。

そのなかでいろいろな出会いもあり、医師になったら国際協力に参加する、ということを夢見るようになった。バレーボールの練習の合間にタイやネパールへ行き、国際協力現場を見学したりしていた。とにかく早く一人前の医師になりたかった。医学部が六年間というのは長すぎると感じながら過ごした。**「早く独り立ちし資源の乏しい海外の現場で医師として働く」**、そのコンセプトからすると、当時当たり前だったストレート研修をすることは考えにくかった。同期の八割以上が大学病院で初期研修をするなか、聖路加国際病院で研修をすることを決めた。いろいろ病院を見学に行ったが、決め手は見学中に聞いた先輩の言葉、**「研修中は本を読んで勉強しているヒマがあったら、患者さんのところへ行け。わからないことは上に聞け」**というものだった。もっともその行間には「節度」の二文字が隠れていたようで、入ってから行間など読めず真に受けて上級医に質問しまくった私は、「どちてぼうや」*1といつあだ名をつけられることになってしまったのだが…。

レジデント時代

聖路加国際病院の研修はつらかったが楽しかった。よいと考えられることはどんどん取り入れていこうという雰囲気があり、上の先生方も生意気な私の言うことをきちんと聞いてくれた。今考えると赤面するようなこともたくさんあったが、指導医の先生方には感謝するばかりである。そのなかで感じたのは、**案外ちょっとしたことが、患者さんの状態を改善する**ものだということである。もちろん比較試験をしたわけではないので、印象の域を出ないことが多いが、例えば重症感染症患者さんの中心静脈栄養の内容をきちんと管理すればアルブミンが下がらなかったり、浮腫があっても摂取塩分を工夫することでかなり軽減できたりした。新しい技術や手技のような派手さがないことでもきちんともれなく気を配ることは重要だと思う。

もう一つ学んだことは、**私が発する「どちて」の多くに答えが存在しないこ**とである。卒業したてのときには、長い学生生活の習性か国家試験の弊害なのか、問題には正解がありそれを正確に適用することが医師の役割であると考えていた向きがあったが、現場の多くのことにはそのようなものは存在しない。むしろ答えがないことに決断を下し、その結果を注意深く見つつ適宜修正していくことが医師の仕事なのかと思うようになった。

しかし、当時広まりつつあったEvidence-Based Medicine（根拠に基づく医療）という考え方は新鮮だった。暗中模索の医療のなかに道しるべを提供してくれる気がした。聖路加国際病院の研修で「業績発表」という自分でデータを集めて解析をして発表する会があるのだが、その解析法など当時まだ手探りで不完全燃焼だったことなども手伝って、**臨床研究を勉強したいという気持ちが強くなった。**ただ、日本のなかではどのようなことをしたらいいのかわからなかった。漠然と米国で臨床研修をすれば臨床研究の読み方などもわかるようになるのかもしれないと思った。

そこで、米国で研修したことのある大学時代の恩師、福原俊一先生（現京都大学教授）に相談したところ、「研究を学びたいならばカリフォルニア大学のロサンゼルス校（ＵＣＬＡ）に行くといい。総合内科のリサーチフェローで今まで日本人が二人行ったが、とてもよく指導をしてくれたから、また紹介できる。臨床研修もよいけどある程度の期間時間をとって研究を勉強するのもいいのでは」と勧められた。先に行った先輩である松村真司先生（現松村医院院長）にお会いしたところ、「とにかく厳しいが鍛えられる」というお話に魅力を感じ、行くことにした。

米国留学時代

米国での勉強はとても新鮮だった。 総合内科のリサーチフェローは皆とても優秀で議論も刺激的だった。しかし、そこで行われていたのは臨床研究の教育ではなかった。「ヘルスサービス研究」という分野であり、日本語に単純和訳するならば「医療研究」ということになるのだろう。もう少し語句を追加すれば、「学問としての医学の成果を、あまねく患者さんの役に立てる方法を探る研究」ということになる。つまり、臨床研究や基礎研究が医学の知識を産み出すものであれば、それに対してヘルスサービス研究は、患者さんに役に立つまでの間を取り持つ一種の「橋渡し研究」といえる。具体的なテーマとしては、医療制度、アクセスなどに始まり、医療現場におけるコミュニケーションや、実際の医療の評価、また、それらの人種差など広く扱う。最初は当初の目的と来てしまった場所の相違に少し驚いたものの、そのための研究手法として疫学・統計学・医療制度・経済学などを広く学びそれを応用するということで、知識としては共通することも多いと思い、とりあえず勉強することにした。

この総合内科のプログラムではＵＣＬＡの公衆衛生大学院の修士課程（Master of Science）にも入学し基礎的な知識や技術を習うことになっており、私も入学したが正直とても厳しかった。臨床から直接何の予備知識もなくいきなり入学したこともあり、山のような課題を前に、その日の授業の予習や宿題をその授業開始時間ぎりぎりまでやっているような状態だった。予習というとしなくてよいように響くかもしれないが、それをしていかないと講義についていけない。あんなに勉強したのは大学受験以来だったと思うし、実際、研修医一年目よりもきつかった。

当初二年の予定だったが、渡米して一年経った頃、**あと一年で帰国して、独立してやっていける力があるだろうかと悩み始めた。** 統計などはやればやるほど奥が深いし、研究の議論を聞いていても日々新しいことだらけである。このまま帰っても全く不十分ではないかと思い始めた。そこで公衆衛生大学院のほうを修士課程から博士課程に切り替えて留学を延長することにした。

テーマは医療現場で考えた疑問に近い、医療の質を選ぶことにした。医療の質の評価には生存率やQOLなど結果で評価する視点、やるべきことが行われているかという過程で評価する視点、環境・設備が十分かという構造で評価する視点があるが、私の研究テーマであった高齢者医療を対象に過程を評価する研究(Assessing Care of Vulnerable Elders, ACOVE) では、課程評価を使っていた。しかし、その基準となっている「やるべきこと」というのは、ワーファリンを処方したら数日後にINRをチェックするとか、非常に基本的なことであまり派手なものはなかった。しかし、そのような基本的な事柄を十分になされている患者群とそうではない患者群の生存率を検討したところ、前者のほうが生存率は高いという結果が出た。一般に生存率などの結果指標は、患者さんの基礎状態などの影響を強く受けるために医療の質への感度は鈍く、それが検知できる差になることは稀であるといわれており、差が検出できたことは、研究チームにとっても驚きだったようである。

帰国後、現在まで

五年弱で無事に博士課程を修了し帰国した後、UCLAを紹介してくれた京都大学の福原教授のもとで助手となり、臨床研究教育のプログラム (Master of Clinical Research) のプログラム立ち上げをお手伝いした。自分のなかでは米国のプログラムに負けないようなものをつくりたいという気持ちがあり、議論は徹底的にやった。気概に富んだ大学院生が集まっており有意義だったと思う。

しかし、研究の面では二年目の後半頃から自分のなかでは不完全燃焼を感じるようになった。冠動脈インターベンションの適切性に関する研究や感冒に対する抗菌薬処方に関する研究を行ったりしていたが、その先にどう世の中に役に立つのかが見えなかった。米国のヘルスサービス研究では、「研究が世の中を変えることができるのか」ということを繰り返し言われ、研究結果をどのように世に役に立てるか、そのために何をすべきかを常に問われていた。私の博士最終審査会では「この研究結果で君は、Prime Minister Koizumi にどういう手紙を書くか」という質問まで出てきたし、だからこそ研究が面白かった。しかし、日本で若手研究者という立場でその意識を持ち続けるのは非常に困難だった。いつしか**研究なんてしていても仕方がなくて、臨床の現場に戻ったほうがよいのでは**と思うようになった。産業医資格を取っていたので、とりあえず常勤の産業医になって考え直そうかとも思い募集の話を聞きに行ったりした。

よさそうな会社が見つかり、就職の返事をする期限の前々日だったと思う。いきなり、国立がんセンターがん対策情報センターの祖父江友孝部長から「おたずね」という題名のメールが届いた。何のおたずねかと思ったら、がんの分野では「がん対策基本法」が成立して診療の質を評価していく必要があるので、そのための研究を手伝えないかというお誘いだった。私にとっては、本当に夢のような話だった。国立がん研究センターに移り、それから現在まで、診療の質指標の研究班の事務局を担当し、これまで指標づくりのお手伝いをしてきた。私の臨床現場でのがん診療経験は浅いものだが、各分野の名だたる先生方がそれぞれの分野で分担研究者として指導いただけた。**何よりもここで研究を頑張れば日本がよくなるに違いない、と信じることができ、夢があった。**

その後、現在の公衆衛生学教室で小林廉毅教授が声をかけてくださったので、がん診療の質やがん対策の研究を続けつつ、優秀な大学院生の皆さんと新鮮な議論をする機会をもてるようになり、とても感謝している。二〇一二年現在、がん診療の質をきちんと評価して対策を検討していく仕組みはまだこれから、という段階であるが、その目標に向かってこれからも研究を通じた努力を続けていくつもりでいる。

後輩へのアドバイス

以前、「先生のような専門のキャリアパスってどうなってるんですか？」と尋ねた医学部生に対して、「そんなのがあるんだったら、教えてよ」と答えたことがある。それまでキャリアパスなんてことは考えたこともなかったし、今も自分がこれからどうなっていくのかを考えることなんてほとんどない。**あるのはパスではなく希望と目標のみ**、などと書くと少年漫画のようであるが結構率直な気持ちである。今の目標は二つ、「がん診療が適切に評価されて継続的に改善する体制ができること」、「政策決定に使える根拠が研究から広く生まれるようになること」である。こんなまとまりのない話が読者の皆様の参考になるのかは自信がないが、少しでもお役に立てば幸いである。

＊1 「どちてぼうや」は、アニメ「一休さん」に登場する子どもで、何でも「どちて（どうして）」と尋ねて大人を困らせる。

東　尚弘●東大・医 H9卒▶聖路加国際病院▶米国留学▶京大医学研究科▶国立がんセンター▶東大大学院進学

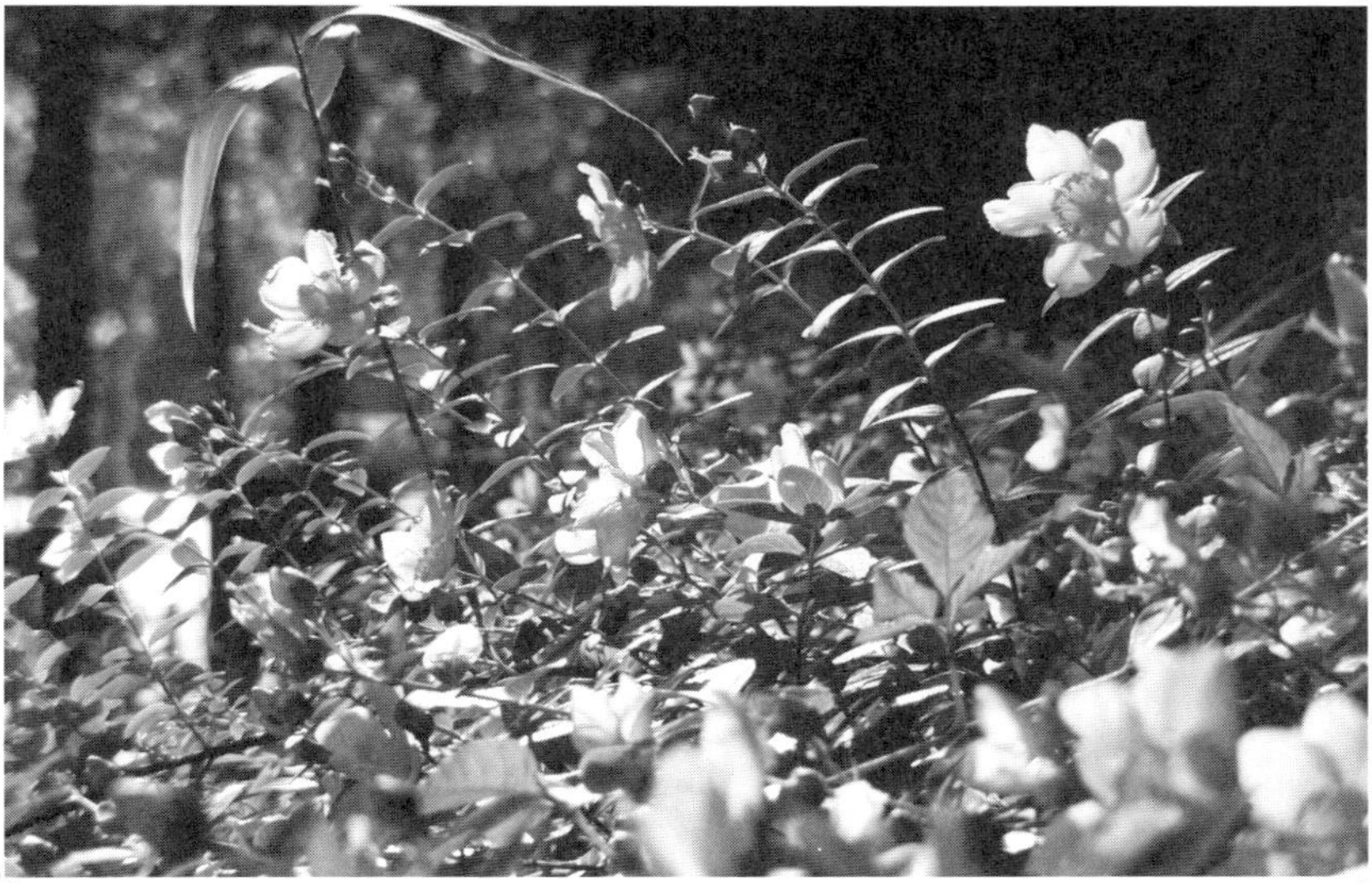

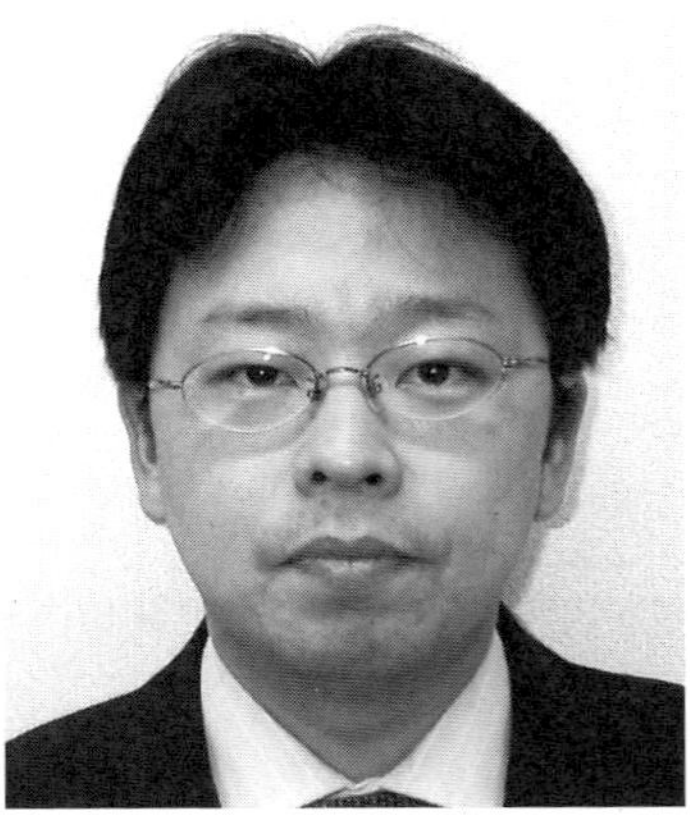

医師としての基礎のうえに感染症医のキャリアを積む

国立国際医療研究センター病院
国際感染症センター センター長
H9 大曲貴夫
おおまがりのりお

1997年　佐賀医科大学医学部医学科卒業
1997年～　聖路加国際病院内科レジデント
2000年1月～　聖路加国際病院内科チーフレジデント
2000年6月～　聖路加国際病院内科医員として感染症科勤務
2000年9月～　聖路加国際病院内科医員として呼吸器科勤務
2001年7月～　会田（あいだ）記念病院（茨城県）内科医師として勤務
2002年1月～　テキサス大学ヒューストン校感染症科にクリニカルフェローとして勤務
2004年3月～　静岡がんセンター感染症科医長として勤務
2007年4月～　静岡がんセンター感染症科部長
2010年4月～　静岡がんセンター感染内科部長（部署名変更にて）
2011年7月～　国立国際医療研究センター感染症内科科長/国際疾病センター副センター長
2012年5月～　現職

私は進路選択をこう悩んだ

なぜ聖路加国際病院での研修を受験したか

私は佐賀医科大学を一九九七年に卒業後、聖路加国際病院にて内科レジデントとして採用されました。そもそも私は医学生時代に自身の医師としての将来像を明確には有していませんでした。しかしそんな私も、やがて医師としての一般的な実力を十分に有した、いわば医師としての基礎体力をしっかりと有している医師には少なくともなりたいと漠然と考えるようになりました。とにかく**専門馬鹿にはなりたくない**、との思いは強かったと記憶しています。医師としての十分な基礎的素養を身につけると考えた場合に、大学病院での研修は不利なように思えました。また、私は佐賀生まれの佐賀育ちで、故郷を愛していますがそれはそれとして一度は都会で揉まれてみたいという思いもありました。当時は医局に属せずに研修病院で研修を行うことに対して風当たりはたいへん強く、「おまえは野垂れ死ぬ」というありがたい忠告もいただいたことがあります。これほど脅かされると、きちんとした研修病院で研修してキャリアを積まねば本当に生きていけないのではと追い詰められました。そこで六年生になってから必死で勉強し、いくつか受験した病院のなかで合格をくださった数少ない医療機関の一つである聖路加国際病院を研修先に選びました。

なぜ聖路加国際病院に合格したかはよくわかりませんが、山科章先生（206頁参照）に「おまえは声がでかいから」とおっしゃっていただき、まあ私の合格の理由はスポーツ推薦のようなものだろうと考えています。

なぜ感染症医を目指したか

私は大学時代から日記というかメモをとり続けています。これは現在でもメモ帳を常に携帯し気づいた点があれば記載する、あるいはメールで自分に送信するという形で続けています。これを読み返しますと、当時の私はまずはまともな一般内科医になることを強く志向していたことがよくわかります。やがて私にも専門を決める時期がくるわけですが、感染症科を専門とすることに決めました。これはやはり、**私に背中をもって感染症医とは何かを示してくださる師を得たから**です。

私の臨床での直接の恩師は聖路加国際病院内科感染症科の古川恵一先生（196頁参照）です。古川先生には実に多くのことを学びましたが、感染症科医としてぶれずに常に真正面に患者さんに向き合い諦めない姿は、私のロールモデルといえます。

私にはもう一人恩師がいらっしゃいます。青木眞先生（180頁参照）です。研修医一年目当時の私にとって青木先生とは「恐怖」の存在でした。当時まだお会いしたことはなかったのですが、チーフレジデントから「おまえ、そんなアセスメントしてたら青木先生にぶっ飛ばされるぞ！」と繰り返したたき込まれたせいでありましょう。当時の聖路加国際病院のレジデントには「青木の講義メモ」なるA3数枚程度の資料が伝わっていました。これに書いてあることはまたなんというか抽象的で難解で、「うーむわからない」と青くなっていたことを今でも思い出します。青木先生には直接診療の指導をいただいたわけではないのですが、私が感染症医を目指し始めたところから折に触れて感染症医としてのあり方についてご指導をいただいてきました。

私が感染症医になったのは、この二人の恩師の背中を見ていたからにほかなりません。

なぜ米国留学を思い立ったか

私自身米国での臨床修行を思い立ったのは、一つは、私の医師としてのキャリア三年目に当時の研修先である聖路加国際病院にTeaching で月に一回ずつ来られていた Dr. Gerald Stein の影響です。

私は当時、正直言って米国でのトレーニングには全くといっていいほど関心がありませんでした。しかしStein医師の指導に触れて**自分の臨床医としての実力のなさを強烈に自覚しました。**「米国でトレーニングを受ければ、まだやり直せるかもしれない」、そういう思いが米国での研修に自分を駆り立てました。

もう一つは古川先生の勧めです。当時から感染症医になることを志して古川先生にも進路をご相談していましたが、古川先生は「米国で研修しなさい」とおっしゃるのみでした。実は私はあまり外国が好きではありませんでした。特に米国にはあまりいい印象がなく、できれば海外での研修は避けたいところでした。しかし師匠に強く勧められてはもう後に引けません。

実際に米国留学に本気で臨み始める前に、まずは経験をということで当時米国ワシントン州シアトルにおられた種田憲一郎先生にたいへんにお世話になり、現地での短期間の研修をアレンジしていただきました。ここで米国のレジデントと接したことはやはり大いに刺激となりました。また実際にアプライ（応募・志願）する過程では、私が研修医一年目のときから指導医としてお世話になった星哲哉先生（154頁参照）に手ほどきをいただきました。星先生には留学準備中の就職先までお世話していただきました。実は種田先生も私の一年目のときの最初の指導医です。お二方には一生頭が上がりません。本当にありがとうございます。

テキサス大学ヒューストン校でのフェローシップ

当時の自分はすでに感染症医の道を目指し始めており、**「内科からやり直したい」という思いと「早く臨床感染症の専門教育を受けたい」という半ば相反する思いのなかで揺れていました。**お世話になった、そして米国留学の先輩でもある医師から「ぶれている」と指摘されましたがまさにそうでした。ずいぶん悩みましたが、結果的には決心できずに内科のレジデンシープログラムと感染症フェローシップの両方にアプライしました。幸運にも思いがけずに早くテキサス大学ヒューストン校（The University of Texas Medical School at Houston）の感染症フェローシップからオファーをいただくことができました。なぜオファーをいただけたのか、これは現在自治医科大学におられる矢野晴美先生もこのプログラムのご出身であり、矢野先生にご推薦をいただけたことが決め手ではなかったかと考えています。まさか自分がオファーをいただけるとは思ってもいませんでしたが、誰に聞いても「行ったほうがいい、内科レジデンシーの後でそのプログラムに入れる保証はない」と言われ、最終的にこのプログラムに入ることとしました。確かに私がそもそも内科のレジデンシーに入れたかどうかはなはだ疑問でありますし、内科レジデンシーに入れたところで運よくよいフェローシップには入れたかどうかははなはだ疑問です。

私の所属した感染症フェローシッププログラムは一般感染症コースと免疫不全者感染症コースの二つのトラックに分かれていました。双方の研修内容の骨子は同様ですが、後者においては造血器腫瘍および固形腫瘍を有する患者さんにおける感染症の研修に特に重点がおかれていました。私は後者の免疫不全者感染症コースに所属しましたが、このコースはMDアンダーソンがんセンターという米国でも有数のがんセンターという環境の利点を存分に活かしたプログラムでした。このようなプログラムは当時全米でも非常にめずらしいものでした。病棟勤務中はがんおよびそれに伴う治療によって特殊な免疫状態におかれた患者さん方を対象に、比較的特殊なあるいは稀な疾患を診ることが可能ですし、研究期間中には「がん患者に起こる感染症」という特殊な分野について研究を深めることが可能な環境でした。これまでにもこの施設からは好中球減少症、深在性真菌症の診断および治療、造血器腫瘍患者さんに起こるウィルス感染などについて数多くの研究が発表されています。指導医は免疫不全者の感染症の各分野の著名なエキスパートばかりであり、厳しいながらも濃厚な指導を受けることができました。留学では優れた指導医、すばらしい仲間、そして研修を支えてくれた多くの人々のおかげで、たいへん充実した時間を過ごすことができました。ここで得た知識・経験、そして方法論が、今の自分の臨床・研究・教育に生きていることは間違いありません。なかでも、全米でも屈指の Clinician scientist である指導医たちに厳しくも温かい指導を受けたことは、私の一生の財産といえるでしょう。

さらに嬉しいことに、聖路加国際病院の後輩である森信好先生（84頁参照）が同じプログラムに現在留学中です。帰国を楽しみにお待ちしています。

静岡がんセンターに就職するまで

こうして私の二年の研修は終わり、帰国しました。当然日本での就職活動が必要になります。私は自分の感染症医としての強みを「感染症一般を診るが、なかでもがん患者の感染症を専門の一つとするから、そこを臨床・研究の専門とできる環境で働く」ことを明確に意識していました。この観点から日本での恩師に就職先についてご相談しましたが、偶然恩師の後輩にあたる方が勤務されている静岡がんセンターで感染症医を求めているということで、勧めていただきました。静岡がんセンターは当時開院二年目で病院としての文化の構築の真っ最中であり、そこに飛び込んで自分も感染症科を立ち上げることができる、というのがたまらなく魅力であったことを覚えています。

静岡がんセンター感染症科で勤務し始めてからはまさに無我夢中でした。まずは一年で感染症科の業務を軌道に乗せ、二年目からは当院で感染症フェローの教育を開始しました。

そして現在

二〇一一年七月一日より国立国際医療研究センター 国際疾病センター・感染症内科に異動しました。がん患者の感染症診療のみならず、一般感染症診療の臨床と教育、院内感染対策全般、チーム医療…と自身の活動のフィールドが広がるなかで、感染症医として学際的・領域横断的・組織横断的・加えて国際的な仕事のなかに存分に浸ってみたいと思う気持ちが強くなったためです。**感染症医というキャリアを選んだからには、どの分野の仕事も存分に仕事してみたい、活動のフィールドをどこまで広げられるか試してみたい**と思ってのことです。

後輩へのアドバイス

私は感染症医として、将来感染症医としてのキャリアを積むことを希望する医師に対してアドバイスを数回ならずしてきました。そこで強調したのは、**専門性を決めることと専門医としての修練を積むことを急ぎすぎるな**という点です。早く専門家になって少しでも多く経験を積みたい気持ちは痛いほどよくわかります。しかし専門性が大きく花開くかどうかは、医師としての基本的な修練をどれだけしっかりと積み重ねているかに強く依存しています。弱く浅い根の上には大きな幹は育ちようもない。大きな幹と枝(専門性)を伸ばすには、きちんと根を張ることが重要なのです。**医師としての、そして人間としての実力をつける機会を意識してもつこと**を勧めます。

もう一つよく意見を求められるのは留学の必要性に関してです。私は、**国際的な社会での自身のあるべき立ち居振る舞いを学ぶ機会として留学を勧めています**。専門的技能の習得・学習のための留学はもちろん意味があります。しかし現在であれば日本国内でも他国に引けをとらない学びができます。しかし、異文化体験はやはり海外でしかできません。私自身海外に出て、私たちがいかにぬるま湯につかっているかということを思い知らされました。日本に住んでいれば生活に不自由なく、経済的には恵まれており、明確な他国からの圧力や国の崩壊するような危機も今のところはありません。しかし他国に出れば、生き馬の目を抜くような生き残り競争があることに気づきます。むしろそのほうが国際的には標準に近く、日本というのは特別に恵まれた環境なのかもしれません。そしてそこで生きていくには自分はあまりにも脆弱であることに気づきます。ここにこそ大きな学びがあると信じています。国際人としての自分自身の陶冶のためにこそ、留学の意義はあると考えています。

キャリアメイキングのうえでは誰しも悩みは多いでしょう。私はその過程で多くの先輩方にご相談してきました。尊敬する先輩方がキャリアを積むうえで何を考えておられたかを学ぶことは、たいへんに有用でした。臆せず、相談にいけばよいと思います。

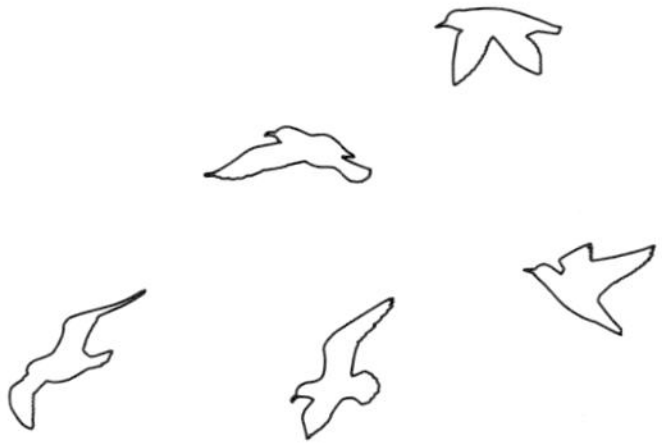

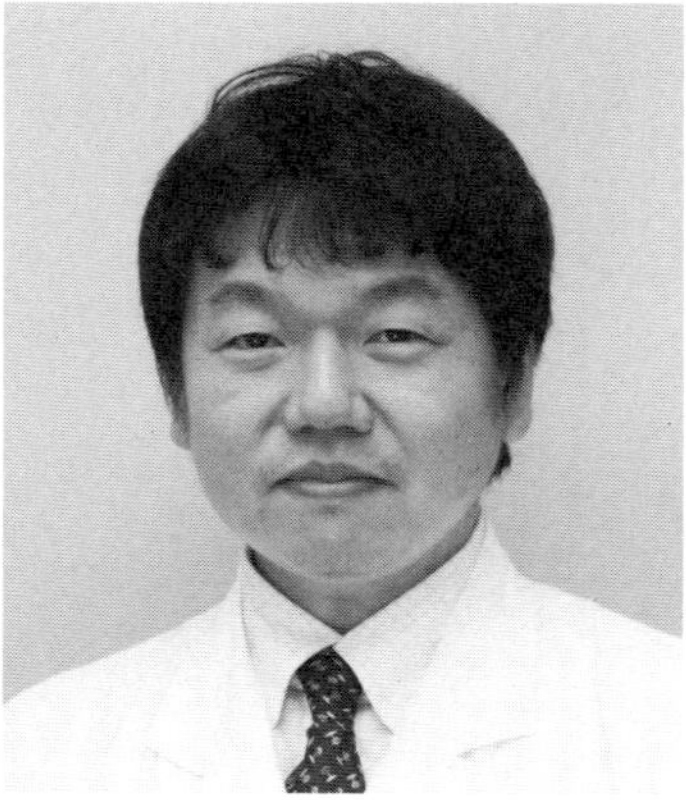

キャリアを積み始めた方に伝えたいこと

聖路加国際病院
呼吸器内科

H7 西村直樹

にしむらなおき

1995 年	徳島大学医学部医学科卒業
	徳島大学医学部附属病院研修医（第三内科，救急部・集中治療部）
1996 年	徳島大学大学院医学研究科内科系専攻（内科学第三講座）入学
2000 年	徳島大学大学院医学研究科内科系専攻（内科学第三講座）卒業，医学博士（徳島大学）
	徳島大学医学部附属病院医員（第三内科）
2001 年	東京都老人医療センター医員（呼吸器科）
2003 年	聖路加国際病院医員（呼吸器内科）
2006 年	聖路加国際病院医幹（呼吸器内科）に昇任
2008 年	聖路加国際病院副医長（呼吸器内科）に昇任
2010 年	徳島大学医学部非常勤講師（呼吸器・膠原病内科）を兼任

一期一会を大切に

「本書に寄稿されませんか?」というお話をいただいたときに、「この企画は成功するのだろうか?」と思ったのが第一印象である（もし本書の売れ行きが上々ならゴメンなさい）。

人は自分の影の部分は語りたがらないものである。進路ガイダンスとして自分の経歴を物語調に語っても、おそらく、いい出会いとかいい経験など自分の「成功体験」だけがつらつらと並べられるだけで、何の参考にもしてもらえないのではないか。というのは、きっと人は成功談よりも失敗談から学ぶことのほうが多いものだと思うからである。また、人との出会いとか経験とはその人固有のものであり、同じ出会いや経験は二度とないので人の成功体験を聞いても仕方がない。

それだけに、人との出会いは一期一会なのである。自分の人生に影響を与えた人の名前を挙げるよう言われたら、おそらく大多数の人は五〜十人くらいはすぐに思いつくものなのではないか。私も自分の人間形成とキャリアプランに大きな影響を与えた人物は十人はすぐに思いつく。皆「師」と呼べる立派な方々である。でも私の人生は足元にも及ばないので、本稿でその出会い物語をつらつら述べるのはやめておこう。後輩に伝えたい

総内·総診
消内
循内
呼内
神内
腎内
代内
膠内·ア
感内
腫内
血内
高齢者·在医
眼科
病理
公衛
医行政
基礎研
大学院
専·研修
初·研修

ことはただ一つ、「**一期一会を大切に**」ということである。チャンスは何度も巡ってくるものではない。

キャリアとは何か

キャリアとジョブの違い

本書を手に取るような方なら一度は考えたことがあるだろう。よく言われる模範解答は、単なる仕事としてのジョブに対し、キャリアとは職歴、という直訳からもわかるように、積み重ねていくものである。

では、何のために積み重ねていくのか。それは、自分の目標を達成するためのはずである。「じゃあ、あなたは何を目標にして医師をしているのですか？」

最近の研修医にはその疑問に対して明確に答えられる人は少ない。しかしキャリアとは目標に向かって積み重ねていくものなので、目標が決まっていなかったら遠回りばっかりしますよ。目標が決まればそこへ向けて最短距離で到達できるようにキャリアを積めばいい。ベテランの先生によると**人生はあっという間**らしい。限られた時間で最大限効率よくキャリアを積まないとなんともったいないことか。そうでなくても人生は思わぬ障壁ばかりであり、仕事に没頭できなくなることがあるものである。後輩に伝えたいことは「**最短でキャリアアップを**」ということである。川の流れにたとえるなら、世の中にはただ川の流れに身を任せて流れている人もいる。聖路加国際病院の研修医には自分で猛烈ブルドーザーになって自分で川の流れを掘り進む人もいる。私は、川の流れに身を任せるのでも、川を掘り進むのでもなく、川の流れを引き込むのが自分流である。

じゃあ、そういう西村、お前は何を目標に医師をしているのか？ 私には明確な目標がある。「**最先端の臨床病院から学会に打って出る**」ということである。physician scientist という言葉があるが、それを目指している、と置き換えてもいい。私のキャリアはそのためにはどうすれば最短かを考えた結果である。その目標に近づくためには聖路加国際病院が合っていたということであり、聖路加ブランドに対する憧れは微塵もない。そもそも聖路加国際病院に就職する三か月前まで、どこにあるのかすら知らなかった。

継続が力になる

トップランナーとは走り続けた人のことである。「人生は休養も大切」とか、「リフレッシュのために仕事のペースを落とします」などという人を見かけるが、少なくとも私の知っている限り、一度でも走り続けることをやめた人で一流になった人は見たことがない。人間、一度立ち止まるとなかなか再起動できないものである。「好きこそ物の上手なれ」ということわざは実に人生によく当てはまる。興味のあることなら休む間を惜しんで大いに仕事をすればいい。休養がほしいと思う時点で、おそらくその仕事は自分の人生の最大の興味対象ではないということである（これは異性との交際と一緒）。後輩に伝えたいことは「**人生をかけられる仕事に早く出会ってほしい**」ということである。私は休養をにんまりとってしまうのでいつまでも一流になれない。

大学？ 臨床病院？ 留学？ ＵＳＭＬＥ？

自分の人生に自信がある人しか本書のような本には寄稿しないであろうから、大学で成功した人は大学がいい、と述べるであろうし、留学で成功した人は留学を絶対お勧めする、と述べるだろう。なかにはＵＳＭＬＥを取得して米国でいい経験ができた、と経験談を語る方もいらっしゃるだろう。

どの道を選んでもいいが、大切なことは**自分の目標を達成するために道を選んだか**、ということである。もちろんどんな経験も全くプラスにならないことはないだろうから遠回りするのは自由だが、なかには留学のために留学した、ということになってしまい、帰国後の仕事やキャリアプランにその経験が生かされていない人がいる。何のために留学するのか、留学で得ることが自分の人生の目標達成にプラスになるのかということを考えて、必要なら留学すればいい。われわれは医学生時代から国民の血税を何百万円も、ともすれば何千万円も投入してもらって医師になっているのである。一刻も無駄にできない。早く目標を達成して社会に還元できる人材になるべきである。

どんな境遇でも一生懸命仕事をすると誰かが見てくれている

初期研修で自分の希望の病院にマッチできなかったので、ぶーたれて一生懸命研修しないようでは所詮その程度の人材である。今の自分のポジションがたとえ自分の思い描いたところでなかったとしても常に全力を尽くす人のことは誰かがそっと見てくれているものである。逆に手を抜く癖のある人は上司としてみていると簡単に見抜けるものである。本人は要領よくやったつもりかもしれないが、だいたいばれているものである。

そして、その仕事ぶりは次のポジションとして還ってくるのである。医師は思いのほか狭い世界で生きている人種である。特に専門医になるとトップクラスの先生方はお互いに顔なじみなので、欠員発生時の人材補充は公募よりも口コミで決まることが多い。いい仕事ぶりの人にはチャンスはたくさん与えられるであろうし、手を抜く人とは一緒に仕事はしたくない。

十年目以降の医師の価値は何か

私の経歴を見ると医師二年目から四年間も大学院での学生生活をはさんでいる。おそらく大学院卒業時点の医師六年目に入ったところでは、同級生の足元にも及ばない程度の臨床の実力しかなかったはずである。でもそんな私が卒後十年経ったら聖路加国際病院のような〝ど臨床病院〟で指導医をしているのである。

後輩の皆に覚えていてほしいことは「十年経ったら脊髄反射は一緒」ということである。呼吸器専門なら、気管支鏡ができる、胸腔ドレーンが入れられる、気管切開ができる、などの脊髄反射は卒後十年経ったら大差はないものである。逆にいえば十年経っても脊髄反射が完成していないようならば、よっぽど研修が甘かったかセンスがないかである。

むしろ**十年目以降の医師の存在価値は何かといえば、「問題解決能力があるかどうか」、ということ**である。壁にぶち当たったときにどのように問題解決をするかが指導医の存在価値であり、私の場合には大学院で問題解決の仕方をみっちり学んだことが、〝ど臨床病院〟に来て非常に生きている。大学院で医学の〝ど基礎〟をみっちり学んで、科学論文を検索したり記述したことは、即、臨床上での問題解決につながる共通の手法であった。もちろん問題解決の仕方はほかの方法でも学べる。当院で研修後に公衆衛生学修士を取るために米国に留学した医師がいるが、彼は臨床疫学や統計学という手法で問題解決を図る手段を手に入れた。ほかにも、膨大な量の原書と論文を読破してその無尽蔵の知識から問題解決のアイデアを引き出している医師も私の周囲にいる。どんな方法でもいいので、若い先生方には卒後十年経ったら「問題解決能力が備わっている」医師になるようにキャリアを積んでほしい。

同じようなことが専門医に求められる資質でもいえる。専門医とは何か。私には明確な答えがある。**ファイナルアンサーを出せること**である。なかなかそうはならない。なので人は日々勉強するのである。

後輩へのアドバイス

二十五にして立つ、三十五にして惑はず、四十五にして天命を知る

言わずと知れた、孔子の論語の一節であるが、年齢は五ずつ引いてある。五歳ずつ引くと医師の人生がぴったりはまる。現役で医学部を卒業した多くの医師は二十五歳前後で医師として第一歩

を踏み出す。三十五歳になるときには自分の立てた目標に向かってキャリアが積まれていることを再確認し、あとは惑わず突き進んでほしい。四十五歳になるときにはやはり自分の選んだ仕事は一生をかけられる天職だったと思えるようになりたいものである。

論語にはこの続きもある。同様に五歳ずつ引くと、「五十五にして耳順《したが》ふ、六十五にして心の欲する所に従へども矩《のり》を踰《こ》えず」となる。五十五歳になる頃には人の言うことに逆らわないで耳を傾けられるようになり、六十五歳になる頃には心の欲するままに任せても人の道を踏み外すことがなくなる、ということである。うーん、これは難しい。私はついつい口が先に立ってしまう。そういえば、人間はものを言うよりも人の言うことをよく聞くべきなので口は一つで耳は二つある、という意味のことわざがヨーロッパのどこかの国にあると聞いたことがある。人生は奥が深い。日々精進。

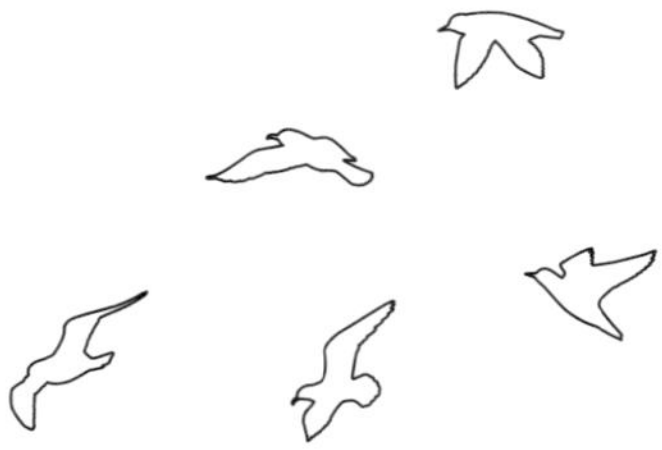

西村直樹●徳島大・医 H7卒▶徳島大学医学部附属病院・徳島大大学院▶都老人医療センター▶聖路加国際病院

総内・総診
消内
循内
呼内
神内
腎内
代内
膠内・ア
感内
腫内
血内
高齢者・在医
眼科
病理
公衛
医行政
基礎研
大学院
専・研修
初・研修

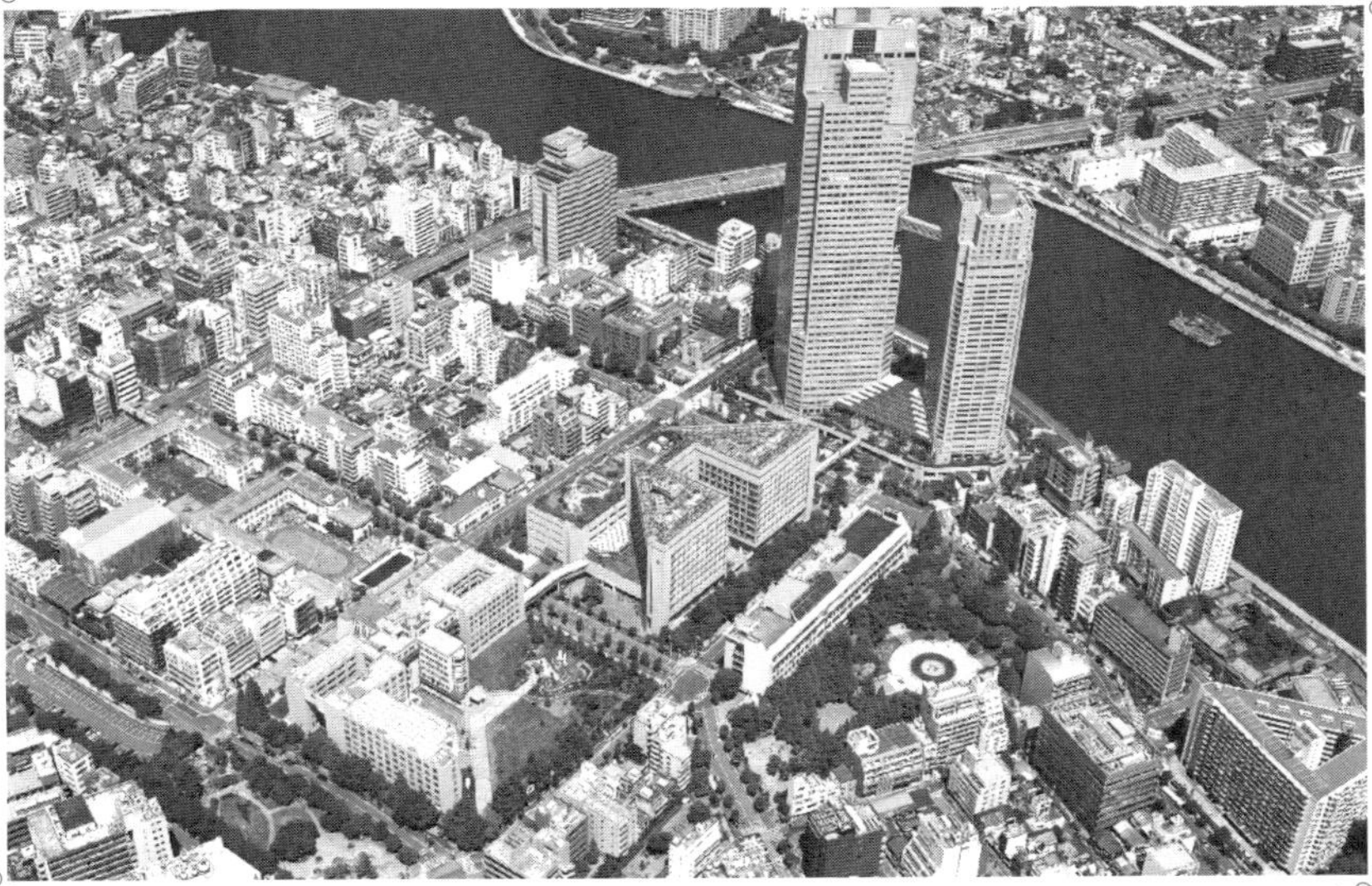

私は進路選択をこう悩んだ

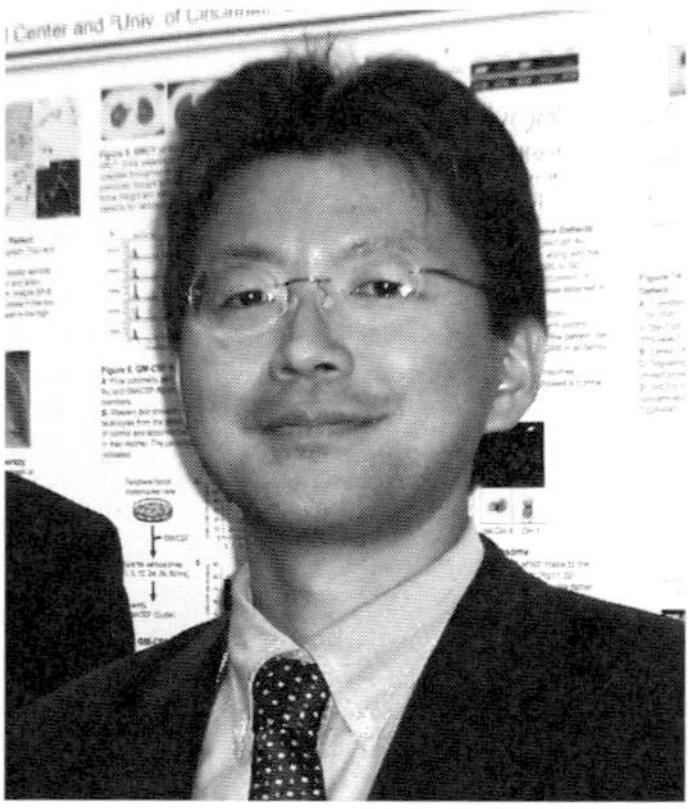

偶然や必然の出会いを大切にする

シンシナティ大学・
シンシナティ小児病院医療センター
肺生物学研究部門

H6 鈴木拓児

すずきたくじ

1994年　東北大学医学部医学科卒業
1994〜97年　聖路加国際病院内科レジデント
1997〜05年　東北大学加齢医学研究所呼吸器腫瘍研究分野・東北大学病院呼吸器内科
2001年　東北大学大学院医学系研究科卒業
2005年〜　現職

学生時代

今でも思い出すのは、大学のラグビー部の先輩の引越しを手伝った際、その先輩の本棚にずらりと英語の教科書が並んでおり非常に感銘を受けたことである。医学部の学生とは、こうしてしっかりと勉強するものなのか、と。自分はその先輩のようにすべての科目を英語の教科書で勉強するにはほど遠かったが、それでもいくつかの貴重な勉強の機会に挑戦できたのは、そんな**偶然の出会い**が大学入学後の早い時期にあったからかもしれない。とにかく学生としての時間を無駄に使いたくないという強い意識は大学時代の最初から最後まであった。ボランティア活動をしながら一か月間インド・タイを旅したのもそんな意識と焦燥感の一つの表れであったと思う。大学に入ったのだから授業とか単位とか当たり前のこと以外にほかの人と違った何か自分の勉強をしたいと焦って空回りしていたところに、友人から誘われて週一回の英語論文抄読会に参加したのも偶然といえば偶然かもしれない。いったん何かを始めると止められない性格が幸いして、この英語論文抄読会はラグビー同様卒業まで夢中で続けられたこと、そして仲間と師に恵まれたことには感謝したい。そのときによく言われたことの一つに**「常に十年後の自分を考えなさい」**ということがあった。大したことを考えてもいなかった自分がこんなことを書くのも恥ずかしいものだが、**臨床も研究も両方できたらいい、という希望**はこのときから抱いていた。

＊

学生臨床実習では当初は、手術や手技が派手で鮮やか（に思えて）、そして活気にあふれた外科に憧れた。またもや漠然としていたが、卒業後の進路はとにかく全身をしっかりと診られる医者になりたい、それが可能な内科か外科の研修をしたい、と強く思っていた。五、六年生のときの東北地方や関東での実地の病院見学の経験は内科も外科もどれも刺激的であった。**どんなに忙しくてもいいからよい研修を、むしろ忙しすぎるくらい研修に励める病院を探していた**から、そのような点で研修医の先輩たちのことも観察していたし、実際にそうしたことを質問したと思う。どの病院の研修医も「ここは忙しいよ」と言っていた。すべての病院で同時期に研修する医師はいないので、誰も完全には客観的に自分の研修を評価することはできまい。意外と一番知っているのはいろいろな病院を見学して比較できる学生だったりするかもしれない。聖路加国際病院内科で夏期実習したときに尋ねたレジデントの先生には、「もっとよい病院は聖路加以外にいっぱいあるし、ここには来ないほうがいいよ」という謎かけのようなアドバイスをされたのを思い出す。忙しさのあまりに出た皮肉か本音かわからないが、天邪鬼な私にはそんな言葉も魅力に感じるほど聖路加国際病院で働くレジデントの活き活きとした姿に何か感じるものがあった。ほとんどレジデントだけで病棟を切り盛りし、それをまとめ上げているチーフレジデントの力量に学生ながら感服したものだった。

レジデント時代

運よく聖路加国際病院のレジデントにはなれたものの、同期の仲間たちに比べて自分の非力さにはほとほと嫌気がさす毎日であった。当時早朝週二回あった山科章先生（206頁参照）の心電図カンファランスではなぜほかの新人医師たちがいとも簡単に心電図を読むことができるのか信じられず、最初のうちはなるべく指されないように静かにしていたものだった。暇があれば勉強しないと置いていかれてしまいそうで心配な毎日であった。先輩医師たちは皆教育熱心で、特に当時のチーフレジデントには、毎朝早くから前日入院患者さんのプレゼンなどでしごかれたが、そのおかげで成長できたと感謝している。一人ひとりの患者さんとの出会いが本当に自分の勉強になっていくのが実感できた。運がよいのか悪いのか大きな事件ややっかいな症例によくあたり、どれもいまだに鮮明に覚えているが、思い返せばそれが自分の医師としての経験として血となり肉となっていたのだと思う。いつの間にか自分が聖路加国際病院の研修になじめるようになっていくのがわかり、忙しくても充実感に満ちていて、いくばくかの不満はあったものの幸せな時間を過ごせたと思っている。この忙しくて充実感のある生活とは自分のまさに求めていたものであった。チーフレジデントを務めた際は、まさにレジデント生活の集大成で、それまでに培った経験をフルに活かすチャンスであり、ものすごく勉強になる立場でもあった。可能な限りすべての入院患者さんの経過を追い続けたのが忘れられない。

*

一方で専門科を何にするのか、この先どこで仕事をするのかという同時に二つの進路選択に直面していた。循環器、消化器、呼吸器、神経に腎臓そして血液に内分泌と内科はどの科も魅力的であった。なんだこれではすべてじゃないか。そのなかでも後から冷静に振り返ると、肺炎、肺癌、喘息といったよくみる疾患から、プロテインC欠損症による肺血栓塞栓症、Goodpasture症候群などの稀なものまで**多彩な疾患を経験して強い印象を受けていた呼吸器内科は有力候補**であった。当時は間質性肺炎のレントゲン写真で「野辺地の分類」に名を残す野辺地篤郎先生（元 聖路加国際病院長）や、全国から診断に難渋した肺組織切片が送られてくる肺病理の大家である斎木茂樹先生といった著名人が身近にいて恵まれていた。そして直接お世話になった呼吸器内科の蝶名林直彦先生や青島正大先生（現 亀田総合病院）の影響が大きかったと思う。

　このままもう少し聖路加国際病院に残って臨床の修行を続けたいという思いの一方で、**大学という別の世界での臨床と昔からの希望であった研究というものも始めたい**、という選択に揺れた。いくつかの候補のなかから母校の東北大で、臨床も研究もしっかりやるという姿勢が印象的だった加齢医学研究所呼吸器腫瘍（貫和敏博教授：現 東北大学大学院医学系研究科呼吸器病態学分野）の医局に入ることにした。悩んだ末に最後は、**ここなら自分のやりたい臨床も研究もということができるのではないか、という予感とか直感のようなもので入局を決意した**のだったと思う。

大学医局時代

大学では、肺癌や肺線維症といった難治性疾患の患者さんと向き合う一方で、研究および学生を教育するという立場にもなった。教育に関しては屋根瓦式教育（179頁参照）の聖路加国際病院での経験も活かされ、学生との接点は楽しいものであったし貴重な体験となった。自分が学生の頃に感じたことを思い出しながら学生と接するように努力した。大学病院の使命とは臨床、研究、教育である。自分がどの程度貢献できたかはわからないが、臨床も研究もという医局の方針は自分の求めるものであった。新たに始めた研究は他の人と違うこと（オリジナリティー）が求められる点で厳しいが面白い部分もあった。研究に関してはゼロからのスタートであったが、大学院在籍の間に東大医学部分子予防医学教室（松島綱治教授）のもとで免疫学および分子生物学の基本を厳しく叩き込まれたのは非常にありがたいことであった。

感動的なスピーチ

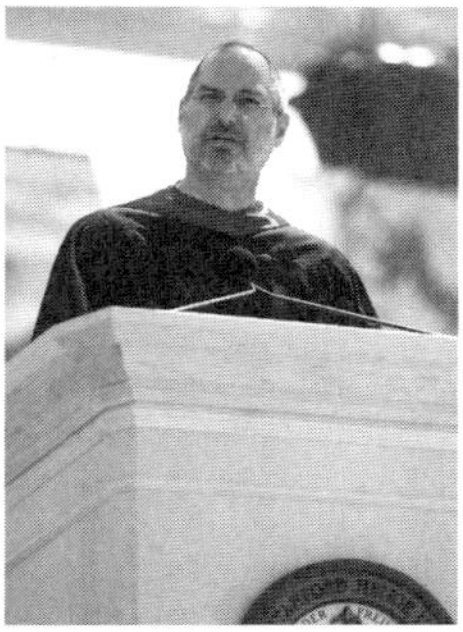

写真：AP/アフロ

スティーブ・ジョブズ（Steve Jobs）がスタンフォード大学で行ったスピーチ。

YouTube で視聴できるので詳細はあえて書かないが、ぜひお勧めである。若い卒業生へのメッセージであるが、将来あるいは人生を考えるうえで大切な万人に対してのメッセージであり感動的な内容である。

米国にて

海外に留学したいという思いは実は学生の頃からあり、USMLE／ECFMGの準備までしていたが、研究への興味が高まったこともあり、紆余曲折の末に現在の上司（Bruce Trapnell）との出会いがあって、米国シンシナティ市のシンシナティ大学小児病院の肺生物学研究部門に研究留学した。縁あって現在は、遺伝性肺胞蛋白症という肺にサーファクタントが溜まる稀少疾患を研究している。二～三年で帰国するつもりだったが、研究が予想外の（しかし興味深い）方向に進展したことやスタッフにしてもらえたこと、また例によっていったん始めるとなかなか止められない性格もあり、六年以上も在籍し現在に至っている。その間、同じく聖路加国際病院で研修した内科医である妻が腎臓移植内科のフェローとして臨床を経験する機会を得て、夫婦そろって米国での充実した生活を味わえるようになったことも、留学生活を続けるうえで、大きなことであった。

後輩へのアドバイス

自分に降りかかる偶然に気づくことと、**常日頃全力を尽くしたうえで納得いくまで悩んだかどうか、**が大切だと思う。ただ悩む時間が長ければいいというわけではない。一瞬で判断していく人もいるし、悩みに悩むというプロセスが必要な人もいるだろう。思考に基づいた直感のようなものが決め手となることも多いと思う。最終的には、自分自身が納得できるかが肝心である。そして忘れてならないのは、進路を決断することも大切だが、いったん決断したらその道で頑張り続けることも大切だということだ。

進路を決断する根拠として、①**自分がやりたいこと**、②**自分に合っていること**、③**自分が求められていること**、といった基準があると思う。

①がはっきりとわかっている人は、②や③を気にすることはない。その道を進めばよい。②を探そうとすると簡単なようで意外と難しい場合もあると思う。すぐに思い当たれば問題ないが、結論が出ずに堂々巡りにもなり得るからだ。その点、③の状況は必ずしもすぐに答えは出ないかもしれないが、それを選べれば一つの幸せだと思う。いろいろな偶然や必然の出会いを大切にすることで、結果として③の状況を選択することもあるのではないだろうか。

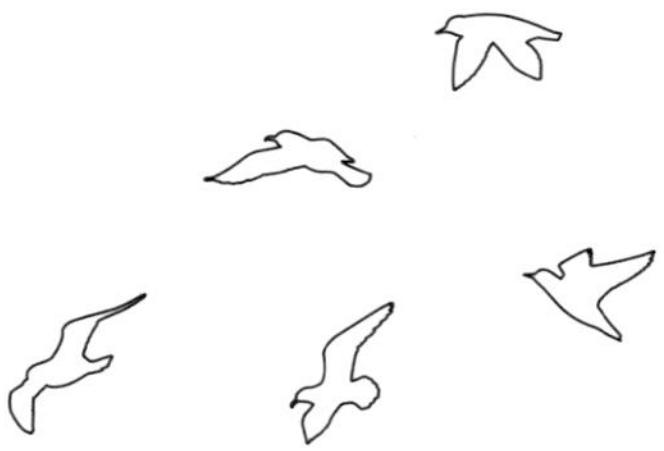

鈴木拓児●東北大·医 H6卒▶聖路加国際病院▶東北大学加齢医学研究所·病院▶東北大大学院進学▶米国留学

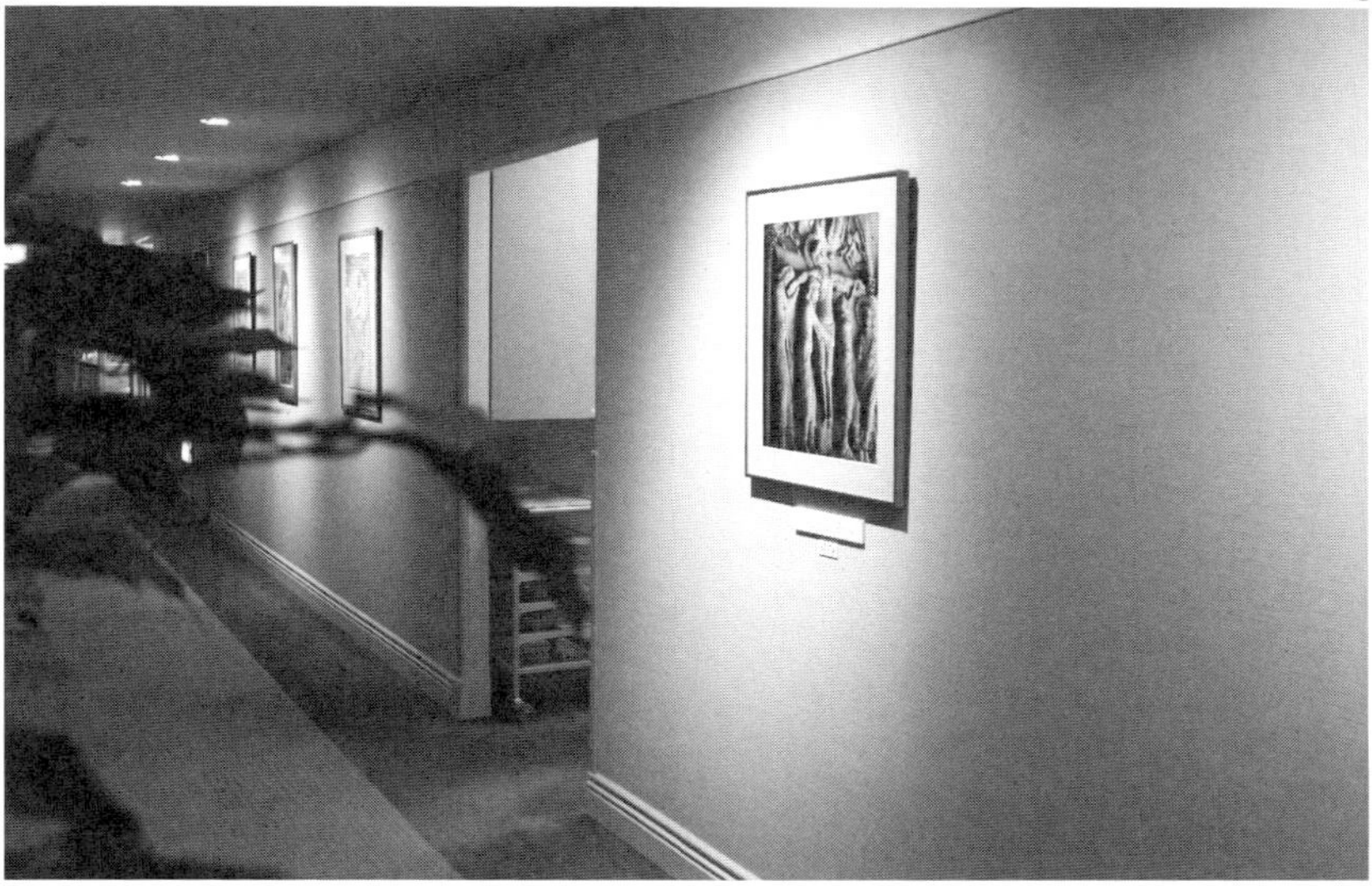

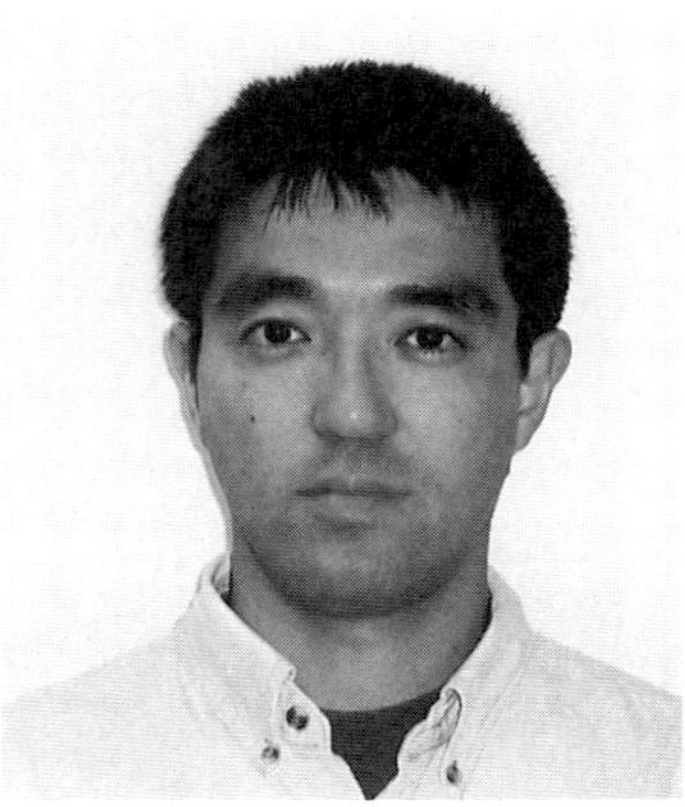

Twist and Turns の繰り返しが成長の糧

手稲渓仁会病院
総合内科・家庭医療科主任医長
内科系臨床研修部長
H4 星　哲哉
ほしてつや

1992 年　山形大学医学部医学科卒業
1992〜94 年　沖縄県立中部病院にて初期研修
1994 年〜　山形大学医学部附属病院，白鷹町立病院，聖路加国際病院，アラバマ大学，ミシガン州立大学，ワシントン大学などを経て現在に至る。

私は進路選択をこう悩んだ

医学生時代

最終学年になり研修病院を決める時期がやってきた。医師というものは専門科にかかわらず、非専門の知識も広く浅くもっておくべきというポリシーをもっていた。このため研修病院の候補としては全科研修が可能な病院と決めていた。しかし、地方大学に情報は入ってこない。

そんなとき、学生生協に置いてあった「週刊医学界新聞（医学生・研修医版）」に全科研修可能な病院の候補として沖縄県立中部病院、聖路加国際病院、虎の門病院などがあるといった類の記事をたまたま目にした。三つの病院の違いがわからなかったので、とりあえず山形から一番遠い沖縄へ原付バイクで行き、無事たどり着けたら沖縄県立中部病院を受験しよう、挫折したらほかの二病院を受験しようと勝手に決めた。幸い五日間の野宿旅行の末に沖縄にたどり着くことができた。そして試験を受け、沖縄中部病院に採用された。

沖縄での研修医時代

噂には聞いていたが現実は厳しかった。住居は病院内。文字どおりレジデント（＝居住者）である。二年間病院から離れることができなかった。一年生の仕事である朝五時の採血に始まる一日の平均勤務時間は十八時間。一向に減らない救急室の患者さんたち。四十八時間一睡もできないときもあった。当直明けに自分自身の血尿を見たときは死ぬかと思った。このような厳しい状況でもやり遂げることができたのには同期の存在が大きい。お互いに競い、助け合えたからこそ、地獄のような研修を乗り切れたのだと思っている。苦労を共にした仲間は一生の宝である。

沖縄での初期研修終了後は、出身大学の循環器内科に入局し、山形で暮らそうと思っていた。ところが入局後三か月したころ医局人事で町立病院勤務となった。これが**運命の分かれ道**になるとはこのときは考えてもいなかった。

転機

赴任した病院は白鷹町立病院という病床九十床くらいの小さな地方病院であった。当時卒後三年目の私の仕事は唯一の内科医として七十人の入院患者さんと一日百人の外来患者さんの診療であった。沖縄で厳しいトレーニングを積んだこともあり、できる自信はあった。確かに初期対応に関しては困ることはなかった。しかし、高齢者が人口の大半を占める地域での医療はただ診断して治すだけでなく、高齢者の生活の質を高く、長く保つことが求められていた。しかし、当時の自分にはそのことを実践するための経験と知識がなかった。自分の無力さを日々感じるようになり、**今一度総合内科医としてやり直す決心**をした。

そして聖路加国際病院へ

年の瀬も迫った一九九四年十二月にいきなり聖路加国際病院に電話して後期研修医採用面接をしてもらった。結果は合格。翌年四月から内科後期研修医として研修を受けることになった。

聖路加国際病院での研修は厳しくも充実したものであった。初期研修からの〝純血〟後期研修医でない私を分け隔てなく扱ってくれた聖路加国際病院のスタッフに感謝して働き続けた三年半であった。内科医としての実力は平均的であったが、勤勉さには自信はあった。その頑張りを認めてもらえたのかどうかは不明であるが、聖路加国際病院での研修終了時に見学生という立場ではあるが、一年間の米国アラバマ大学（ＵＡＢ）総合内科留学というご褒美をもらった。

アラバマ大学留学
―初めての海外生活

それまで日本の医療機関しか知らなかった自分にとって、UABでの経験は、強烈なものであった。UABは米国南部に位置する地方大学であるが、**ハリソン内科学で名を馳せたDr. Harrisonが教鞭をとったことでも知られる全米屈指の医科大学**である。診療・教育レベルは私の経験してきたものを上回っていた。そして、UABでの生活が進むにつれ、自分も米国で一般内科の臨床研修を直接受けて、将来は日本で病棟総合内科医として働いてみたいという思いが強くなった。幸い在米中USMLEに合格し、翌一九九九年七月からオハイオ州立大学（OSU）での総合内科フェローとして採用が決まった。

波乱

一九九九年六月にアラバマ州バーミングハムからオハイオ州コロンバスに家族四人で転居。いよいよOSUでの臨床研修が始まると期待に満ち溢れていた私のもとにOSU事務から「移民法の改変に伴い、あなたへのビザは発給できない。今回の採用は取り消しである。ただちに母国に帰国せよ」と突然連絡が入った。**一瞬頭の中が真っ白になった**ことは言うまでもない。何度交渉してもOSU側の態度は変わらず、妻と二歳と八か月の二人の子どもたちを抱え、涙ながらに帰国した。また、この頃、八か月の次女が重症の先天性脳障害を負っていることが判明し、彼女と共に生きるためにも将来設計を調整しなくてはならなくなった。

帰国後は国立療養所、重症心身障害児施設、中華人民共和国インターナショナルクリニック、リハビリテーション施設でパート的に転々と働いた。障害を抱えた次女のことも考えながらも、**米国での臨床研修という自分の夢は捨て切れなかった**。妻にも相談し、次女が小さいうちなら障害をもっていても移動はさほど苦にはならないかもしれないので悔いの残らないように精一杯やってみれば、と言われ決心がついた。ただ次女のことも考え、**将来は比較的家族との時間がつくりやすい外来中心で医師を続けようと決心した**。このため、米国での研修を病棟医養成の一般内科ではなく、外来中心の家庭医療科に変更し、二〇〇一年六月からミシガン州立大学家庭医療科レジデントとして念願の米国臨床研修をスタートした。

米国での臨床研修

家庭医とは年齢、性別、診療科にとらわれず、患者のありとあらゆるニーズに応えることのできる専門医である。外来診療科であるが、守備範囲は極めて広い。内科はもちろん、お産、取り上げた新生児の診察、ワクチン接種も行う。思春期診療、高齢者のケア、外来小手術、皮膚科、精神科もカバーする。さらに家庭医は予防医療にも力を注ぐ。禁煙指導、各種がん検診、性教育、認知症の早期発見も家庭医の仕事である。研修を通じて、家庭医とはただのゲートキーパーではなく、総合健康マネージャーであり、患者さんを個人の人間として丸ごと受け止めることができる医師であることを学んだ。

三年間の研修を通じて、家庭医を自分の生業としていく決心がついた。レジデント修了後、家庭医としての診療幅を広げるために老年医学（一年間）、リウマチ学（二年間）のフェローシップをワシントン大学で修了し二〇〇八年七月に帰国した。留学前までは日本で個人開業することを考えていたが、いろいろな方からのアドバイスを受け、**自分の経験を次世代に伝える教育者としての道を歩むように軌道修正**し、涼しくて、食べ物の美味しいところがよいといった妻の希望も考慮して、札幌の研修病院に指導医として赴任した。現在は総合内科外来教育と家庭医療科教育に関わっている。研修医から受ける刺激はとても新鮮で彼らから元気をもらって自身が成長し続けていることを実感している毎日である。

後輩へのアドバイス

こうして自分の医師としての二〇年間の足跡をたどってみると、twist and turns の繰り返しという印象である。町立病院勤務、米国臨床研修を目の前にしながら強制帰国をくらったこと、次女の障害のこと、職を失い病院を転々としたことなど、**そのときは沈み込むようなことも後からみれば成長の糧となった。**昨今の研修医を見ていると、周到な人生計画を立てていて、自分の人生設計図にないことは避けるような内向き志向を感じる。人それぞれなのであろうが、何となく生き方を窮屈にしているような印象を受ける。人生のなかで「冒険」や「予定外」はその人を大きくする。冒険により自身の既成概念を超えた経験を積み、人は成長する。医師はさまざまな背景をもった病める人とその人を取り囲む人たちを相手にする職業である。医師自身がさまざまな経験をしていなくてはいろいろな人を理解することはできない。医師としての知識・技量の研鑽に励むのは必要であるが、そのなかには人としての魅力を磨き上げることも含まれていることを常に意識しながら、今後の進路を決定していってほしいと思う。

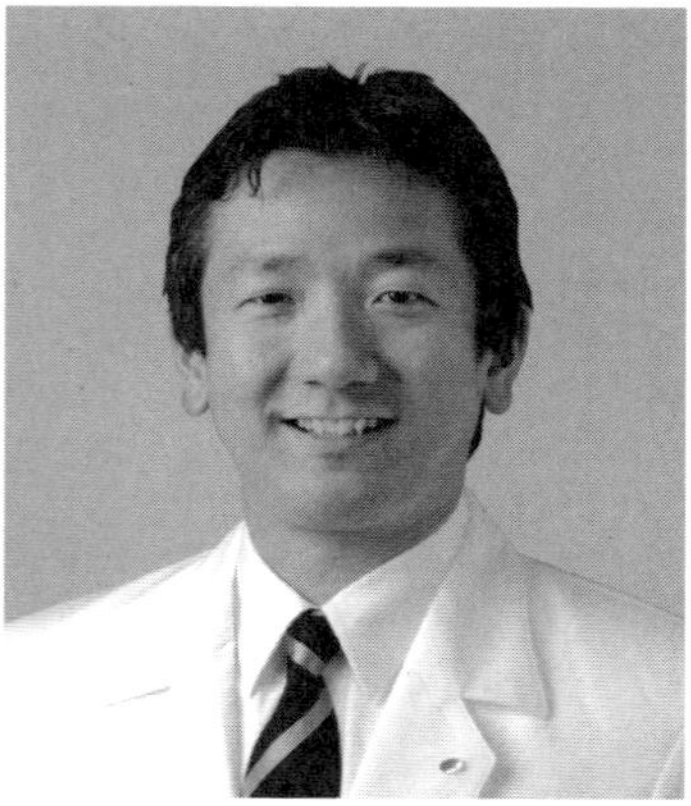

レジデント時代のやりがい，今の私のやりがい

亀田総合病院
腫瘍内科
大山　優
おおやまゆう

1991年　日本大学医学部医学科卒業
1991〜94年　聖路加国際病院内科レジデント
1994〜96年　日本大学病院第一内科助手
1996〜99年　トーマス・ジェファーソン大学内科レジデント
1999〜2002年　ノースウェスタン大学血液・腫瘍内科クリニカルフェロー
2002〜06年　ノースウェスタン大学免疫療法科アテンディングドクター，内科アシスタントプロフェッサー
2006年10月　亀田総合病院にて腫瘍内科を創設，現在に至る

私は進路選択をこう悩んだ

私の選んだ進路

私が専門とする血液・腫瘍内科を選択したのは米国で臨床研修をしている最中であった。当時の米国の内科レジデントは二年目の秋頃に、レジデント終了後に進む内科系専門科の選択をした。そのときにはあまり深くは考えなかったが、それまでの経験で血液疾患の化学療法が面白かったこと、ICUの重症患者さんの診療、特にショックや呼吸不全の患者さんの診療と人工呼吸器管理が好きだったため、血液・腫瘍内科（hematology/oncology）か、呼吸器・集中治療科（pulmonary/critical care medicine）のどちらかを選ぼうと考えた。私は、悪性腫瘍・骨髄移植の診療で重症患者さんの診療の経験が得られることと、専門家でなければ施行できない抗がん剤の使用に興味があったこと、悪性腫瘍という治療困難な疾患を科学的に解き明かし、患者さんの治療に貢献することに、困難であるがやりがいを感じていた。また、日本に帰ることを前提とすると、日本にはない腫瘍内科のほうが活躍の場面が多いので

はないかと思った。血液・腫瘍内科にはまた、出血や凝固など良性血液学という領域も含まれており、日本では詳しく学ぶ機会の少ない出血と凝固の臨床も学べることもよいことの一つであった。これらの理由から最終的に専門を決めたが、それ以上の強い信念などはなかった。しかし、研修を開始すると期待どおりに楽しく、興味深く、また日々成長を感じることができたため、その後は現在まで血液と腫瘍の専門家として診療に当たっている。

　悪性腫瘍患者さんの診療は、疾患の悪化と終末期医療患者さんの死亡という、あまり遭遇したくない場面が日常となる。これは血液・腫瘍内科を選択したら避けて通ることができないことであるが、精神的にきつい反面、そこから学ぶことも多く、非常にやりがいのある科である。

　私は医師という仕事はどのような専門科であれ、同様の「きつさ」と「やりがい」があると思っている。血液・腫瘍内科など悪性腫瘍患者を多く診療する科においては、数多く接する人生の終末期にまつわる人間の心の動きから学ぶことは多いと思う。また私のように重症患者さんの診療・ＩＣＵ管理に興味がある医師にもよいと思う。がん患者さんは具合が悪くなることが多いが、タイムリーで適切な判断や、医師の優れた「野性的な勘」により、困難な状態の患者さんを改善するチャンスが生まれる。

私が来た道

　私が日本大学医学部在学中に影響を受けた人のなかに、澤田海彦先生（現　春日部市立病院長）がいる。澤田先生は当時四十代後半で第一内科の講師であった。専門は血液一般と悪性リンパ腫で、四年生の系統講義のときに初めて出会った。そのときは貧血の講義をしてくださったが、講義のわかりやすさと澤田先生が醸し出す雰囲気が他の先生とは一線を画するもので、一目惚れをした。澤田先生は米国で内科研修医と血液学のクリニカルフェローを経てスタッフとして働いたご経歴があった。その後日本へ帰国したが、その赴任先が日本大学医学部であった。澤田先生は貧血の講義のほかに悪性リンパ腫の講義をしてくださったが、とても理解しやすかった。もともと米国臨床留学に興味があった私は、澤田先生が米国帰りだと聞くと頻繁に接触するように努力した。澤田先生は私が五年生のときから毎週土曜日の朝、澤田先生を師匠と仰ぐ数名の若手医師とともにＮＥＪＭのケースカンファレンスの抄読会をしてくださった。それがまた学生であった私にとっては知識を磨き、将来に向かってやる気を起こさせる貴重な機会であった。私は澤田先生の回診に同行し、患者さんを診させていただいた。そして徐々に将来米国へ行き、澤田先生のような医師になりたいと思うようになっていった。

　澤田先生に憧れていたため、私は医学部卒業後に母校の第一内科に残るつもりでいた。しかし、六年生になると優秀な先輩たちから「研修病院」というのがあって、それらの病院で研修すると大学病院とはまた違った教育が受けられると聞いた。そこで見学に行くことにした。行った先は聖路加国際病院、三井記念病院、沖縄県立中部病院であった。そのなかで最も印象がよかったのは沖縄県立中部病院であった。聖路加国際病院はあまりよい印象はなかった。それは先生方が忙しくてあまり相手にしてくれなかったことと、教育らしい教育の場面がなかったためと思う。その後受験する研修病院を選ぶときに、お世話になっていた母校の臨床病理学教授の河野均也先生と相談し決めた。河野先生は、都内の優秀な研修病院として、学閥がなく日大の卒業生が研修医やスタッフとして働いている聖路加国際病院と、済生会中央病院を勧めてくださった。済生会中央病院は、慶應大の関連であるが、北原光夫先生という血液と感染症の研修を米国で受けてきた優れた教育者がいる優秀な病院と聞いた。沖縄中部病院はよい病院であったが、東京からは遠すぎるので受験しないことにした。両病院とも合格したが、「聖路加国際病院」という名前がとてもかっこよかったことと、銀座に近い築地にあり、実家からも二十分で行ける距離であることと、第一希望であったために聖路加国際病院を選んだ。済生会中央病院の院長先生は合格後電話で熱心に誘ってくださり、お断りするのはとても心苦しかった。

　聖路加国際病院では一九九一年当時、国家試験終了一週間後から研修が開始された。大学病院で研修をする同級生と比べて二か月も早い研修開始であった。先に始めたという自負があった反面、遊ぶ時間が短くなり大学病院へ残った仲間がうらやましかった。今日では信じられないかもしれないが、当時の研修は今から考えるとユニークで、国家試験合格発表の一か月前で医師免許をもたないうちから医師としての仕事を開始する研修病院は少なくなかった。

　聖路加国際病院での研修は当時からスーパーローテーションで、私は外科から始まった。誰でも同じだと思うが、**研修医ははじめは自分が何をしているかわからず、また常に叱責されるため精神的にきつい。叱責されてもどうやって改善できるのかわからない**のだ。そして次の瞬間には再び叱責されるというのを繰り返す。そして大学時代とは異なり拘束時間が極端に長い。私の頃は月曜から土曜まで毎日早朝から夜十二時過ぎまで病院にいなければならなかった。日曜だけは午後三時頃に終わるのであるが、休日はなく、月曜からまた同じことが繰り返される。そして当直で約四～五日に一回病院に泊まる。当直の次の日もまた夜中の十二時過ぎまで仕事があるため体力的にも相当きつかった。そして夏休みは一年目にはなく、正月だけ二日間、休ませてもらった記憶がある。聖路加国際病院での研修初期の精神的・肉体的ストレスは相当なもので、研修開始から一か月はここに来たことを後悔し、窓の外を眺めて、仲間がいる大学病院へ帰りたいと何度も思った。

しかし、このようなつらい研修にも次第に慣れてくる。**徐々に仕事の内容を理解して的確に動けるようになる**のである。そうすると、まず看護師さんたちとの連携がよくなる。そして熱心に仕事をすると評判もよくなり、上級医には叱責され続けても看護師さんたちだけからは頼りにされ、優しくしてもらえるようになる。また**夏頃になるとさらに仕事を理解し、要領を覚え、自分でさまざまなことがコントロールできるようになる。そして毎日の仕事が面白くなってくる。**秋になると聖路加国際病院では「独り立ち」と称し、当直のときに二年目以上の上級のレジデントが一緒につかずに自分一人で当直をするようになる。そして病棟の担当医も attending doctor のもと一人となる。その後三年間は嫌なことは少なく、毎日が楽しかった。今振り返ってみても人生で最も充実した時期であったと思う。

*

現在私は亀田総合病院で働いているが、当時の聖路加国際病院は現在の亀田総合病院とは全然違う。何が違うかというと教育である。

私は、研修医時代に上級医から手取り足取り細かく教えてもらった記憶はほとんどない。わずかに小児科と麻酔科には細谷先生、大矢先生、弘岡先生、滝野先生、蒲生先生、西山先生などの教え好きのスタッフが複数おり、回診や実際の仕事中に知識と技術を教えてもらうことができた。しかし、内科ではそういった記憶があるのは循環器科くらいであった。それでも手取り足取りというわけではなく、スタッフは皆忙しいので、朝や回診時に一緒に患者さんを診たりしたときに教えてもらった程度である。その他の科の先生方も回診時や、傍らで仕事をするうちに見よう見まねで学び取ったという気がする。しかし、当時の私にとってはそのほうがやりやすかった。細かいことを隣で言われるのではなく、放し飼いにされて、トライアンドエラーを自ら繰り返すうちに学んだ。今考えると現在の亀田総合病院のように細かいことをいろいろ教えてもらえたらもっと知識がついたかもしれないと思うところもあるが、当時の私には当時の聖路加国際病院の研修スタイルが合っていた。そのため三年目になると経験だけはたくさんあり、病棟や救急外来で経験するほとんどの事象は繰り返しとなり、「何でも来い、どんな状態にも対応できる」と思っていた。そしてある意味、自信過剰の尊大な研修医になっていたと思う。実はその後、自分の知らないことの多さに気づくのだが。

＊

聖路加研修医時代に影響を受けた先生は複数いた。特に聖路加国際病院の医師全体に対して感じたことは、医療に対してとても真面目で熱心であるということである。当時あまり教えてくれないといわれていた先生でさえ、外来には千人以上の患者さんを抱え、朝から晩まで一生懸命仕事をしていた。忙しいため、病棟にはあまりいらっしゃらず、自分の患者さんを入院させるとほとんどレジデントに任せっきりであった。そしてその先生は一年目よりも、二年目と三年目の研修医が好きであった。なぜなら二、三年目は任せておけばきっちりとやっておく力をもっていたからである。そのため、その先生に好かれる研修医になることは聖路加レジデントとして一人前になることでもあった。また、循環器科の山科章先生（206頁参照）は当時四十歳くらいの優秀で病院一バリバリ働く厳しい先生であった。私も若い頃は体力には自信があったが、当時も今もこの山科先生にはかなわないと思う。その後の米国での経験を通じても山科先生ほど医師としての実力、医療に対する真摯な態度、知力と体力に優れた先生にはいまだに出会っていない。山科先生は私にとって威厳のある立派な医師としてのロールモデルである。山科先生は現在東京医科大学の循環器科で多くの医局員を率いる偉大な教授である。

また、強い影響を受けたもう一人の先生は、聖路加国際病院での研修三年目のときに赴任してこられた感染症科の青木眞先生（180頁参照）である。青木先生は今や知らない学生や研修医はいないと思うが、聖路加国際病院は青木先生にとって米国から帰国して初めての職場であった。日野原重明先生（218頁参照）が招聘されたと聞いている。私にとって青木先生は、学生時代の澤田海彦先生と並び、米国帰りの二人のジャイアントである。聖路加国際病院で放任されて育った私に正確な知識とは何かを教えてくれた。青木先生は当時日本にはまだ存在しなかった臨床感染症科の専門医で、青木先生の口から出る言葉は今まで耳にしたことのない未体験ゾーンのものであった。そしてそれまで言葉にならずにいたが、実は、知りたくて仕方がない内容ばかりであった。レジデントとして十分に経験を積みつつあった私の飢えていた知識欲を満たしてくださった。青木先生は病棟へやってくると、先生がフェローのときに作成した大きなバインダーノートを取り出し、そのときに合った内容のページを開いてわれわれに話をしてくださった。私は、もし青木先生と一緒に仕事ができるのであれば米国留学はしなくてもよいと思っていた。

今の私

私は現在亀田総合病院で血液・腫瘍内科医療と後進の研修指導に力を入れてい

る。今後は亀田総合病院の内科全体の研修の充実も図っていきたい。**これまで自分が受けてきたよいと思われる経験を後進の若手医師に伝えていきたい。それが私の最大の楽しみである。**

現在亀田総合病院で頑張っていられるのも、聖路加国際病院での初期研修の経験と米国での臨床研修のおかげだと思う。実際に米国留学を可能にしてくれたトーマス・ジェファーソン大学病院腫瘍内科教授の佐藤隆美先生、そしてその機会を与えてくれた米国という国、また留学への道を整備してくれた野口医学研究所にも感謝したい。そしてこれまでお世話になった日野原先生、多田先生、岡田先生、寺田先生、西崎先生、林田先生、高尾先生、真山先生、大生先生、大岩先生、草野先生、蝶名林先生、米倉先生、丸山先生、藤田先生、山内先生と、ここに記載することができないすべての先生方にも感謝したい。

後輩へのアドバイス

人生はすべて巡り合わせである。言い換えると運である。そして運をもたらす努力をどれだけするかによって決まると思う。私は米国臨床留学を選んだが、それまで出会った人々に大きな影響を受けた。しかしこれまで来た道が本当によかったかどうかはわからない。でも引き返すことはできないのでよかったとするしかない。人は、未来からやってきた十年後の自分から適切なアドバイスをもらうことはできないのである。だから将来に対し細かい計算をする能力が乏しい私は、「**私はとにかく自らの置かれた境遇のなかでできるだけ努力した**」というのが皆さんに言えることである。

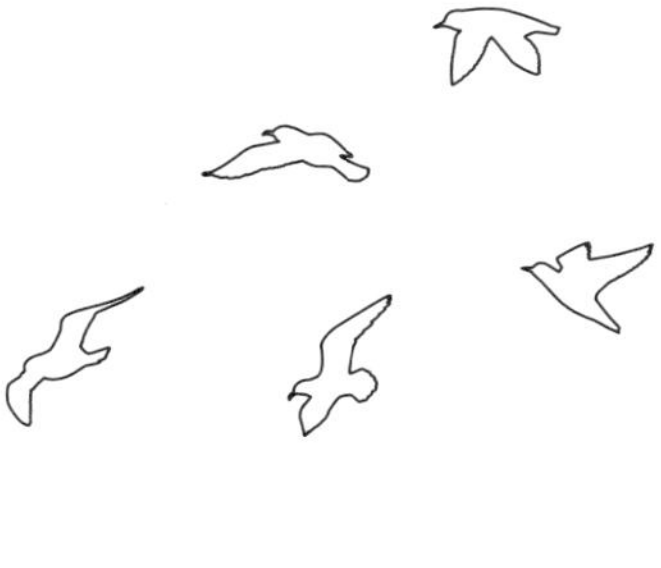

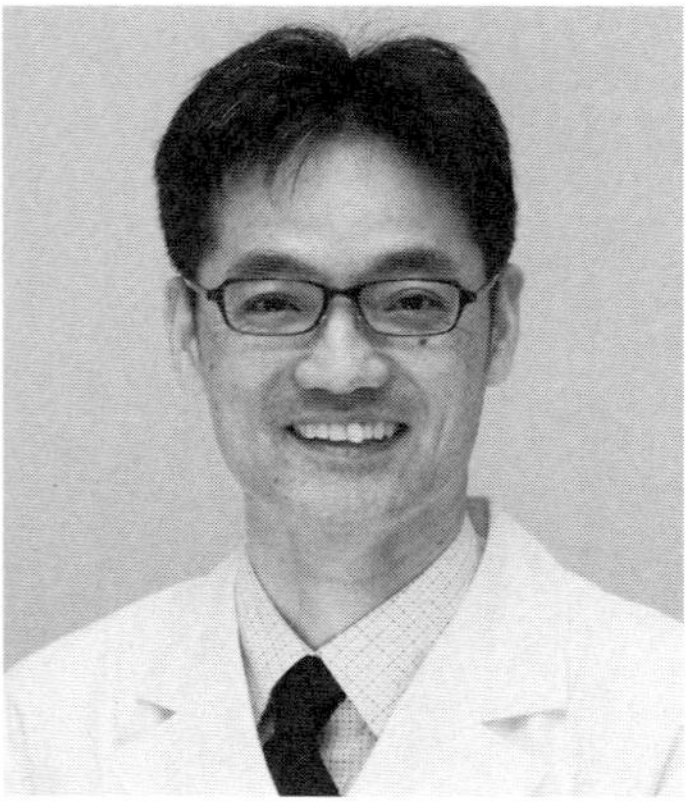

腫瘍内科医を目指し，悩んだ日々のこと

聖路加国際病院
腫瘍内科部長
S63 山内照夫
やまうちてるお

1988 年　鹿児島大学医学部医学科卒業
1988～91 年　聖路加国際病院内科レジデント
1991～92 年　聖路加国際病院内科チーフレジデント
1992～94 年　東京慈恵会医科大学第一細菌学教室専攻生
1994～96 年　ハーバード大学ダナファーバーがん研究所研究員
1996～98 年　ジョージタウン大学ロンバーディがんセンター研究員
1999　米国国立衛生研究所研究員
1999～2000 年　ジョージタウン大学内科レジデント
2001～04 年　ハワイ大学内科レジデント
2004～05 年　ハワイ大学内科チーフレジデント
2005～06 年　ハワイ，ホノルル内科開業医
2006～09 年　南フロリダ大学モフィットがんセンター血液内科・腫瘍内科臨床フェロー
2007～09 年　南フロリダ大学医学大学院臨床・トランスレーショナル研究修士号
2009 年～　現職

私は進路選択をこう悩んだ

学生時代

今からでは想像できないほど病弱だった私にとって、父親以外の仕事で尊敬する仕事としては目の前で自分の命を守ってくれた「医師」という職業を選択することはある意味必然のことだったのです。助けてもらった命を今度は自分のように苦しい思いをしている患者さんに還元したいと思ったのです。

しかし、医学部に入学すると勉学に勤しむわけでもなくバスケットボールに明け暮れる大学生活を送っていました。いよいよ卒業を控え進路を考える時期となった頃、NHKで当時としては先進的と思われるターミナルケアを考える番組がありました。とある大学医学部での日野原重明先生（218頁参照）の特別講義の模様でした。それまでは外科を専攻し手術手技を身につければ、いわゆるすべての問題に対応できるジェネラリストになれると思っていたのですが、日野原先生の話を聞いて、**慢性的な病気を抱える患者さんに寄り添い内科的・精神的ケアを行いながら最後までともに過ごすという**

医師像に心を動かされました。その番組を見て聖路加国際病院の内科レジデント採用試験を受験する意志を固め、願書を提出したのが締切の一週間前でした。運よく合格し、計五名のうちの一人として研修を始めることとなりました。

研修医時代

人の命を守りたい、救いたいと思って医師になったのですが、いざ研修が始まると救うことができたと思えることはなく、寄り添うどころか自分の目の前で失われていく命の多さに痛みを覚えました。特に進行したがん患者さんに病名告知も偽り、抗がん剤を点滴して副作用の管理もままならず苦しい思いをさせて最後を迎えるという状況に耐えられませんでした。そこで**すでに腫瘍内科という診療科が確立していた米国での研修**ということを考えるようになりました。**がんに対する臨床医学を学びたい**と思ったのです。

聖路加国際病院研修医時代、特にチーフレジデント時代に臨床的にも人間的にもずいぶん成長したと思います。内科病棟患者さんの病状把握に基づいた入退院の管理、カンファレンスの管理、他科・他部署との調整などさまざまな中間管理職的仕事で揉まれた有意義な一年間でした。

基礎研究者時代

聖路加国際病院でのチーフレジデントを終え、基礎医学教室の専攻生として二年間過ごしました。それはがん細胞の特徴、抗がん剤の作用メカニズムを知るために細胞生物学、分子生物学の知識を身につけようと思ったからです。当時教室ではＨＩＶを研究対象ウイルスとしており、分子生物学的手技を用いて研究を行っていました。

ひと通りの実験手技を身につけた後、教室の紹介でボストンにあるダナファーバーがん研究所に留学することになりました。日本発の新規抗がん剤の第一相試験に関わる仕事を行うためでした。分析化学など全くの素人が薬物動態学検査に関わることになったのです。当初の予定では血中濃度測定法の手技そのものを日本から米国側に伝授すればよかったのですが、測定に必要な機材などを米国で取り揃えるための時間と費用を節約するために再度米国側で立ち上げ直しという状況に置かれました。ＨＰＬＣ法（高速液体クロマトグラフィ）で薬物血中濃度を測定するのですが、英語で書かれた教科書を読みながら、以前扱った経験のある中国人の研究員から教えてもらいながら、カラムや溶離液の選択、検体の前処理、分離の条件など一つひとつ確認しながら、目的の薬物を分離して正確に測定できるようになるまで一年近くかかりました。

やっと落ち着いたところで本来の目標である臨床腫瘍内科学を学ぶことを改めて決意、米国医師資格試験（ＵＳＭＬＥ）受験の準備を始めました。それから一年のうちにUSMLE Step 1とStep 2に合格し、英語試験を受けて米国での臨床研修許可書（ECFMG資格）を取得したのです。同じ聖路加国際病院で外科研修を終え、スタッフになったばかりの妻も当時一歳の長男とともに渡米していました。子育てと実験で疲れている彼女を叩き起こし巻き添えにしてUSMLEの受験勉強をしたのです。独学で得たノウハウを伝授し、彼女もECFMG資格を取得しました。ボストンで二年二か月過ごし、妻の研究室の上司の異動に伴い、私たちもワシントンD.C.にあるジョージタウン大学に移ることにしました。

米国での内科研修医時代

ワシントンに移ってからも基礎研究者としての仕事を続けながら、内科研修の応募を始めました。私はまず全米四百か所ほどあるすべての内科研修プログラムに葉書で募集要項を問い合わせました。そのうち返事があったのが、約半分でした。ところが、その返信内容に驚きました。私が外国人であることは承知のうえで「外国人が応募する場合は、市民権もしくは永住権を得ていること」という条件を掲げている施設が何か所かありました。さらに、これから研修して学びたいと思っているのに、「米国ですでに臨床の経験があること」という条件がありました。なかでも多かったのはUSMLE試験のスコアや卒業時の成績に言及しているものです。USMLEの合格スコアが二桁で九十以上であること、卒業時の大学の成績がトップ一パーセンタイルであること。これらを考慮すると学生時代、USMLEともに成績のよくない私が応募できるのは、八十か所ほどでした。願書を送り続けること三年。どこからもインタビューの申し出はありませんでした。

合格している試験のスコアは変えることができません。変えられる条件は、米国の現場で見学研修し、経験を履歴書上に残すこと、さらに、指導医師に直接評価してもらい、推薦状を書いてもらうことでした。野口医学研究所を介してフィラデルフィアにあるトーマスジェファーソン大学病院の内科プログラムの見学研修を紹介してもらいました。計三か月弱寮生活をしながら、病棟見学研修をさせてもらいました。そこで初めての面接を受けることになり、マッチングにやっと名前を載せるプログラム名ができたのです。ところが結果はunmatchedでした。再び研究者として米国国立衛生研究所に短期契約で仕事を始めました。

すると、六月初めにジョージタウン大学の内科研修プログラムのディレクターから電話がかかってきました。一つポジションが空いているので採用したいとの連絡でした。開始直前で欠員が生じたので採用したいとのことです。研究の仕事が途中でしたので考慮してもらい、七月から始まるところを九月から始めることになりました。かなり優遇された採用だったのですが，私の英語力と七年以上にわたる臨床からのブランクは大きく前に立ちはだかり，翌年の六月を迎える前に二年目には上げられない旨を通達され，さらには九月採用なので再度一年目の研修をやり直さなければならないという状況に陥りました。進路を悩んで決めるも何もない状態です。**ここで諦めて日本に帰るのか，米国で臨床の道を追求するのかいずれかの状態でした。それ以上に医師を続けるかどうかを真剣に考えました。**

しかし，医師であること，さらには腫瘍内科医になることを再び決心する出来事が起きました。研修を続けられないことがわかった五月，私は退役軍人病院病棟のオンコロジーレジデントでした。ある日，不明熱の精査から進行した悪性リンパ腫と診断された四十代半ばの黒人男性が入院してきました。ある朝，いつものように回診してその患者さんの部屋に入ると大の男がすすり泣いていました。病気のために命を失うことが怖い。家族を残して，特に幼い子どもたちを残して亡くなるかもしれないことの不安と悲しさから涙していたのです。彼のベッドサイドにおいてある読み古された聖書に気づき，クリスチャンである私は彼のために祈りました。英語で祈ったのは初めてでした。ご本人のうえに，ご家族のうえに神様の平安と慰めがありますようにと祈ったのです。そのときに共有した思いや涙は忘れることができません。

米国に渡って六年にして初めて言葉の壁，肌の色を越えて一つになれたと感じたときでした。それは私が医師であったがために訪れた機会だったし，また，悪性腫瘍の患者さんを担当することによって訪れた機会でした。「自分には計算のできない〝医師と患者さんのめぐり合わせ〟という偶然」と思うかもしれませんが，私にとって必然と思われる状況のなかで，医師であることの，また，腫瘍内科医を目指すことの意味を改めて思い知ることになった出来事でした。この経験があったからこそ今の私があります。

後輩へのアドバイス

私が皆さんにアドバイスできるとすれば，至極当たり前ですが，**医師としてどの疾患の患者さんに自分の体得した医業をもって献身できるかということを考えること**だと思います。つまり**いかなるときも揺るがない志をもつこと，その実現のために足りないものを把握し，補う努力をすること**です。そうすれば自ずと道は開かれます。限られた頁数のなかで私の経歴は語り尽くすことができません。そのなかでも聖路加国際病院での研修医時代に見たがん患者さんの寂しげな目を忘れることができないのです。腫瘍内科医を志した自分を思い出させるのです。

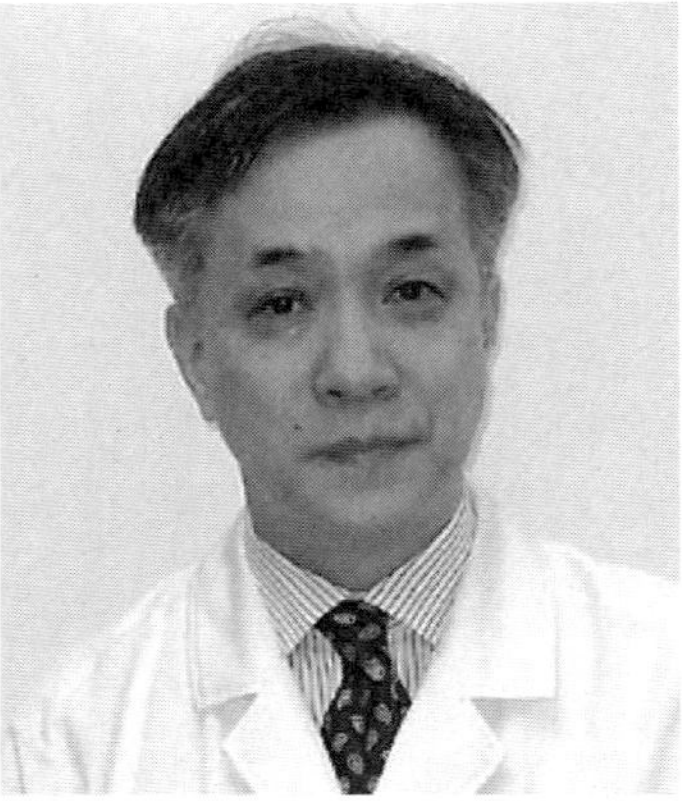

「医者という薬」の効能を高める

宮崎医院
院長
S61 宮崎　仁
みやざきひとし

1986年　藤田保健衛生大学医学部医学科卒業
1986～88年　聖路加国際病院内科レジデント
1988年　聖路加国際病院内科チーフレジデント
1989～98年　藤田保健衛生大学病院血液・化学療法科
1998年　藤田保健衛生大学医学部内科学講師
2002年～　現職
編著書に，『もっと知りたい白血病治療』（医学書院），『白衣のポケットの中：医師のプロフェッショナリズムを考える』（医学書院），『ぷらなび血液疾患診療ナビ』（南山堂）など。

私は進路選択をこう悩んだ

日野原先生からオスラー博士の逸話を聴く

私の家系は、三河湾に面した愛知県吉良町（現・西尾市吉良町）で、一九四二年以来、七十年近くにわたり医業を続けております。「開業医の三代目」としてこの世に生まれてきた私は、あまり深く悩むことなく、既定路線に逆らわないで、自宅から最も近い医学校へ入学しました。

医学部に入学してからは、ビッグバンド・ジャズの演奏活動に熱中しておりましたが、四年生から五年生に進級する春休みに大きな転機がやってきました。学内に掲示してあったポスターに惹かれて参加した、「全人的医療を考える会・第一回軽井沢ワークショップ（WS）」で、日野原重明先生（218頁参照）と出会ったのです。日野原先生はウィリアム・オスラーの生涯に関する講演をされたのですが、今でも鮮明に記憶しているエピソードがあります。

「オスラー先生が、病室に入って回診するとき、『病室の空気が急にさわやかになり、暖かな陽光がさしこむような感じがした』と、彼の弟子たちは語っています。これは、オスラー先生自身が長年にわたり、『心が南を向いているような』気持ちをもって回診しようと、意識的に心がけていたシステム的習慣から生まれた現象なのですが、あたかもオスラー先生のもっている天性の才能によるもののような印象を、お弟子さんや患者さんに与えたのであります。オスラー先生は、常に『諸君が毎日繰り返すことを効率のよいシステム的な習慣とすること。そうすると、そのシステム的習慣が天性になる』と医学生たちに説いていました」。

それまで、「オープン・マインドになれない内向的な性格」が、臨床医に全く不向きなのではないかと、ひそかに悩んでいた私にとって、「**システム的習慣が天性になる**」という、オスラーの言葉は、とても衝撃的でした。

軽井沢WSでは、もう一つの重要な出会いがありました。池見酉次郎先生（九州大学心療内科初代教授）から、マイケル・バリントに関するお話を聞くことができたのです。バリントが唱えた「**医者という薬**（doctor as a medicine）」、すなわち「**医師の存在**（人間としてのあり方）**そのものが、患者さんにとって、良薬にも毒薬にもなる**」という思想に、私は強く魅了されました。

軽井沢から帰った私は、オスラー、日野原、バリント、池見という、偉大なる先達たちに導かれて、「志望は内科、研修は聖路加、これからの目標は『医者という薬』の効能を高めること！」と勝手に決めてしまったのでした。

聖路加国際病院で患者さんの物語を感受する

運よく聖路加国際病院の内科レジデントに採用された私は、バブル景気が始まった東京で研修を開始しました。当時の内科は、各臓器別の専門科に細分化されておらず、今でいうところの**総合診療的な研修を受けることができたのはとてもよかった**と思います。指導医や先輩レジデントからたたきこまれたものは、あまりに多すぎてここに書ききれませんが、「患者さんの問題（プロブレム）を抽出し、その問題解決のため迅速に行動せよ」、「チャート、退院サマリー、紹介状などは、手を抜かず丁寧に書くこと」などの基本的な教えは、私のなかで「システム的習慣」となっていて、現在でも毎日繰り返し実践しています。

聖路加国際病院での研修では、「**物語能力**（narrative competence）」を身につけることができたことも大きな収穫でした。「物語能力」とは、患者さんの病気の背後に隠れた「物語（ナラティブ）」を感受し、その物語に心を動かされて、患者さんのために何かを為すような関係をつくっていくための能力のことです。駆け出しの医師であった私は、メンターの医師や病棟のナースたちが、まるで魔法のように患者さんとご家族の物語を聞き出して、その物語のもつ力を治療や問題解決に活かしていく様子を、なかば唖然として見惚れているうちに、自分でもその能力を少しは使えるようになっていきました。病院全体が、ある種の霊性（スピリチュアリティ）を有する特別な「場」であることが、聖路加国際病院で研修するレジデントたちの物語能力を高めていることは間違いないでしょう。

血液専門医として白血病と闘う

さて、三年間に及ぶ聖路加国際病院での研修を終えた私は、母校の大学病院に戻り血液内科医としてのトレーニングを開始しました。血液内科を選んだ理由は、**白血病という難儀な病気と闘う医師たちの姿に憧れた**からです。

私が血液内科の専門医として過ごした十五年間は、化学療法、造血細胞移植、支持療法の進歩によって、これまで「不治の病」であった急性白血病が根治可能なものへと変わっていくエキサイティングな時代でした。しかし、助かるようになったとはいうものの、化学療法や造血細胞移植に伴う患者さんの負担は、肉体的にも精神的にも大変なものです。長くて過酷な治療の道を進む患者さんとご家族たちに寄り添う時間や、交わした対話のなかから、私の最初の著書である『もっと知りたい白血病治療：患者・家族・ケアにかかわる人のために』（医学書院、二〇〇二）が生まれました。この本の反響もあって、血液難病の患者さんとご家族を、心身両面から支援することが、私の重要なライフワークとなっていきます。

開業医療は楽しい

大学病院での仕事に忙殺されている最中の二〇〇二年夏に、父親が脳梗塞のため急逝してしまいました。このとき、血液内科医を続けるか、開業医に転職して医院を継承するかという岐路に立たされた四十歳の私は、悩むことなくあっさりと開業医の道を選びました。その選択をした明確な理由は、自分でも定かではなく、**天命に従う**という感じだったと記憶しています。白血病の治療医として、ある種の達成感と同時に、乗り越えがたい限界も感じていた時期だったので、突如として自分のなかで「町医者のＤＮＡ」が目覚めたのかもしれません。

開業医療は事前に予想していたよりも、はるかに自由で楽しいものでした。開業医が日々の診療で相手にしているのは、治らない慢性疾患や医学的に説明困難な身体症状ばかりなので、「医者という薬」を上手に使うことが肝要です。そこでは、聖路加国際病院で培った物語能力が大きな武器となり、患者さんだけでなく、家族や地域全体の物語を受け止めながら日々の仕事をしています。

現在では、「**地域が最先端**」を合言葉に、医院のなかでの外来診療や訪問診療だけにとどまらず、禁煙や自殺予防などに関する地域住民へのヘルスプロモーション活動、プライマリケア医のための精神医学セミナーの企画運営、医師のプロフェッショナリズムやプライマリケアにおける血液診療に関する書籍の出版など、医院の外でもさまざまな仕事に関わることになり、いささか多忙ですが充実した毎日を送っています。

後輩へのアドバイス

すべての医学生や研修医は、多かれ少なかれ「スーパー研修医願望」をもっています。つまり、「スーパーマンのような研修医になって困っている患者さんを救いたい、患者さんから感謝されたい、指導医や同僚から認めてもらいたい」と思っている。ところが、いざ研修を始めてみると、そんなスーパー研修医願望が満たされる場面はほとんどなく、反対に何もできないことに気づいて、ダメな自分を責めることになります。「スーパー研修医になりたい」という思いは、隙あらば「スーパー研修医でない自分」を攻撃してきます。まずは、このような若い医師独特の「認知の歪み」に気づいてください。完璧でなくてもよいのです。「できること」と「できないこと」の間に、きちんと境界線を引きましょう。「できること」のうちで、**自分が本当に好きなこと、得意とすることを伸ばす**方向へ進んでいけば、「医者という薬」の効能を高める旅は、とても楽しいものになります。

現場でモヤモヤしたときに読む本

白衣のポケットの中：医師のプロフェッショナリズムを考える

宮崎　仁，尾藤誠司，大生定義（編集）：医学書院，2009

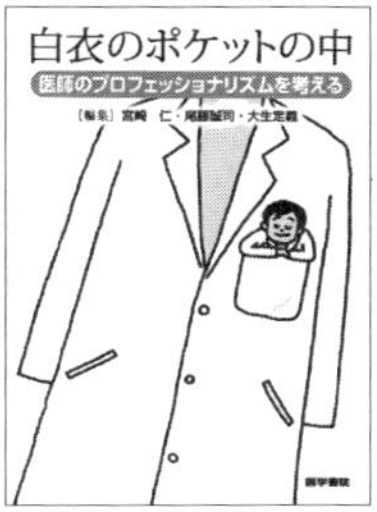

答えが見つからない現場のジレンマや，モヤモヤした自身の感情と真摯に向き合いながら，医師のプロフェッショナリズムについて考えてみました。実習や研修のなかで，モヤモヤ，ムカムカした人は，ぜひご一読を。

治療装置としての建築デザイン―宮崎医院待合室―

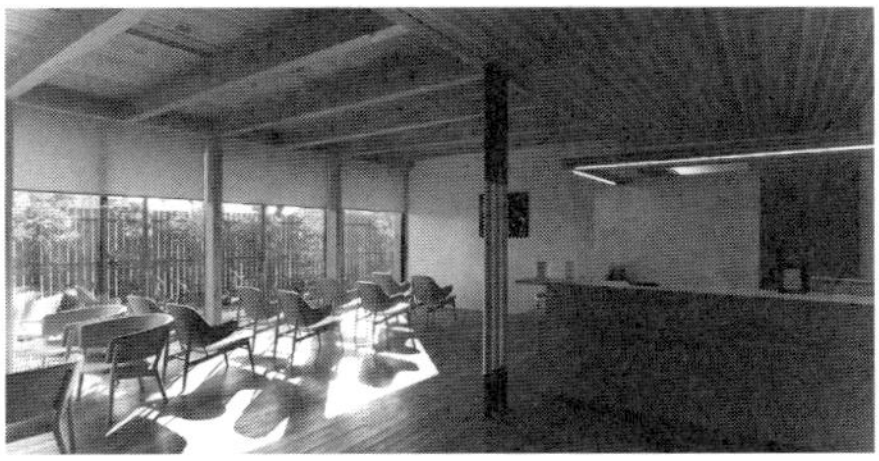

継承開業後，医院の建物のリニューアルの際に考えたのは，「治療装置としての建築デザイン」ということ。新旧の聖路加国際病院をお手本にして，木の香りのする小さな美術館のような診療所ができました。

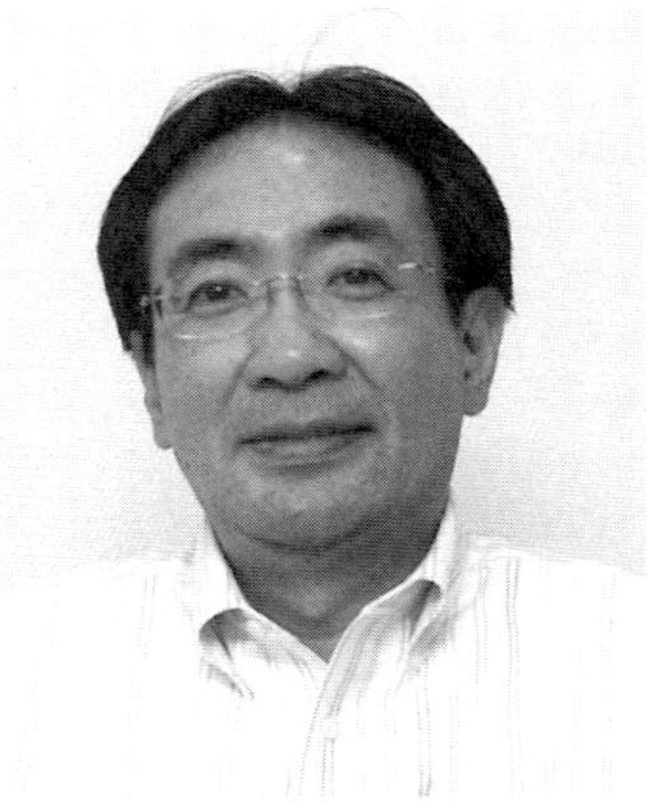

「全身を診ることができる眼科医」が，私が選択した道

あおぞら眼科クリニック
院長
聖路加国際病院
眼科非常勤
S60 草野良明
くさのよしあき

1985年　順天堂大学医学部医学科卒業
1985～89年　聖路加国際病院内科レジデント
1989年　内科チーフレジデント，内科認定医取得
1989～04年　聖路加国際病院眼科
1996年　ハーバード大学医学部眼科にて臨床研修
2004年～　現職

私は進路選択をこう悩んだ

大学時代

医学部の学生時代の私は漠然と将来は手術のできる外科系の医師になりたいと思っていた。しかし臨床研修で各科を回ると、内科の医師たちは「外科は切るばかりで考えることが足りない」と言い、外科系の医師たちは内科医を「頭でっかち」と言う。学生時代の勉強が足りなかった私は卒業したら昔のインターンのように**基礎になる内科や他科の研修をしてから外科系の専門科に行きたい**と考えた。

ちょうどその頃、母校順天堂の消化器内科の指導医だったS先生が、日野原重明先生（218頁参照）が書かれた『POS医療と医学教育の革新のための新しいシステム』（医学書院、一九七三）という本を貸してくださった。S先生は「これからのカルテはPOSに沿って書かなければいけない」と学生に指導していたが、その考えのもとになった本とのことであった。本のなかで日野原先生は熱くPOSの重要性を語り、聖路加国際病院のチャート（カルテ）が見本として載っていた。それは大学病院で見ていたカルテよりも非常に合理的で洗練されたものに見えた。その後、聖路加国際病院が患者さんのための医療を実践してきた病院であることや初期研修に他科のローテーションを含むシステムを採用していることを知り、内科レジデントに応募した。

実は私はエクスターンという病院見学のシステムがあることすら知らない無学の学生で、聖路加国際病院を訪れたのはレジデント試験の日が最初であった。一次試験の後の面接では、「第一志望内科、第二志望外科と書いてあるが、内科を落ちたら本当に外科に行くのですか」と聞かれた。将来外科系をやりたいのでどちらでもよいですと答え、笑われた。「病理も勉強したい」と言ったり、今考えると怖いもの知らずの恥ずかしい面接場面だった。

内科レジデント時代

聖路加国際病院での初期研修は厳しく忙しかったが、研修医は皆厳しい教育を望んで応募してきた人たちの集団であり、忙しさに根をあげる雰囲気はなく、むしろ忙しさを誇りとするような空気があった。当時内科部長だった五十嵐正男先生（210頁参照）の「**研修医は学会で学ぶより、患者さんのベッドサイドで学びなさい**」とのお言葉は今でも心に残っている。治療方針や使用する薬剤の選択などについては、研修医が勉強して提案したことなどを親身に聞き入れてくれる雰囲気があった。抗菌薬の使用方法なども米国流の基本が当時すでに根付いていたと思う。教育に熱心な指導医や先輩レジデントが多く、公私にわたり厳しくも温かいご指導をいただいた。決して優秀な研修医ではなかった自分がいま曲がりなりにも医師をしていられるのは聖路加国際病院での初期研修のおかげであると思っている。

＊

内科研修三年目になって、将来の進路に迷いが出てきた。当初、いずれは手術ができる外科系に進みたいと思っていたが、内科の内視鏡にも興味が出てきた。せっかく内科研修をしたのだからこのまま内科を勉強しようか、あるいは当初の目標の外科系を勉強するか。

そんなとき、当時の聖路加病院眼科の神吉和男部長と石田誠夫先生から「草野君、眼科も外科だよ！ 眼科に来ないか？」とのお誘いをいただいた。眼科にはぶどう膜炎のような内科的な疾患もあれば白内障や硝子体手術のような外科の分野もある。専門性も高く米国では進路希望の一、二位を争う人気のある科であると。

眼科は学生時代、外科の次に興味のある科であった。しかしながら迷った。目のことは何も知らず、また一からすべてを学ばなければならない。全身を診る内科から眼科に移ることは、同じ医師という職業でありながら全く別の道を歩むことに思えた。家人や友人に相談したが反対の意見のほうが多かった。当時聖路加看護大学学長であった日野原先生に相談したところ、「**米国ではインターンとしてきちんと内科や外科の勉強をした後に専門を選ぶ。全身を診ることができる眼科医になりなさい**」と言ってくださった。

眼科への転科

卒後研修四年目の一九八九年、眼科に転科した。春から半年間の内科チーフレジデントを経て、夏に内科認定医を取得し、秋から聖路加国際病院の眼科での研修が始まった。

内科チーフレジデントから、たった一人しかいない眼科研修医への転身であった。覚悟はしていたものの、眼科に移ってからは正直大変だった。私が眼科に移ってから五年間、眼科への研修医の入局はなかった。自分なりに楽しく奮闘したつもりであったが、眼科のことは何もできない私が急に眼科に現れてさまざまな迷惑をおかけしたに違いない。眼科の指導医の先生方は、我慢強く教育してくださった。眼科以外では内科時代に教えを受けた各科の先生方や同期の仲間たちのバックアップがありがたかった。毎年四百件を超えるコンサルテーションをいただき、夜遅くまで病棟を回って患者さんを拝見した。勉強の機会には恵まれていたと思う。

＊

一九九六年には米聖公会の援助でハーバード大学医学部のマサチューセッツ眼科耳鼻科病院に留学し、主に網膜硝子体疾患の臨床を学んだ。日野原先生の紹介でお世話になった指導医の向井志寿夫先生には、医師としての基本姿勢から最新の米国の眼科事情まで丁寧に教えていただいた。また、留学中に米国における開業医のあり方を目にしたことが後に私が開業を選ぶきっかけになったように思う。

＊

米国での研修後は聖路加国際病院に戻り、眼科の中堅として仕事をさせていただき、臨床や学会発表に忙しい日々を過ごした。後輩にも恵まれ、充実した時期であった。数年経った頃、**このまま聖路加国際病院に残っていることが、病院にとってよいことかどうかという迷い**が現れ始めた。最も大きな迷いの原因は私が学会発表や論文執筆を苦手にしていたことにある。人前で講演したりするのが苦手で，論文執筆は忙しさにかまけて後回しにしてしまい、結局学会で発表しても論文にしていない報告も多かった。恥ずかしい話だが、そういう自分が今後教育病院である聖路加国際病院で後輩たちを指導していけるのか疑問が湧いた。漠然と開業という選択肢を考えるようになっていた。

二〇〇三年の秋頃、大学の同級生と話したときに開業をしてみないかと誘われ

総内・総診
消内
循内
呼内
神内
腎内
代内
膠内・ア
感内
腫内
血内
高齢者・在医
眼科
病理
公衛
医行政
基礎研
大学院
専・研修
初・研修

た。漠然とした開業への気持ちが具体的になった。

小さなクリニックを開業

二〇〇四年の夏に聖路加を退職し、同年秋に眼科の小さなクリニックを開業した。当たり前のことかもしれないが開業するとすべての責任は院長にある。自分の後ろには誰も守ってくれる人がいないという感覚を初めて経験し、自分がいかに聖路加国際病院という組織に守られていたかを心底感じた。一方で、金銭的な制約はあるものの内装のデザインをはじめ、電子カルテや検査機器の選定も自分流で決められる自由度の高さは開業の魅力であった。

開業医は経営者でもあるが、開業が商売とならぬよう、患者さんの来院頻度や投薬内容は勤務医時代と全く変わらないことを信念にした。当初経営は厳しかったが、自分を信頼して受診してくださる患者さんが少しずつ増えることが喜びであった。勤務医時代に比べ、自身でできる治療の範囲は狭くなったが、都心近郊での開業であるため必要に応じて患者さんを紹介できる施設は豊富で助かっている。

開業後も週に一日、聖路加国際病院の眼科外来を継続させていただいている。自分が聖路加国際病院のお役に立てることは少ないが、病院での外来を継続することで新しい知識に触れたり、後輩たちに刺激をもらったりするよい機会をいただいている。

最近では内科の知識も錆びついていて、全身を診ることができる眼科医になれたかどうかははなはだ疑問ではあるが、開業医として患者さんがもつ悩みを包括的に聞けるように努力している。

後輩へのアドバイス

私の場合、医学部時代の夢はただ患者さんに寄り添える医者になりたいということだけだった。どんな分野で、どのような活躍をしたいとか、教授職に就きたいとか、医師になった後の具体的な夢を描くことができていたら、もっと違った道があったのかもしれないと思うことがある。

これから医師になる皆さんには、**さまざまな選択肢を知っておいてほしい**と思う。医師という職業には医師になった後もたくさん選択できる道があることを知ってほしいし、広がる夢を描いてほしいと思う。学生の間に、先輩や教授たちに率直にいろんな話を聞くことを勧める。先輩たちは喜んで道案内をしてくれると思う。

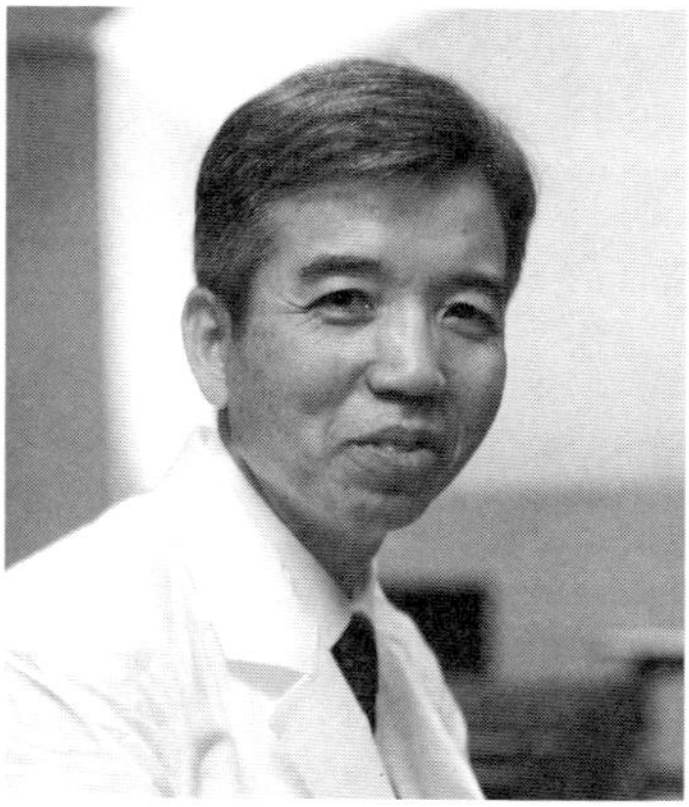

ユニークな医師になる

聖路加国際病院
内科統括部長，血液内科部長
S56 岡田　定
おかだささだむ
1981年　大阪医科大学医学部医学科卒業
1981〜84年　聖路加国際病院内科研修
1984〜93年　昭和大学藤が丘病院血液内科
1993年〜現在　聖路加国際病院血液内科

私は進路選択をこう悩んだ

学生時代

学生時代は部活（軟式テニス部）に多くの時間とエネルギーを費やした。医師としての進路をまじめに考え始めたのは、五年生の夏頃になってからである。

「**何科を専攻するのか**」，「**どこで研修するのか**」が切実な問題になった。「何科」については、「患者さんの全体をみることができる科」ということで内科と決めた。

「どこで研修」については、当時はほとんどが大学病院に残る時代であったが、「**自分は外に出たい**」と考えていた。大学病院で働いている先輩研修医をみて、「たいして能力もない自分が一人前の医師になるには、大学病院に残っていては学生気分を引きずってしまいだめだろう」，「もっと厳しい環境で鍛えられなければ」と自分を戒めていた。

その頃に、『ズバリ頼れる名門病院』という本に出会い、これによって「聖路加を受験しよう」と決めた。

＊

不思議なもので、物事を決意するとそ

れをサポートする偶然が次々に起こる。大学の同窓会名簿を見ていたら、大学の先輩でしかも軟式テニス部の先輩でもある西崎統先生（現 西崎クリニック）が、聖路加に在籍されていることがわかった。さっそく西崎先生に手紙をしたため、六年生の夏に上京して聖路加でお会いできた。これで気持ちは揺るぎないものになった。面会の後、当時の旧病院の周囲を歩きながら、「この病院で研修するんだ」と自分に言い聞かせたのを今でも生々しく思い出す。

そして一九八一年春、聖路加を受験した。面接試験では内科部長だった五十嵐正男先生（210頁参照）に「本当にどこまで頑張れるかわかりませんが、その気持ちだけは誰にも負けないつもりです」と訴えた。ところが受験結果の通知は、なんと「補欠」。暗澹たる気持ちになった。しかしほどなく「合格」の再通知が届いたのであった。地獄から天国へとはまさにこのことだった。

入職した一九八一年は先輩レジデントが一度に退職された年であり、内科の採用者は例年三名だったのにこの年だけ六名に増員されたのだった。

偶然の女神がまたもやほほ笑んだ。

レジデント時代

聖路加の研修は客観的には厳しいものだったと思う。でも自分にとってこれほど充実感に溢れて楽しい研修はなかった。高尾信廣先生（184頁参照）をはじめ先輩レジデントによる屋根瓦方式*1の教育、毎週の日野原回診（日野原重明先生：218頁参照）、ナースやコメディカルとの病院内外での交流など、医師として成長するための栄養がたっぷりと与えられた。

レジデント三年目にもなると、「**内科の中で何科を専攻するのか**」という新たな進路問題が浮上した。

「内科なら何科でもいい」というあいまいな気持ちで、なかなか特定の科に絞ることはできないでいた。そんなとき、週に一回非常勤で来られていた寺田秀夫先生（216頁参照）に、「昭和大学藤が丘

研修病院選びに役だった本

ズバリ頼れる名門病院

水野　肇（著）：英知出版，1978

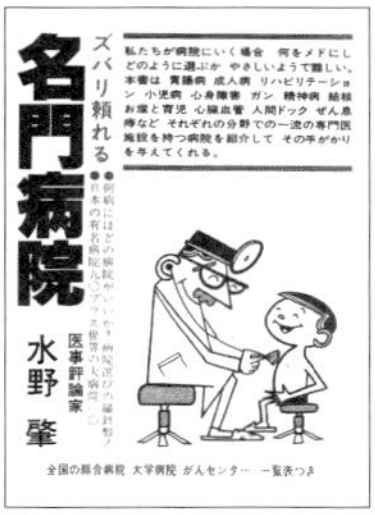

学生時代に「外で研修したい」と考えていたときに，この本に出会った。当時としてはめずらしい全国の有名病院についての解説本である。聖路加国際病院には「ユニークな医師を育成」というサブタイトルがついていて，「『聖路加に来たときの医師はみんな無名で実力もない。しかし，10年たつと，名実ともにりっぱで，しかもユニークな医師になる』と言われている。ほんとうの教育病院とは，こういうものだといえよう」と記載されている。**「ユニークな医師になる」**というフレーズが自分の心の琴線に触れ，「聖路加で研修してユニークな医師になりたい」と，聖路加国際病院の受験を決めたのであった。

病院の血液内科に来られませんか」というお誘いを受けた。

寺田先生のお人柄にも魅せられて、「はい、わかりました。お願いします」とすぐにお受けしてしまった。これで血液内科を専攻することと昭和大学藤が丘病院に行くことが、いとも簡単に決まってしまった。

「進路は悩んで決めるもの」と考えておられる読者には、肩透かしのお話で申し訳ない。

血液内科に進んだきっかけ

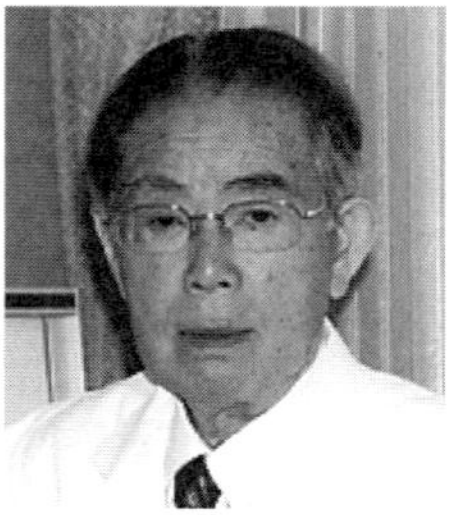

私の恩師は日野原重明先生とお写真の寺田秀夫先生である。聖路加のレジデント時代，寺田先生は昭和大学藤が丘病院血液内科教授をされながら，聖路加にも週に1回診療に来られていた。寺田先生の導きがなければ，血液内科医の道は歩んでいなかっただろう。

大学病院時代

専攻した血液内科は、自分の趣向に合っていた。

血液疾患は全身疾患が多い。「患者さんを全身的にみる」にふさわしい科であった。当時の白血病やリンパ腫の多くは致命的疾患だったが、治療の進歩で急速に治癒可能な疾患になりつつあった。新しい治療によって不治の病が治るかもしれないと、日々の診療に大いにやりがいを感じた。

また病気の治癒が目指せなくても、患者さんのQOLをいかに良好に保つかも自分には大きな関心事だった。長期入院を余儀なくされる血液疾患の患者さんや家族との濃厚な人間関係のなかで、医師としてだけでなく一人の人間として学ぶことは多かった。

何人もの先輩医師から教えを受けながら、日常臨床だけでなく、レジデント教育、学会発表、論文作成と、血液専門医の階段を少しずつ昇って行った。

大学病院も八年ほど経過したある日、日野原重明先生から急に電話が入った。「聖路加に血液内科のスタッフとして戻ってこられませんか」というお誘いであった。聖路加国際病院の血液内科はずっと非常勤医とレジデントだけの診療体制だったが、一九九二年に新病院となり血液内科にも常勤医が必要と判断されたのである。

日野原先生とお会いして、またもすぐに「はい、わかりました。お願いします」と答えてしまった。大好きな古巣の聖路加国際病院でなら、血液内科スタッフ一人体制でもなんとかやっていけるだろうと判断したのだった。

聖路加国際病院スタッフ時代

そして、一九九三年から二〇一〇年ま

で十七年間もの間、血液内科スタッフ一人体制が続くことになった。

　聖路加国際病院のような規模の総合病院で、血液疾患の入院・外来診療を一人体制でやることは、常識的にはあり得ないことである。

　一人体制では、血液内科のすべての患者さんの最終責任をもつことになる。夏休みに海外に出かけても電話が追いかけてくる。誰にも代診は頼めないので急な外来休診は許されない。

　でもすばらしく優秀なレジデントと聖路加独自のネットワーク（生きた有機体[*2]）に支えられて、曲がりなりにも続けることができた。診療、レジデント教育、学会発表、本の出版など、後悔はない。

　二〇一〇年には、聖路加国際病院内科レジデントの後輩で藤が丘病院血液内科の後輩でもある樋口敬和先生を迎えることができ、血液内科はパワーアップした。

　二〇一一年には、十二の内科専門科（血液、感染症、腫瘍、循環器、消化器、呼吸器、内分泌・代謝、アレルギー・膠原病、腎臓、神経、一般、心療）をまとめる内科統括部長の重責を、林田憲明先生から引き継ぐことになった。

後輩へのアドバイス

　率直にいえば、進路についてそれほど悩む必要はない。今、目の前にある課題をがむしゃらにこなしていけば、自然と道は見えてくるはずである。

　でもあえて少し大げさにいえば、**「自分の独自の才能は何か」**ということと**「自分が人類に貢献できることは何か」**ということを問いかけてみてほしい。

　「独自な才能」ということを難しく考える必要はない。あなたがやっていて楽しいこと、時間が経つのも忘れて夢中になれることは何だろう。そこに「あなた独自の才能」がある。自分の欠点や弱点にとらわれてはいけない。それよりも自分の長所や得意なことに時間とエネルギーを注いでほしい。そのほうがはるかに効率的で楽しい人生になる。

　医師は、「科学性」、「人間性」、「社会性」のさまざまな分野で活躍できる。あなたは医師として、人のため世のためにどのような貢献ができるだろうか。

　「人類に貢献できる、あなた独自の才能」に光を当てて、あなたしか歩めないユニークな人生を選び取ってほしい。

*1　屋根瓦方式の教育：一年目の初期研修医を二年目の先輩研修医が教え、二年目の研修医を三年目以上の専門研修医が教える、という具合に、教えられた人が次に教える側となって何重もの構造で指導する体制。

*2　聖路加国際病院の理念（リドルフ・B・トイスラー：1933）にある言葉。全病院スタッフが有機的につながったチーム医療をさす（17頁参照）。

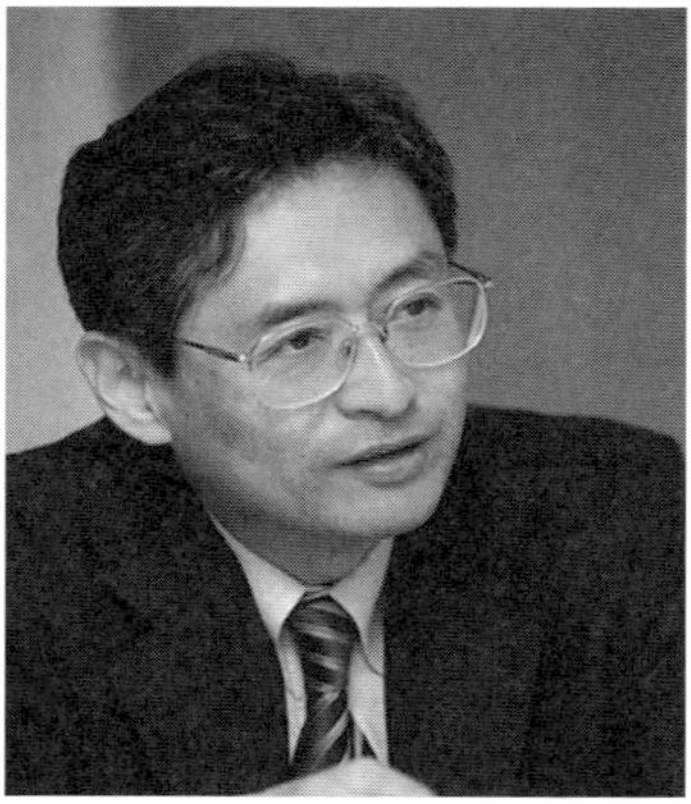

「中途半端な努力」ほど若い医師に毒性の強いものはない

感染症コンサルタント

S54 青木 眞

おおきまこと

1979年　弘前大学医学部医学科卒業
1979年～　沖縄県立中部病院にて研修，ケンタッキー大学などで内科レジデントおよび感染症フェロー．
1992年～　帰国後，聖路加国際病院内科，国立国際医療センターエイズ治療研究開発センター勤務．
2000年よりサクラグローバルホールディング㈱学術顧問に加え，多くの市中病院や大学病院で感染症領域の若手医師・薬剤師の育成に従事。

私は進路選択をこう悩んだ

内科VS外科

卒後一年目は内科に進むか、外科に進むかで悩んだ。卒後二年目に入る時点で内科系・外科系だけの選択はしなければならなかったためである。研修開始当初は「外科しかないでしょう」と考えていた自分であるが、針刺し事故で肝炎を患い、外科医の道はあきらめた。さらに内科学の奥行きを臨床研修や図書館で味わうにつれて内科を選択することとした。

感染症科VS循環器科VS消化器科

卒後二年目からの三～四年間は感染症科、循環器科、消化器科の三科のなかでどれを専門にするか迷った。何よりも治療方法にバラエティがあるのが三科の特徴である。もともと手技が嫌いでないため、循環器の超音波やカテーテル検査、消化器の内視鏡操作に強く惹かれた。卒後四年目、決めきらないまま沖縄の地を離れ、東京の大病院に後期研修の場を選んだ。そこで経験した循環器科、消化器科の日常は沖縄県立中部病院のそれと大差なかったが、**感染症科の診療だけは東が西から離れるほど大きく異なった。**平たくいえば、都内（内地）の感染症診療は、体温やCRPの上昇に対して新しい世代のセファロスポリン系を使用するか、さらに新しいカルバペネムを使用するか…だけの世界であり、詳細な病歴や身体所見は無いに等しかった。沖縄県立中部病院の恩師、喜舎場朝和先生が最も戒める感染症診療が内地を埋め尽くしていた。

海外留学VS国内研鑽

卒後四～五年目。**感染症で師事すべきメンターがいない以上、海外留学しか残された道はなかった。**当時、Visa Qualifying Examination（VQE）が米国の医師免許証にあたるForeign Medical Graduate Examination in the Medical Sciences（FMGEMS）のCertificate取得に必要であったが、これが司法試験よりも難しかった。毎年の合格率が一％以下。百人に一人も合格しない試験を目指すほど自信家ではなかった自分はほとんど諦めていた。しかし「留学しか道がない」と思い知らされていた一九八四年、「前年の受験者七百～八百名中、合格者七人。そしてその七人中三人が知人である」という情報が自分の耳に入った。具体的には沖縄県立中部病院の一年先輩と一年後輩、さらに出身大学の同級生で親友のO君である。「勉強の仕方によっては何とかなるのではないか」という思いを強め受験勉強を始めた。人生五十八年間のなかでこのときほど勉強したことはない。試験当日、会場の七百五十名＋αの受験者を前にして「合否はともかく、自分よりも準備した者はここに居ない！」という確信だけはあった。

留学先を見つける

ただでさえ小さな地方大学の出身であり、さらに医局の後ろ盾が全くない自分が、外国人医師を歓迎しない時代の米国にインターンシップをさせてくれる施設を見つけることは至難の業であった。ワープロもない時代、パツンパツンとタイプを打って百か所以上の施設に申し込んだが、ほとんど返事がない。どこかのスラム街にあるか…と思われる市中病院から三～四件、一応、面接はする…といった感じ連絡のみであった。

しかし若さとは強いもので、やがて旧厚生省が国立病院の職員に対して臨床研修に奨学金を出していることを聞き、早速、厚生省を訪問した。が、「あなたのような地方公務員のための奨学金はない」と断られた。しかし食い下がり「国家公務員になれば奨学金をもらえる」という約束までは取り付けた。その後、信じられないような多事多難の後、沖縄の離島、宮古島のハンセン氏病の施設（国立療養所宮古南静園）の職員となり奨学金を取得し、**留学の夢を叶えた。**

帰国後の紆余曲折

一九九二年に帰国した自分を待ち構えていたもの、それは一九八四年の離日当時と変わらない熱・白血球・CRPの異常を新しい抗菌薬で「正常化」する感染症診療であった。既存のEstablishmentを変える能力も胆力も知力も持ち合わせない自分は、**与えられた現場でこつこつと感染症診療の実際を広めていった。**最初の十年間は孤立無援といった感が強かったが、やがて志を共にする後輩・教え子が一定の数に達し、感染症に興味をもつ若手医師の数は急速に増えてきたように思われる。

進路選択のカギは何か

基本的には「本当に面白いと思えるか」、「これだけは譲れないものがあるか」が重要であると思う。「百%面白く、問題は全くない」という専門領域はない。自分にとって最も大事な部分さえ押さえておけば、「習い性となる」というように、あとは適宜順応できるものである。自分の場合、感染症診療がただ面白く、その教育ニーズがほかの専門領域以上であるというGut feeling（第六感）があったと思う。

後輩へのアドバイス

迷ったら卒後三〜四年は、大いに迷うとよいと思います。迷いながら、いくつかの興味ある領域をなるべくstaff physician（医員）に近い日常で必死に研鑽すると、自ずとYes・Noが見えてくるものです。**最も危険なことは、全力投球をせず、各科の美味しいところだけのつまみ食いをしながらローテーションを続けることです。**これでは本当に向き不向きの検討はできませんし、「本当は、あのときもっと頑張ればできたんだ…」という過去の可能性の堆積物を積み上げるだけの人生になるでしょう。**中途半端な努力ほど若い医師に毒性の強いものはありません。**逆に**全力投球の結果は、それがプラスでもマイナスでも先生方の新しい道しるべになります。**

青木　眞●弘前大·医 S54卒▶沖縄県立中部病院·他▶国療宮古南静園▶米国留学▶聖路加国際病院

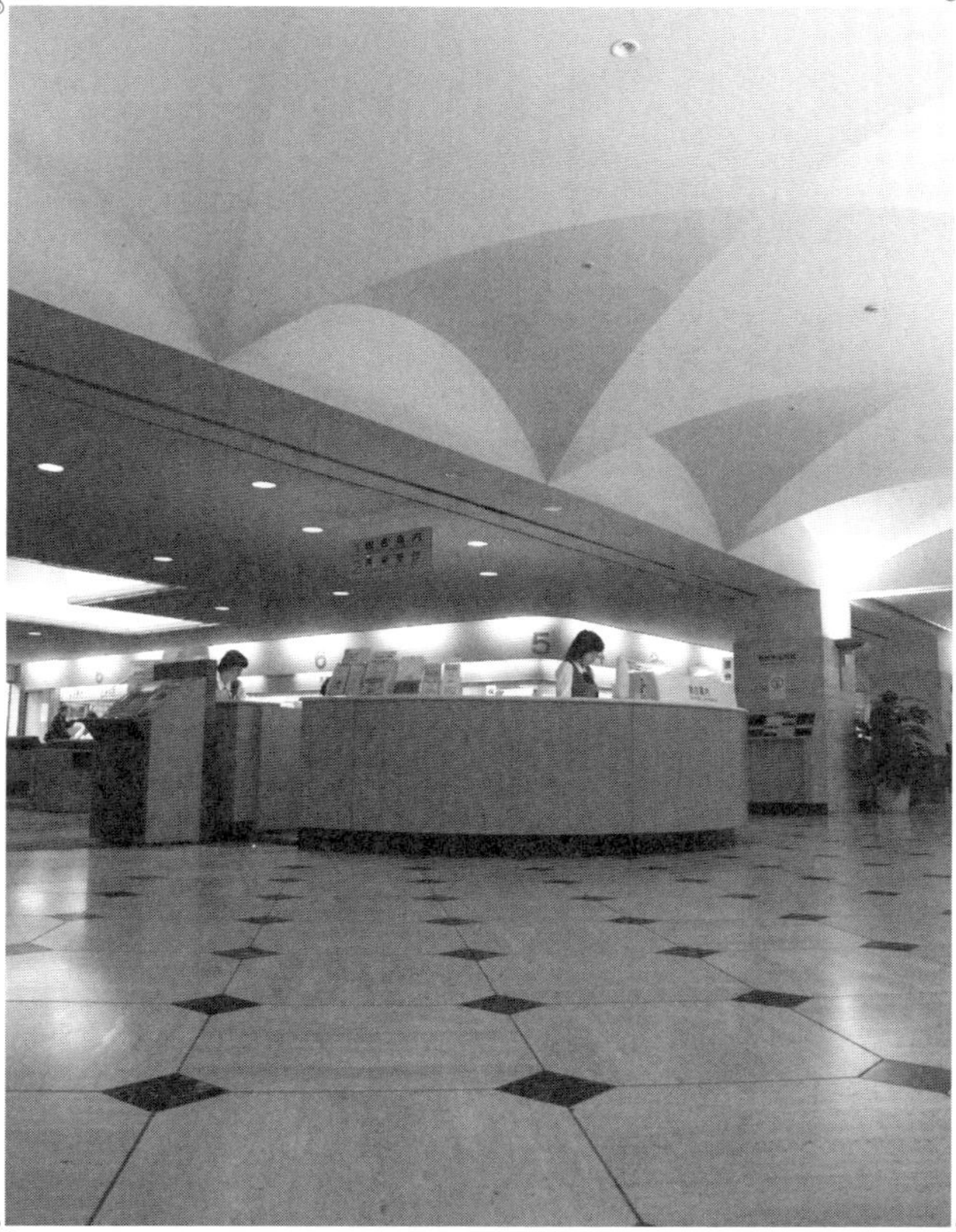

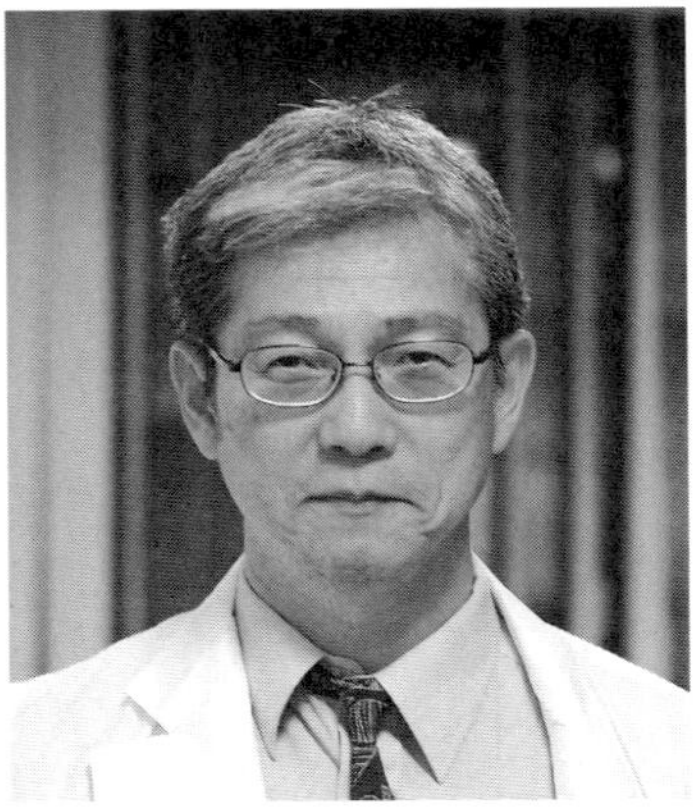

どのような医療をどのように提供するか？
—よい臨床医を目指して—

高尾クリニック
院長
S54 高尾信廣
たかおのぶひろ

1979年　岩手医科大学医学部医学科卒業
1979〜83年　聖路加国際病院内科レジデント
1983〜85年　榊原記念病院循環器内科にて研修
1985〜87年　心臓血管研究所付属病院循環器内科
1987〜2001年　聖路加国際病院循環器内科
2001年〜　現職

私は進路選択をこう悩んだ

学生時代に描いた将来像

将来どんな分野を専攻し、どのような医師になりたいのかを漠然と考えるようになったのは五年生頃だったと思います。それまではクラブ活動に明け暮れる毎日で、国家試験に合格さえできればとりあえずいいかという程度にしか思っていませんでした。夏休みに帰省した折に、産婦人科の開業医をしていた父に「将来、何科を専攻したいんだ？」と何気なく聞かれた私は、リップサービスで「産婦人科になって、跡を継ごうか？」と答えました。すると「これからは少子化で産科は斜陽産業だ。また受けた教育背景が違う親子が同じ科で一緒に開業しても上手くいかないことが多いから好きな科に行きなさい」と言われ、この一言で私は**医師として何を目指し、どんな医師になるかを本気で主体的に考えるよう**になりました。

父親の影響もあり東洋医学、特に鍼灸に興味があり、北里研究所東洋医学研究所（東医研）で行われた医学生のための夏期セミナーを受講して、東洋医学を学ぼうと漠然と決めていました。でもせっかく学んだ西洋医学の基本を固めてからでも遅くないと思い、東医研のある東京での臨床研修を考えました。研修病院の候補としては上京の都合や卒業試験日程などから聖路加国際病院、三井記念病院、日赤医療センターを受験し、幸い聖路加国際病院と日赤医療センターから合格をいただき、実践的な医学教育が行われていそうな聖路加国際病院を研修先として選びました。病院実習にも参加したこともなく、イメージによる決断でした。当時から聖路加国際病院は教育病院として知られていましたが、三五〇床の中規模病院で、病棟は薄暗く、古びた感じのする病院でした。

レジデント時代

最初の二年間は本当に無我夢中でした。レジデントの最初は毎日二十～三十本の静脈注射に奮闘する日々が一、二か月続きました。注射の成功・不成功に一喜一憂し、処方指示、検査、処置などに奮闘する毎日でした。当時はまだ検査機器も不完全で、検査室の業務が止まる夜間には白血球数なども自分で測定する時代でした。血糖も遠心分離した血清に試薬を加えて測定するので四十～五十分もかかるありさまでした。糖尿病性昏睡の患者さんが入院すると徹夜を余儀なくされていました。当時の聖路加国際病院の内科レジデント制度は原則四年間、総勢十一人、辞めた人数だけ採用する総定数制度でした。いろいろな事情が重なり、私が三年目になったときには四年目〇人、三年目は私一人、二年目三人、一年目六人という厳しい状態になっていました。**チーフレジデントとして何とか新人を教育して病棟の質を維持しよう**と必死で、先のことなど考える余裕もありませんでした。先輩レジデントから伝わるアドバイスをまとめたガリ版刷りのメモをもとに皆で勉強した結果生まれたのが『内科レジデントマニュアル』でした。今から思えば、ずいぶんと背伸びをして突っ張っていた時期でしたが、そんな危機的状態だから完成できた本ともいえます。最初は自費出版を予定していましたが、五十嵐正男先生（210頁参照）が声をかけてくださり、医学書院から出版することができました。経験をもとにした実践的内容の本でしたが、名もないレジデントたちが執筆した医学書としては一万部を超えるベストセラーになったのは望外の喜びでした。

循環器医を目指して

レジデント終了の頃には**もう少し救急医療を学びたい**と思い、**まずは循環器**と考え、榊原記念病院で心臓カテーテル検査を中心に二年間の循環器内科トレーニングを受けました。その後、縁あって心臓血管研究所付属病院に勤務しました。一九八七年、聖路加国際病院循環器部長の五十嵐先生が退職して開業するので「聖路加に戻って来い」と声をかけていただき、一九八七年四月から内科（循環器）のスタッフとして聖路加国際病院に勤務するようになりました。

冠動脈造影は冠動脈疾患の診断に不可欠な検査となり、冠動脈造影装置が日本全国に普及したのは一九八〇年代半ば頃です。さらに冠動脈内血栓溶解療法および冠動脈形成術と冠動脈疾患の治療が大きく様変わりし、インターベンション治療が急速に発展をしている時代でした。急性冠症候群の治療は待ったなしです。インターベンションに責任の負える循環器スタッフが三人で交代しながら四六時中スタンバイしているような毎日でした。器具や装置も現在に比べれば性能が悪く、しばしば合併症の対処などに追われました。忙しさのあまり時々頭にくるようなこともありましたが、自分で決めた専門分野であること、（業務命令ではなく）自己裁量権が確保されていたこと、同僚（といっても皆、私の先輩ですが）やスタッフに恵まれていたことなどで何とかやってこられたのだと思います。同僚に恵まれていたというのは単に人柄や性格だけを言っているのではありません。実現方法や考え方は多少違っても患者さんのための医療という点で方向性が一致しているように感じていました。

勤務医から開業医へ

救急だけでなく、通常の外来診療でも患者さんを診ることが基本的には好きです。しかし聖路加国際病院に移って数年もすると外来患者数が増え、月に一千人以上も診療するような状態になりました。**どのような外来管理をすれば見落としの少ない、質のよい医療をできるだけ均一に提供できるのか**悩むようになりました。医師一人当たりの外来患者数の適正化や医療の質のコントロールは本来病院が行うべきことでしょうが、現在の病

私の恩師：五十嵐正男先生

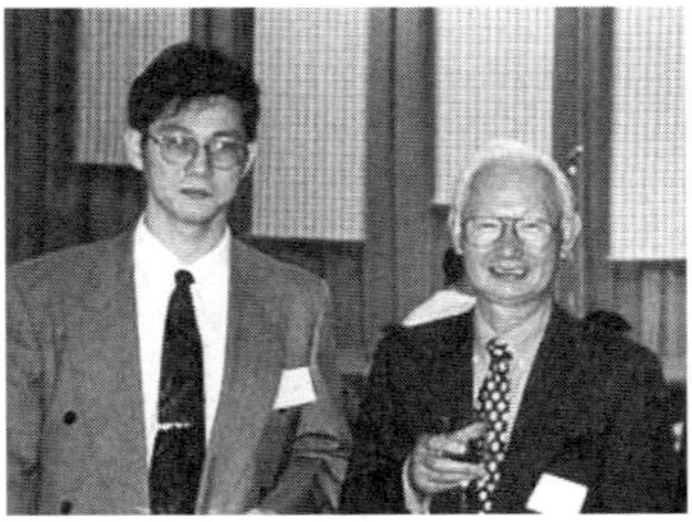

研修当時の内科医長で『不整脈の診かたと治療』の著者として憧れの先生でした。月曜朝のレクチャーや毎日の判読で心電図の理解を鍛えられました。循環器医として大切な素早い反応と決断する際の根拠の重要性を繰り返し教えていただきました。進路についても大変お世話になりました。

進路に影響を与えた一冊

新臨床内科学 第２版※

日野原重明，阿部正和，本間日臣（監修）：医学書院，1976

初版（第１版）は1974年。簡潔で要を得た臨床像の記載，必要最低限の病態生理解説，当時としては比較的スピーディな改訂で画期的な内科学教科書であり，内科の基本として卒業試験や国試対策に用いました。また監修者の一人であった日野原重明先生（218頁参照）を初めて意識するきっかけにもなりました。

※2009年発行の第９版が最新版。

総内·総診
消内
循内
呼内
神内
腎内
代内
膠内·ア
感内
腫内
血内
高齢者·在医
眼科
病理
公衛
医行政
基礎研
大学院
専·研修
初·研修

院には費用や人的な余裕、システムがありません。さらに厚生労働省は病診連携強化の方針を打ち出し、それに従って病院は集中治療の必要な入院患者に特化し、病院の外来部門の縮小を進めようとしています（悪く言えば外来患者の切り捨て）。一〇年以上も継続して外来通院している患者さんを疾病の重症度や特殊性だけで選別して、残りの患者さんを切り捨てることはできません。しかし従来の独立型開業（自己完結型開業）では提供できる医療の質に限界もあります。現代の医療は高度な医療機器なしでは専門化した医療を提供できません。外来診療はネットワーク環境と電子カルテの進歩で診療室という物理的制約から解放されました。**聖路加国際病院と連携し、これらの環境を利用したクリニック**を二〇〇一年に開設・運営し、現在に至っています。

後輩へのアドバイス

米国の心理学者ウィリアム・ジェームズ*1の有名な言葉に「世界は、あなたが考える通りにある」というのがあります。漫然とでも構わないので**自分が目指す医師像を考え、それを実現するためのキャリア・パスを探すことが大切**でしょう。もちろん、キャリア・プランは途中で変わることが多いでしょう。人生は成り行きといいますが、でもそれは行き当たりばったりの結果とは違います。正解は一つだけではありません。自分が納得して、前進しようとする姿勢が大切です。

「人が納得するには言葉（情報）だけでなく、その背景（コンテクスト）が必要だ」とはホール*2の言葉ですが、進路の選択にしても同様です。ただコンセプト（目標、概念、言語化、形式知）とコンテクスト（状況、背景、情緒、暗黙知）のいずれをどの程度重視するかは人によりずいぶん異なります。私自身はコンテクスト重視でいろいろな決断をしている傾向が強いようです。国際文化比較から観ると日本人に多くみられる納得思考です。コンセプトとコンテクストのどちらか一方が優れているわけではありません。自分の個性を考え、納得思考を客観

後輩レジデントに推薦する一冊

ダニエル・カーネマン 心理と経済を語る

ダニエル・カーネマン（Daniel Kahneman）（著），友野典男（監訳），山内あゆ子（訳）楽工社，2011

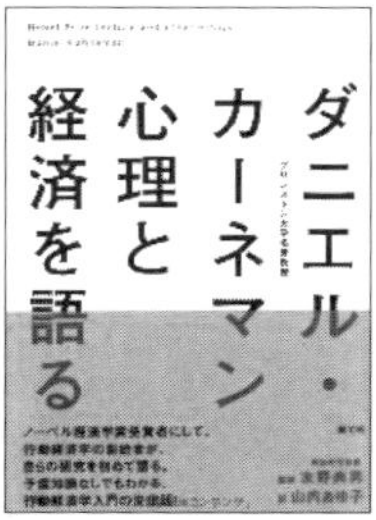

行動経済学の祖 D・カーネマンの2002年ノーベル賞受賞記念講演および論文をまとめた本。共同研究者エイモス・トヴェルスキーとの交流を交えながら「プロスペクト理論」，「ヒューリスティクスとバイアス」など，人間心理や判断力について語っています。人間を診療対象とする臨床医は必読すべき一冊です。

視するための参考にすればよいと思います。

臨床医はあいまいな情報をもとに不確実な決断を素早く、数多く迫られ、常に失敗の恐怖や悪い結果に対する罪悪感を伴う孤独な仕事です。しかし医師というのは独立性と自由度が高く、社会性のある面白い職業です。医療にはサイエンスとアートという両面性が内在しています。日本の医療システムは経済的に厳しい困難に直面しており、従来のサイエンス偏重の医療提供には限界があります。しかも医療を取り巻く環境は本当に激変しています。自分で考え、自分を信じて、各自の描く臨床医を目指して頑張ってほしいと思います。

＊1　ウィリアム・ジェームズ（William James, 1842～1910）。アメリカプラグマティズムの代表的な心理学者・生理学者・哲学者。感情が変わるのは、身体的な変化が起きた後だという研究成果を発表。日本の哲学者西田幾多郎や夏目漱石に大きな影響を与えている。

＊2　エドワード・T・ホール著、岩田慶治・谷泰訳『文化を超えて』阪急コミュニケーションズ（一九七九）エドワード・T・ホール（Edward Twitchell Hall Jr. 1914～2009）。米国の人類学者および比較文化研究者。

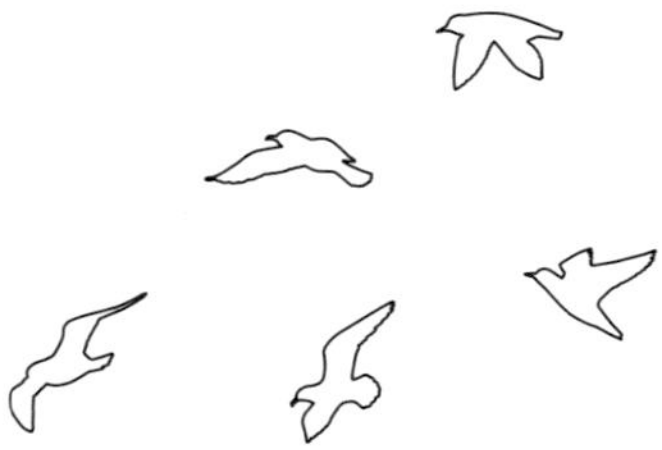

高尾信廣●岩手医大·医 S54卒▶聖路加国際病院▶榊原記念病院▶心臓血管研究所付属病院▶聖路加国際病院

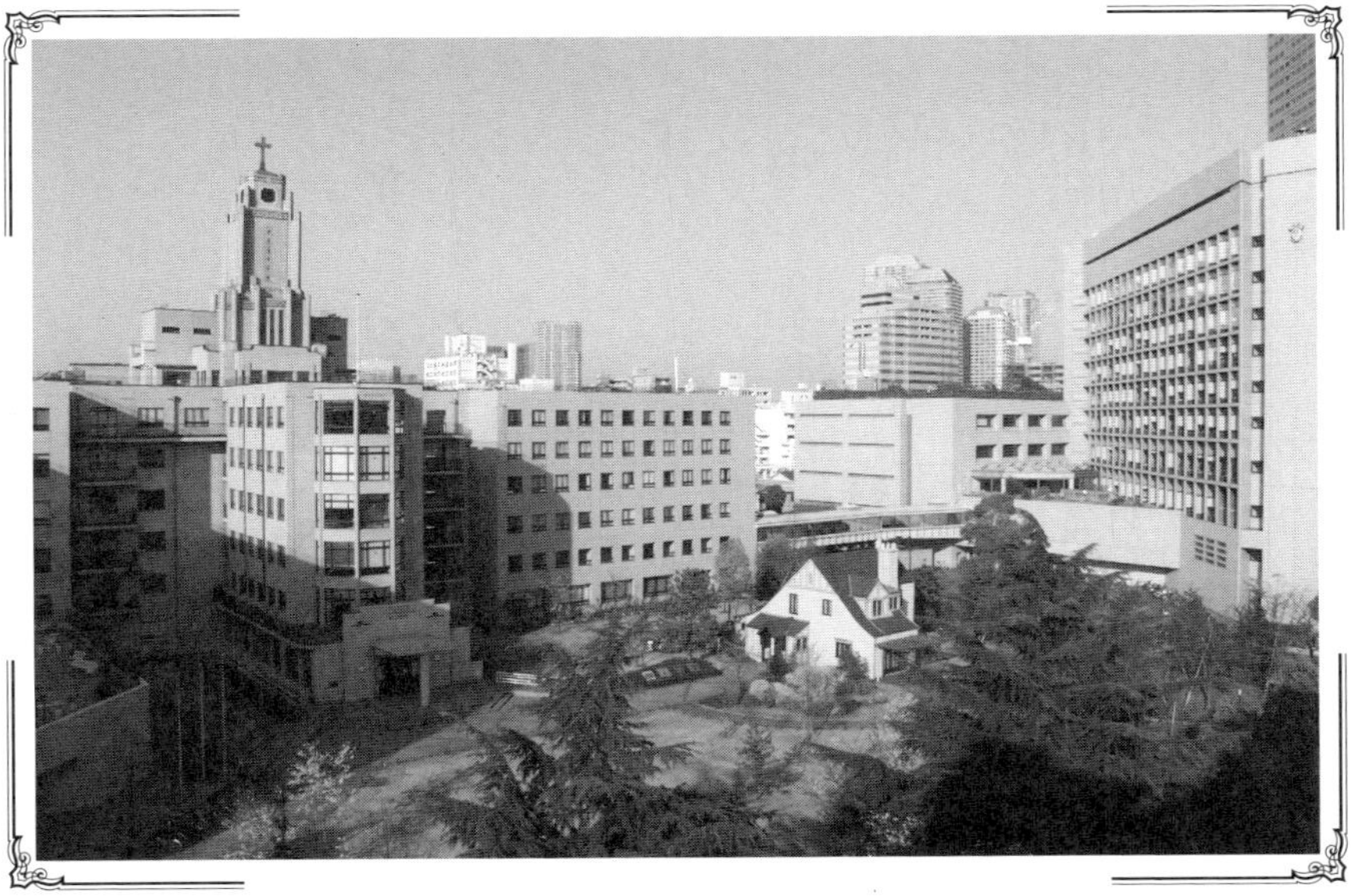

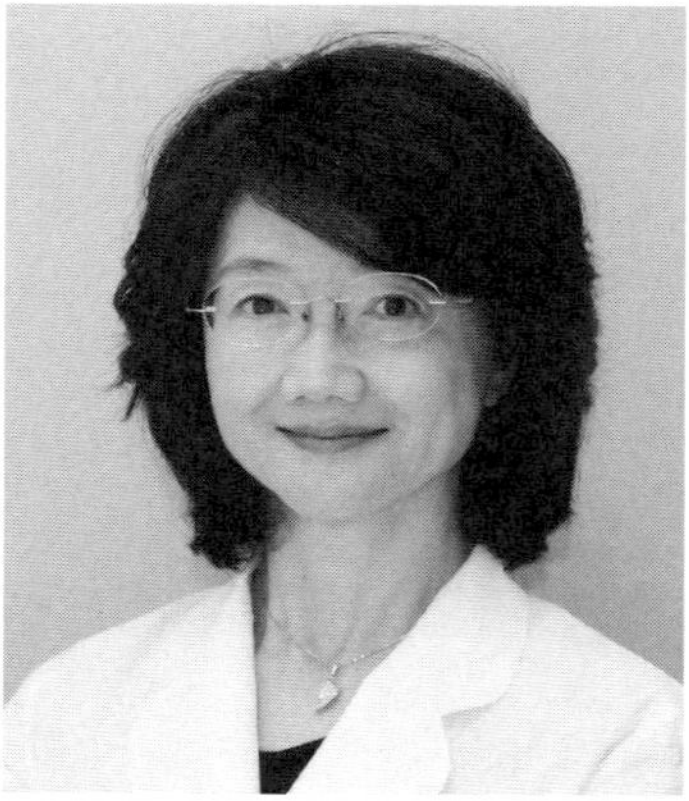

その時々 与えられた場で 一生懸命

聖路加国際病院
内分泌代謝科部長

S53 出雲博子

いずもひろこ

1978 年　順天堂大学医学部医学科卒業
1978～79 年　ハーバード大学プライマリーケア部門に留学
1979～81 年　順天堂大学内科研修医，膠原病内分泌代謝内科勤務
1981～87 年　ハーバード大学ベス・イスラエル病院の内分泌科にて，リサーチフェロー
1990 年～　ミシガン大学内科研修医
2000 年～　ブリガム・アンド・ウィメンズ病院などで内分泌科のクリニカルフェロー
1999 年～　臨床医としてベス・イスラエル病院とジョスリン・クリニックに勤務
2000 年～現在　聖路加国際病院内分泌代謝科に勤務

私は進路選択をこう悩んだ

人生とはまさに〝選択〟の連続です。私が人生の曲がり角でどのように進路の選択をしてきたかをご紹介させていただくことで、みなさんのキャリア選択のお役に立てればと思って書きます。

学生時代

私は某大学の英文科を中退して医学部を受験した。一九七二年に順天堂大学に入学、そこで**「名医たらずとも良医たれ」**をたたきこまれた。

六年在学中、日野原重明先生（218頁参照）の医学と宗教について書かれた著書を読んで感動し、先生のワークショップに参加した。当時大学病院では専門化が花盛りで、私にはかえって日野原先生の**「プライマリ・ケア」**という言葉が新鮮に響いた。そのご縁で、順天堂大学卒業と同時にハーバード大学のプライマリ・ケア部門に一年留学させていただくこととなった。

日本でのレジデント時代

帰国後、大学の内科研修医に戻った。

総内・総診 / 消内 / 循内 / 呼内 / 神内 / 腎内 / 代内 / 膠内・ア / 感内 / 腫内 / 血内 / 高齢者・在医 / 眼科 / 病理 / 公衛 / 医行政 / 基礎研 / 大学院 / 専・研修 / 初・研修

順天堂の研修は専門別内科を三か月ずつローテートするもので、消化器科を回っているときは胃透視検査と内視鏡、肝生検を行ったし、腎臓内科では透析当番や腎生検、循環器ではカテーテルも行った。研修を終了したときはやっと少し楽になれるかと思ったが、**ここからが苦労の始まりであった。**

研修終了時（一九八一年）、何科に進むか随分悩んだが夫がすでに留学していた先のハーバード大学ベス・イスラエル病院の内分泌科でリサーチのポジションが見つかったので、とりあえず内分泌科でリサーチすることになったのである。

米国でのリサーチフェロー時代

当時のベス・イスラエル病院内分泌科の教授はDr. Ingbarという甲状腺界の大御所、准教授は糖尿病専門のDr. Flierで後にハーバードメディカルスクールの学長になった人物である。さて、日本でリサーチの経験のない私がいかに苦労したかは想像できよう。初めは私の技術の正確さをみるために、毎日自分の血液を採血して赤血球を数え再現性を証明させられたり、試薬作りや試験管洗いの毎日であった。やっと与えられた課題はラットの褐色脂肪細胞を取り出してその代謝(Na, K-activity)を調べるというものであった。この研究は後にレプチンの発見につながるものであったが、当時の私には脂肪の重要性がわからなかったし、ラットの頭をたたいて殺すのがいやでよく悪夢をみたりした。一年後晴れて、真のリサーチフェローとして有給で雇ってもらえることになったときは本当に嬉しかった。米国ではお客様留学生と正規職員とでは教える方の真剣さが全く違うからである。

二～三年で日本に帰る予定であったのだが、夫がレジデント終了後ベスイスラエル病院の循環器科フェローに採用されたため滞在が延ばされ、結局私は六年間リサーチのみの生活を送ることになった。透析前後のNa, K-ATPase activityを測定することでそれが循環血液量と相関することを発見してワシントンで発表したが、これが注目を浴び、後に他の研究者による心房性ナトリウム利尿ペプチド（ANP）の発見につながることになった。おかげでNa, K-ATPase関係の論文を何冊か発表でき、それらをまとめて東大に送り学位論文を申請した。ドイツ語のテストがあったので、ハーバード大学で三か月間ドイツ語の集中講座を受講したが、この英語によるドイツ語の講義を受けていたときは頭の中で鐘が鳴っていたのを覚えている。無事パスして、東大より論文博士をいただくことにはなった。ここで帰国していれば日本で普通の人生を歩んでいたことと思う。

しかし、夫は米国永住を希望した。**私はもともとよい「臨床医」になりたいと思っていたので、リサーチのみの生活にストレスを感じ日本に帰りたかった。**しかし子どものために一緒にいることを選び、私は米国での臨床資格を得るために、思い切ってリサーチフェローを辞め、カプランという受験塾に通い始めた。ECFMGにはパスしたが、他の州なら可能でもボストンでレジデントとして採用されるのは至難の業であった。米国の大学を卒業していてもボストンでレジデントになるのは大変な競争であり、不可能に近かった。やっと一九九〇年に夫がミシガン大学医学部循環器の教授にリクルートされたとき、私もミシガン大学の内科研修医として採用されることになった。卒後十二年経っていた。

米国での臨床研修時代

そこから二度目の研修生活が始まった。 米国の一流大学のレジデンシーは日本のとは比べものにならないほど厳しい。当時レジデントは二等兵と呼ばれ、上級医師の命令には絶対服従である。三日に一回の当直のときは夜中にレジデント一人につき数件の入院を担当し、朝までにチャートを書き上げて暗記し早朝回診時プレゼンテーションをしなければならない。聖路加国際病院のシステムはこれに倣っているのであるが、当地では英語でである。すでに四十歳になって子育てにも奔走していた私の髪は真っ白になった。毎月成績表がつけられ、落第するとそのローテーションをやり直しさせられる。評価は厳しく、悔しくてトイレで涙することもあった。レジデントを修了したときは本当に嬉しかった。その頃にはすでにプライマリ・ケア医よりも「何か」において自信のもてる専門医になりたいと思っていた。専門はリサーチの経験もあったし、全身を診たいと思ったことと Dr. Schteingart というすばらしい教授がいらしたこととで内分泌科に決めた。

　内分泌科のクリニカルフェローになってからは、毎日自分の専門知識が増えていく喜びを味わった。下垂体、甲状腺、骨代謝、糖尿病にそれぞれ名だたる教授がそろっていて、**それぞれの教授から一対一で外来や病棟で直接指導を受けることができたのは私の一生の財産である。** 下垂体の Prof. Barkan が「内分泌疾患は目でみつけるものだ」と言って私を待合室に連れて行き、どの患者さんがアクロメガリーか当てさせたことは今も脳裏に焼きついている。教育的カンファレンスも充実していた。ただし、毎月の成績表は相変わらず厳しかった。そのなかで比較的よかった成績表だけ、今も大切に保管している。ただ、患者さんは英語の下手な東洋人医師でもその誠意を理解してくれるもので、thank you card をくれたりした。つらいとき、私を支えてくれたのはいつも患者さんであった。聖路加のレジデントにとってもそうではないですか?

　米国での内分泌科の臨床研修期間は三年であるが、一年が過ぎたころ、夫がハーバード大学の循環器の教授にリクルートされてボストンに再び戻ることになり、私の内分泌科フェローシップはミシガン大学からハーバード大学にトランスファーされることになった。ハーバードではブリガム・アンド・ウィメンズ病院、ベス・イスラエル病院、ニューイングランド・ディーコネス病院、ジョスリン・クリニック糖尿病センター、ボストン小児病院の内分泌科が合同プログラムを作っており、われわれはこれらの病院をローテートし、それぞれの病院の指導医の指導を受け、カンファレンスは合同で行うというものであった。私の指導医は、甲状腺はDr. Utiger、副腎はDr. Gordon Williams、糖尿病はジョスリン・クリニックのDr. MosesやDr. Abrahamsonと超一流ぞろいでたいへん恵まれていたがプレッシャーもたいへんなものであった。評価はいっそう厳しく、ブリガム・アンド・ウィメンズ病院をローテートしたときは上級医への報告義務が不十分であったと落第、再ローテーションとなってしまい相当落ち込んだりした。毎週テーマを選んでペーパーを数編読みそれをまとめてスライドを作り三十人くらいの内分泌専門医の前で毎週発表しなければならなかった。ハーバードでは毎日が学会のようであった。前日はいつも徹夜であった。発表の後指導医から、「自分がわかっていなければ他人に理解させることはできないのだよ」と批判されたこともあった。このトレーニングの間に、「**専門医とは専門のことしかわからない医師ではなく専門のことなら何でもわかる医師をいうのだ**」と悟った。

*

一九九九年には内分泌科の研修も修了し、臨床医としてベス・イスラエル病院とジョスリン・クリニックの外来中心の少しゆっくりした生活となり、米国に永住するつもりでいた。また、夫が日本やドイツ、イタリア、中国などからの留学生を受け入れており、私はその家族のお世話で忙しかった。しかしそのおかげでドイツやイタリアに招待されたりと楽しい生活も味わうようになっていた。

が、ちょうどその頃、日本から母の様子がおかしいとの連絡があり、冬休み休暇をもらって一時帰国した。母に認知症が始まっていた。母をボストンに呼んではみたが、徘徊で迷子になることが多く、悩んだ末、母を連れて私が帰国することした。当時高校生であった娘をハイスクールの寮に入れる手続きをし、ハーバード大学に退職願を出し、夫と子どもたちを米国に残して二十年住んだ米国に別れを告げた。**何がしたいかでなく、何をするべきか**で選択すべき年齢となっていた。

*

しばらくは母の世話に専念した。英語日本語を問わず、認知症の本を読みあさった。がしかし当時認知症ケアについて世間の知識は低く、介護保険もやっと開始されたばかりであった。順天堂大学の学長と糖尿病科の河盛教授、聖路加国際病院の日野原先生が、留学から帰ったのだから介護だけをしていないで働きなさいと誘ってくださった。勤務も介護も中途半端にならないかとたいへん悩んだが、子育てと仕事をなんとか両立させてきたのであるからやってみようと思った。大学での研究生活との両立は無理と考え、聖路加国際病院に就職した。

　ミシガン大学とハーバード大学の内分泌科クリニカルフェローシップで鍛えられたおかげで、内分泌代謝専門医としての自分の臨床能力には自信があった。これをできるだけ聖路加国際病院のレジデントに伝えたいと思って講義や臨床指導に努めた。学会や医師会で米国での卒後教育についての講演を数多く行った。聖路加国際病院に甲状腺の放射性ヨード治療や外来での早期インスリン治療を導入したり、人間ドックに甲状腺機能検査を加えるよう働きかけた。糖尿病治療法についての院内講義を頻回に行い私の患者のみでなく病院全体の血糖コントロール改善に努めた。何より**自分の診ている糖尿病患者さんには絶対に合併症を起こさせないこと**を肝に銘じて日々診療してきた。

　夜は母の世話があるので病院のことだけをすることはできなかったが、自分では精一杯やったと思う。

＊

　その母も二〇一〇年に他界した。気がつくと自分も六十歳になり体力も落ちてきた。「どんな医者になろうか」と悩んでいるうちに定年に近づいてしまった、というのが実感である。

後輩へのアドバイス

　医学は日進月歩でどんどん変わる。糖尿病ひとつをとっても、私が研修医のときに一生懸命覚えた治療法は、現在ではすべて時代遅れか誤りとなっている。**研修医時代には「学び方」を学ぶこと、それを一生継続し磨き続けること。**これが大切だと思う。今でも私は毎朝ＡＤＡ（米国糖尿病学会）やＡＡＣＥ（同内分泌学会）からｅメールで送られてくる新情報をチェックすることから一日を始めている。**最近ではまた、医学そのもののみならず、人生の過程で経験したことが患者さんを診るうえで役立っていると感じる。**

　人生のうちには、自分でコントロールできることとできないことがある。特に**女性は自分の意志以外のことで方向転換を強いられることがあると思うが、その時々与えられた場をできるだけ活用すること。研究でも臨床研修でも人生経験でも、一生懸命やっていれば、必ず相互に役に立って良医への道へと導いてくれると思います。**

　これから医師としての道を歩む皆さん、頑張ってください。いま学ぶ機会を与えられていることに感謝を忘れないで。

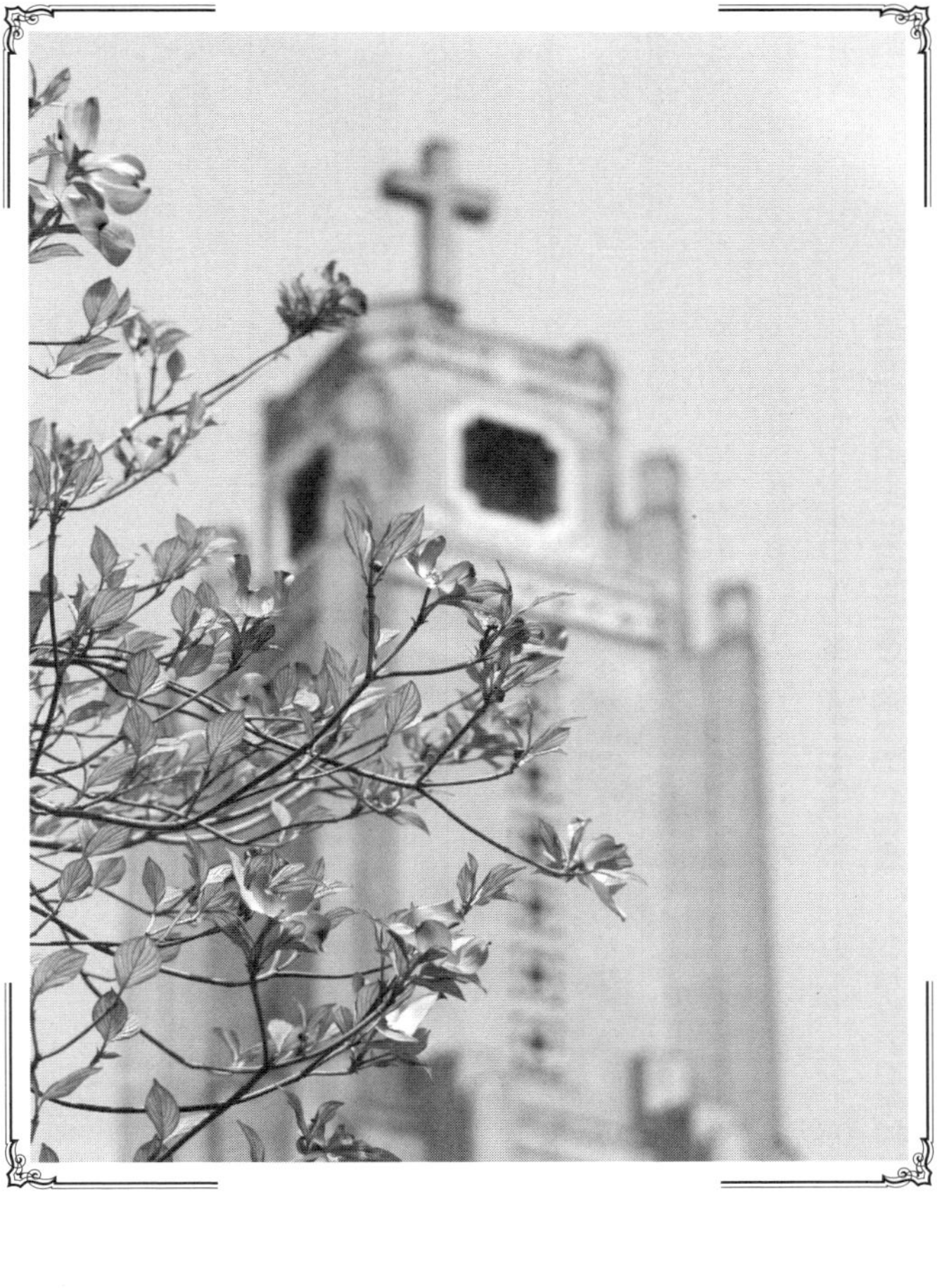

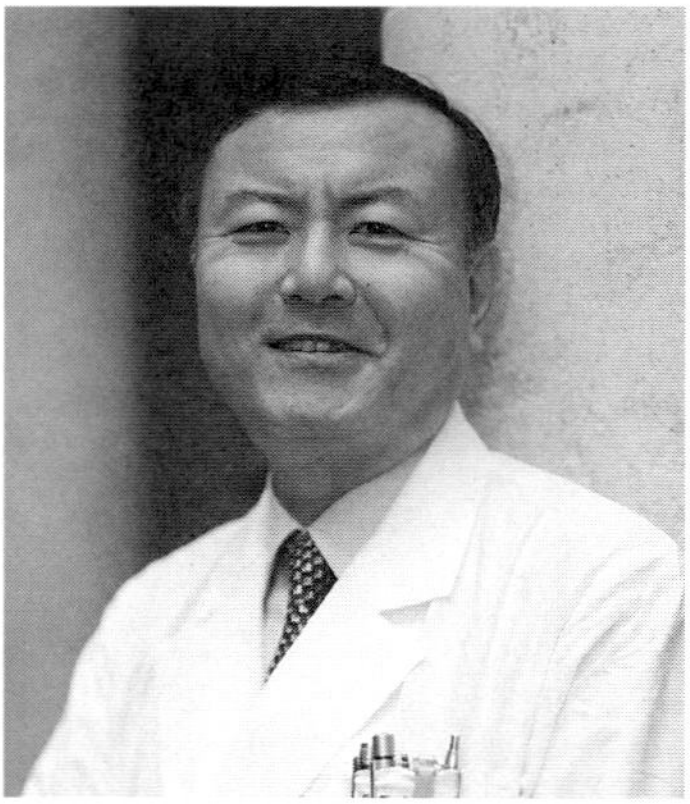

☆

よいコミュニケーションが道をひらく

聖路加国際病院
内科感染症科部長
S53 古川恵一
ふるかわけいいち

1978年　新潟大学医学部医学科卒業
1978年5月～79年3月　新潟市民病院内科にて研修
1979年4月～85年3月　虎の門病院内科レジデント，腎センターにて専門研修
　～86年8月　虎の門病院腎センター勤務
1986年9月～87年6月　カリフォルニア大学サンフランシスコ校（UCSF）一般内科クリニカルフェロー
1987年7月～88年5月　UCSF感染症科クリニカルフェロー
1988年～　聖隷三方原病院，ライフプランニングセンター，茅ヶ崎徳洲会総合病院感染症科
1994年7月～95年12月　ベス・イスラエル・メディカルセンター感染症科フェロー
1995年12月～　聖路加国際病院内科感染症科医長
2007年11月～　現職
（併任）東京大学医学部感染症内科講師，聖路加看護大学講師

私の臨床研修の歩み

新潟市民病院内科研修医時代

私は新潟大学を卒業し、一年間新潟市民病院で内科研修を受けた。当時院長の荻間勇先生にはたいへんお世話になった。

当時呼吸器内科医長だった山本保先生が私たち研修医におっしゃった次の言葉を現在も忘れることはできない。「君たち研修医はまだ医師としての能力が乏しく、知識も技量もない。しかしそれを補うように**フットワークを生かしなさい。患者さんのところに足繁く通って、患者さんからよく聴き、よく診察して、よいコミュニケーションをもつように心がけなさい**」という言葉である。私はこのことは研修医に限らず、すべての医師が心がけるべきたいへん重要なことであると思う。

虎の門病院内科レジデント時代

初めの四年間は内科の各専門科を三か月ごとに、そして放射線科を三か月、外科・麻酔科を三か月、希望で小児科を六か月ローテーションして研修した。初め

総内・総診
消内
循内
呼内
神内
腎内
代内
膠内・ア
感内
腫内
血内
高齢者・在医
眼科
病理
公衛
医行政
基礎研
大学院
専・研修
初・研修

の二年間は院内のレジデントクオーターに住み、たいへん忙しい日々であったが、各科の優秀な先生方や上級レジデントの先生方から多くのことを学ぶことができた。また多くの患者さんを受け持つことができ、内科臨床への興味が高まり、臨床医として大きな喜びとやりがいを実感した。私の医師としての基礎がこの研修で培われたと思う。四年間は内科全般を広く研修し、その後二年間は腎センターで腎臓病と膠原病の専門研修を行った。腎センターの指導医の先生方にはたいへんお世話になり、多くのご指導をいただいた。当時神経内科部長だった安藝基雄先生からは、シュバイツァーの著作などの読書会を通して貴重な教えを受けた。当時米国留学から帰国されたばかりの神経内科の水谷智彦先生からは詳細な病歴聴取と神経学的所見の取り方、詳細なチャート記載など臨床医の基本をよく教えていただいた。水谷先生には日大神経内科教授になられてからも励ましていただき、たいへんお世話になったことを感謝している。

当時の病院長の浅井一太郎先生にもたいへんお世話になり、レジデント二年目のときに同僚の一人のレジデントとともに、米国ＵＣＬＡ医療センターに一週間見学する機会を与えていただいた。そこでは当時ＵＣＬＡ教授の黒川清先生にたいへんお世話になった。このときに米国の病院での医療の優れた面を知り、またＵＣＬＡレジデントの仕事ぶりを見学して、米国の臨床医学教育の優れた面を実感した。このときから私は将来米国でぜひ臨床研修を受けたいという夢・希望を抱くようになった。

＊

レジデント終了後、市中病院でアルバイトをする機会があった。その病院での患者さんのマネージメントでさまざまな問題があることに気づき、プライマリケアの臨床医学教育を改善する必要があることを実感した。

一九八五年に米国臨床研修に必要なECFMG Certificateを取得することができた。当時は日本人が内科レジデントになることは難しく、私はロータリー財団の奨学金を授与されて一般内科のクリニカルフェローとして留学する道が開かれた。

その頃、プライマリ・ケア研究会などを通して、日野原重明先生（218頁参照）とお話しする機会があった。カリフォルニア大学サンフランシスコ校（ＵＣＳＦ）医療センターの一般内科に留学が決定するまで日野原先生にたいへんお世話になった。また日野原先生から日本は感染症の臨床医が少ないので、感染症の臨床分野についても米国で学んできてはどうかというお勧めをいただいた。日野原先生との出会いが私の将来の道を決定することになった。

UCSF医療センタークリニカルフェロー時代

UCSFでの初めの一年間は一般内科に所属して、主に外来研修を受けた。そして救急室、一般内科病棟で内科の幅広い分野について臨床研修を受け、プライマリ・ケアの医学教育について多くのことを学ぶことができた。当時一般内科研修中に知り合った何人かの先生方と今も親しく交流している。

一般内科病棟で研修を受けていたときに、UCSF医療センターには感染症科があり、感染症専門医を中心とする感染症診療チームがあることを知った。感染症専門医は院内各科からさまざまな感染症を合併した入院患者さんについてコンサルテーションを受けて、適切な治療を行うために主治医にアドバイスを行い、その患者を毎日フォローしていた。私は日本では当時ほとんど存在しなかったこのような感染症診療システムと、感染症専門医が感染症の的確な診断を行い、理論的な根拠に基づく適切な抗菌薬治療の指導を行っていることにたいへん感銘を受けた。そして私の臨床感染症学への興味が強まって、二年目から専門的に臨床感染症学を学びたいと希望した。幸いなことに受け入れられて一九八七年からUCSFの内科感染症科のクリニカルフェローになることができた。その頃私は「**将来、感染症専門医になって日本の研修教育病院ですべての科の感染症の患者さんを的確に診療するように協力し、医師に指導を行い、また感染症専門医を養成する教育を行いたい**」という夢を抱くようになった。

＊

UCSF感染症科で一年間フェローとして次のようなたいへん実り多い充実した研修を受けることができた。

①UCSF医療センター感染症科の診療チームでの臨床研修

感染症診療チームは当時二チームあった。各チームの構成メンバーは感染症専門指導医（Attending doctor）一人、感染症フェロー、内科レジデント（三年目あるいは二年目）、医学生（四年目）、臨床薬剤師レジデント、臨床薬剤学学生など六〜七人である。各チームは一か月ごとにメンバーが入れ替わり、感染症フェローは三か月ごとに三つの病院をローテーションした。コンサルテーションを受けた患者さんは感染症フェロー、レジデント、医学生が分担して担当したが、感染症フェローはすべての患者さんについて把握する義務があった。各チームは常に十五〜二十人の患者さんをフォローし、新しいコンサルテーションは一日二〜六例あった。Attending doctorは臨床感染症専門医であり、チームの診療責任者で患者さんの治療方針の決定を行い、各科の医師を指導しチームのメンバーを指導教育した。

私は一年間で八人のAttending doctorのもとで指導を受けた。当時ハリソン内科書の編集者でUCSF内科のチェアマンであったDr. Richard Rootなど米国感染症学界を代表する一流の医師たちから優れた教育指導を受けることができ、臨床教育の在り方についても多くのことを学んだ。

私にとって当時のbest attending doctorは私が敬愛する恩師、UCSF感染症科チーフのDr. Richard Locksleyである。彼は当時三十九歳の若さでUCSF感染症科のチーフになったばかりであったが、彼の一般内科と臨床感染症学の知識の広さと深さ、そしてattending doctorとして教育者としての熱心さは尊敬に値する。彼のattending roundはカンファレンスルームで始まり、新しいコンサルテーションの患者さんについてのプレゼンテーションを聴き、時間をかけてディスカッションする。その後チームでフォローしている全患者さんについての報告を聴く。その後の病棟回診では、たいていの他のAttending doctorは新患のみを回診するが、Dr. Locksleyは新患だけではなく、フォローしているすべての患者さんを回診する。チームメンバーに質問しながら、熱心に教育的回診を行っていた。患者さんをよく診察し、身体所見の大切なポイントを指摘し教えてくれた。私はDr. Locksleyの教育的回診をたいへん楽しみにしていたし、彼の回診から非常に多くのことを学んだ。私の現在の病棟回診のスタイルは彼の回診のスタイルに倣おうとして行っている。Dr. Locksleyは臨床家であるだけではなく、免疫学の研究者であり、現在もUCSFの教授として医学生を教えながら研究を続けている。そして毎年のようにUCSFの医学生からbest teacher's awardを授与されている。

恩師 Dr. Locksleyとともに

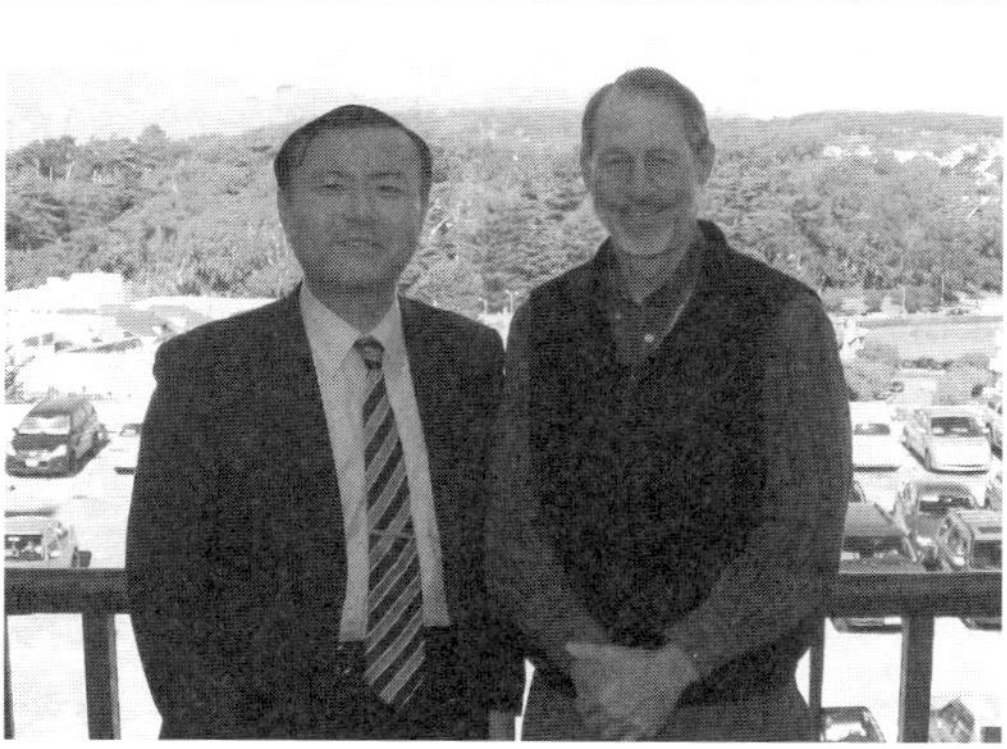

また、私がUCSF感染症科フェローであったときに感染症フェローであった二人の優秀な女医がいた。Dr. Joanne Engelは現在UCSF感染症科のチーフであり、またDr. Jane KoehlerもUCSF教授となりBartonella感染症研究の第一人者として活躍している。私は米国に学会に行った帰りにしばしばUCSFに立ち寄って、Dr. Locksleyをはじめお世話になった先生方に会ってくることを楽しみにしている。

UCSFでのその後の研修は以下のとおりであった。

②ＵＣＳＦのＡＩＤＳクリニックで週三回の研修（二か月間）
③サンフランシスコ総合病院ＡＩＤＳ病棟での研修（一か月間）
④サンフランシスコ退役軍人病院の細菌検査室で細菌学的検査法について研修（一か月間）
⑤サンフランシスコ・プレスビテリアン・メディカルセンター感染症科病棟チームで研修（一か月間）

ベス・イスラエル・メディカルセンター感染症科フェロー時代

ＵＣＳＦでの研修を終え、帰国し国内のいくつかの病院で勤務していたのだが、一九九四年からはニューヨークのベス・イスラエル・メディカルセンターで感染症科フェローに採用され、主に病棟で感染症診療チームのメンバーとして臨床研修を行った。感染症科チーフの Dr. Donna Mildvan にはたいへんお世話になり感謝している。内科チェアマンの Dr. Stephan Baum にもご指導いただき、患者さんの病歴、そして身体所見の詳細な診察など基本的なことを重要視して指導しておられたことに感銘を受けた。

その他、マウント・サイナイ・メディカルセンターの移植感染症科で移植患者の感染症専門医のもとで一か月臨床研修を受けた。またマウントバーノン病院で性感染症（ＳＴＤ）の臨床研修を一週間受け、細菌検査室で細菌学的検査について一か月間研修を受けた。またＨＩＶ感染者の菌血症の分離菌について臨床研究を行うことができた。

多くの Attending doctor の指導を受け、フェローの仲間や指導医やレジデントとともに楽しく仕事ができたこと、そして多くのＨＩＶ感染者を含めて多くの感染症の患者さんを診療することができて、臨床経験を積むことができたことを喜んでいる。

＊

二回目の米国留学では感染症の臨床研修と研究を数年間行うことを当初は考えていた。臨床研修も順調で充実していたが、留学して二か月後に聖路加国際病院から「一九九五年十二月までに感染症科に着任を」とのお勧めがあった。当時私の抱いていた将来の目的は日本の臨床研修病院で感染症専門医として的確な感染症の診療と臨床教育を行うことであったので、考え抜いた後に喜んでお引き受けすることにした。そして約束通りに一九九五年十二月から聖路加国際病院に着任し、内科感染症科を担当するようになった。

かつて米国で夢に描いていたように、聖路加国際病院で感染症専門医として感染症の診療と教育の仕事を実践することができ、しかもたいへん充実した仕事をさせていただいていることを感謝して喜んでいる。

後輩へのアドバイス

初めは広い分野の医療についての研修を受けること、そしてさまざまなことを実際に体験しながら、自分が何に向いているか、自分が将来何をやりたいかを発見することが大切である。将来、自分はどのような医師を目指すか、どのような仕事を自分のライフワークにするかビジョンを描くこと、夢をもつことが大切である。大きい夢、**大きい目標をもつほうがよい。**そして**その目標を達成するために進むべき道はどのような道か、思い描くことが必要**である。そして目標を決めたら、そのために努力を惜しまず、また途中でへこたれずに粘り強くやり遂げることが重要である。**成功するかどうかは、自分の描いた目標や夢に向かって、諦めずに困難を克服してやり遂げるかどうかにかかっている。**

またよき人々や恩師との出会いを大切にすべきである。**人々とよい関係とよいコミュニケーションを保っていくことが大切である。**そのための努力を惜しんではならない。

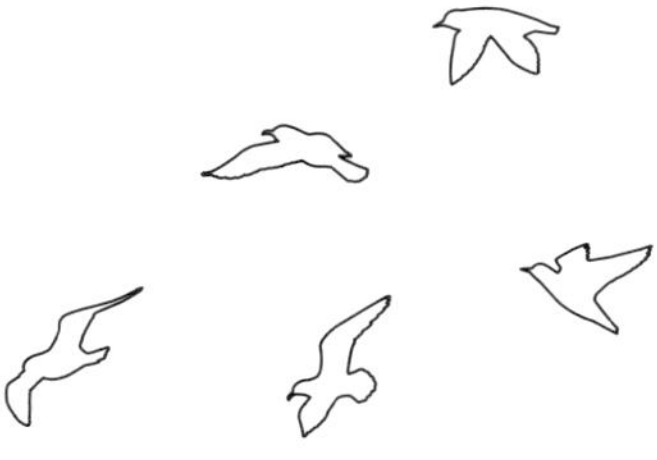

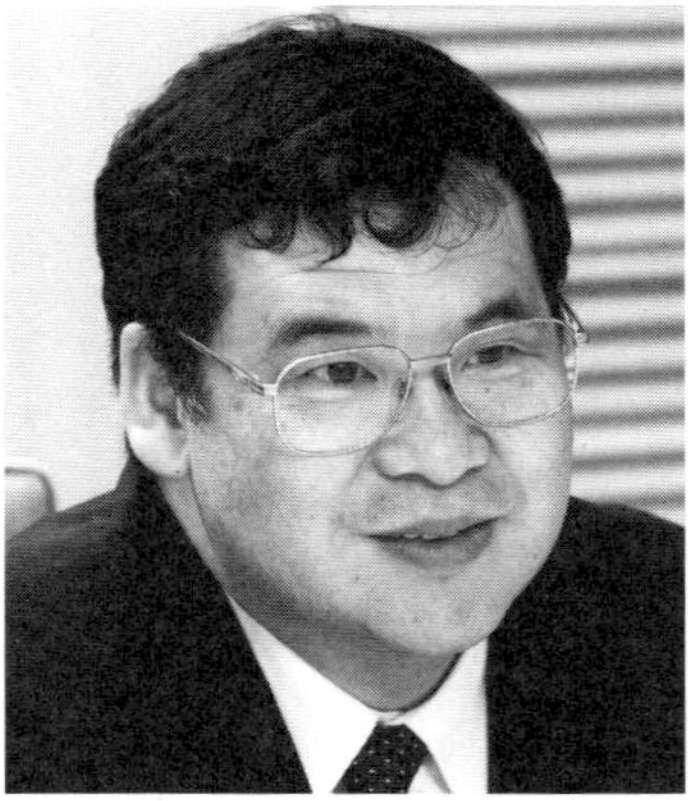

向上を目指して自作の計画書・カリキュラムをもとう

立教大学社会学部教授
立教学院診療所所長
S52 大生定義
おおぶさだよし

1977 年　北海道大学医学部医学科卒業
1977 年～　聖路加国際病院で研修開始。同院内科副医長・医長を歴任。地下鉄サリン事件（1995 年 3 月）の対応にも従事。
1995 年～　産業医に転身，その間に豪・ニューキャッスル大臨床疫学大学院（通信制）修士課程を修了。
1999 年～　横浜市立市民病院。神経内科部長・臨床研修委員会委員長として，診療・教育に従事。
2006 年～現在　立教大学社会学部教授（診療所長）に再転身。横浜市立大学医学部（臨床教授）など多くの大学医学部・看護学部の授業も行っている。

私は進路選択をこう悩んだ

プロフィールにあるとおり、「神経内科臨床一筋」のような、一貫した医師人生を歩んできたわけではない。私立病院の勤務医・指導医、商社産業医、公的病院の勤務医・指導医、診療所の所長、学校医兼産業医、医療系あるいは非医療系の大学教員などいろいろ**変容（トランスフォーム）**した。振り返ると、大変面白い経験をしてきたことにはなるが、意図してこのようになったわけではなく、その時点の自分の気持ちに沿った結果であった。別ないい方をするなら、**各選択の時点までに出会った事柄、人々の影響を受けながら、自分がやりたいことあるいはできそうなことを、周囲の方々の配慮に満ちたサポートによってやらせていただいてきた**と思っている。順を追って選択の様子を述べてみたい。

医学部への選択

私の亡き父は、医師であった。祖父は職業軍人で、父はその後を継ぐべく考えていたが、視力が悪く軍人の道はあきらめ、軍医になろうと医学部に入学、しかし卒業前に終戦となり、従軍はせずに終わった。父は手先が器用であり、勤務地で初の開心術などを行った胸部外科医であった。口ばかりで、大変不器用な私は、高校卒業する少し前に、父に進路の相談をした。そもそも私の頭は全くの文科系で、化学や物理よりも英語や国語、社会科のほうが好きであり、得意であった。法学部に進んで弁護士になりたいとも思っていた。少しは**人の役に、社会のために何かやりたい**とは思っていた。父は、「手に職をつけたほうがよい。医学部なら、卒業すればほぼみんな医師になれるが、弁護士は司法試験が大変難しいぞ」と言った。そこで、医師の仕事も人の役に立つだろうし、自分の勉強したことがすぐに活かせるやりがいもあるだろうという、ごく簡単な理由で医学部への選択を決めた。

聖路加国際病院内科研修医への選択

大学を卒業する前の年に、卒後研修をどうするかを、また父に相談した。当時はほとんど九割以上が大学医局に残り、医局に属さない者はめずらしかった。私は、狭い領域の専門家になることより、まずは広く内科をやってみたかった。医学部の教育にかかる費用は国からのものが大部分であり、漠然としていたが、当時から多少でも世間にお返しする道を歩みたいとの思いもあった。ポリクリで回る各診療科や実習に行った札幌の病院の先輩を見て、**初期研修の重要性**は認識していた。今度の私の相談は「東京の臨床研修がしっかりしている病院で研修したいのだけれどどこがよいだろうか」だった。父は「おそらく、虎の門病院か聖路加国際病院だろう」と助言した。私はなんとなく、自由そうな雰囲気を感じて聖路加国際病院を選んで、夏休み中の見学実習をする決心をした。六年生の夏休み一週間の、根津の宿から築地まで、千代田線から日比谷線に乗り換えて地下鉄通いをした。この一週間は今でも印象的に覚えている。聖路加国際病院は建物や使う用語が全く米国式で、若い医師（卒業したての）がかなりのことを任される、少し緊張はするが、生き生きとした環境であった。数か月後にはひょっとして自分の一年上級の先輩となるかもと眺めていた、内科研修医や看護師の方々に強い憧れをもった。幸い採用試験で合格となり、四月から本当に同院の内科研修医となった。

神経内科への選択

二年間の初期研修が過ぎ、三年目に進むとやはり内科のなかのどの分野を専攻するかを考えることになる。先輩たちも専門分野を一応定めているのが普通であった。そしてその研修のためにほかの施設に移ったり，聖路加国際病院に残ったりすることになる。私は，三年目の研修をやっていくうちに，自分の弱い分野が気になりだしてきた。循環器，消化器や呼吸器などの分野は常勤の指導医がおり，ある程度，診療について見通しをもてたが，神経内科は週一回回診に来ていただけるコンサルタント医師（後の私の神経内科の師匠）の指導を受けるだけであった。心もとなさの認識，物足りなさが，この分野を専門にすることを促した。師匠のクリアカットでスマートな解説と診察のアートに魅惑されたということにもなるが，やはり，幅広い見方をもちたいとの気持ちがあった。

病院勤務をいったん中断する選択

卒後五年目から，一年十一か月間大学附属病院で助手をしたが，その後，聖路加国際病院に戻していただいた。そして，かなり早い時期から，神経内科の分野の主任として，主治医権（attending doctorとして患者さんを自分の管理下で入院診療する権利）を与えられた。やりがいもあり，たいへん充実した思いで診療や研修指導に努めていたが，卒後十五年の頃，拭えない疑問が湧いてきた。**自分が患者によかれと思ってやっていることが本当に役立っているのだろうか**という疑問である。私はその頃，「医学判断学」に興味をもち，臨床医の下す判断が客観的には本当に患者さんの役に立っているのか，どんな意味があるのかといつも考えていた。さらに，当時の内科部長が，潔く辞職して自分のやりたい開業医として転身されていったことにもよい意味で影響を受けた。よし，勉強をいったんやってみようと決心して，一，二年前から準備をし，日野原重明先生（218頁参照）はじめ多くの先生方のご理解をいただいて，自由な時間がとりやすい，商社の産業医を四年間させていただくことに決めた。同じような時期に，日本でも科学的根拠にも基づく医療（EBM）の流れが始まりかけていた。異動後間もなく，幸運にもいろいろな方々との出会いがあって，この分野の学問である臨床疫学を豪州の通信制大学院に学ぶ機会を得た。もちろん，このほか，神経内科も産業医学も含めて幅広くアップデートできた。

臨床への復帰とその後の社会活動への選択

四年間の自作の「サバティカル（研究休暇）」の後は，臨床に復帰することは初めから決めていた。師匠のお世話で横浜の市立病院に勤務した。患者さんの気質や病院の体制の違いにとまどい，おそらく周囲の方々にはご迷惑をかけたと思うが，よい勉強となった。産業医の際には，企業人の一番大切な行動基準は「世間一般の常識」であることを学んだが，ここではさらに、医師は地域や患者さんによって適切にトランスフォームしなければならないことも学んだ。ちょうど入職後二、三年で新臨床研修制度導入となり、研修責任者として大変やりがいのある仕事もできた。六年半臨床ほぼオンリーであったが、やはり、班研究を本格化したいこと、教育、社会活動にもう少し携わりたいとの気持ちが高まってきたところに、現職のお誘いがあり、二つ返事で、立教大学に異動することになった。

若き学徒に贈る言葉と今後のこと

選択分岐点ごとの決断の理由は述べてきたようにごく簡単なものだが、常時もっているモットーは、**とにかく少しでよいので向上を目指すこと**（グラフでいえば、傾きが小さくともよいので、プラスにすること）、**自作の計画書・カリキュラムをもつこと**、である。

幸せなことに、臨床をいったんペースダウンすることができ、臨床疫学・ＥＢＭの勉強、ＱＯＬ研究、プロフェッショナリズムの見直し、医学教育や医療安全教育への関与などの道が開けてきた。今後もそのときの自分にできることを選択していきたいと思っている。定年後はもし可能なら、医療の地域格差の是正に役立ちたいと思っている。医師は、たいへんすばらしい専門職である。患者さんの感謝で元気が出て、自分で勉強したことがすぐに、日常の診療で活かされるからである。

内科医や医師の選択ということで、読者にもう一度申し上げたいことは、選択にあたっては、短期・中期・長期的に、自分が本当にやりたいと思うことでできそうなことをよく考えること。さらに、患者さんをはじめ、先輩・同僚・後輩その他周囲の方々に感謝の気持ちを忘れてはならないのはもちろん、自分が医師となり、社会から負託を受ける立場になったこと、人の役に立つことができる医師としての能力をもったことに感謝のうえで、各分岐点で選択をしていっていただきたいことである。

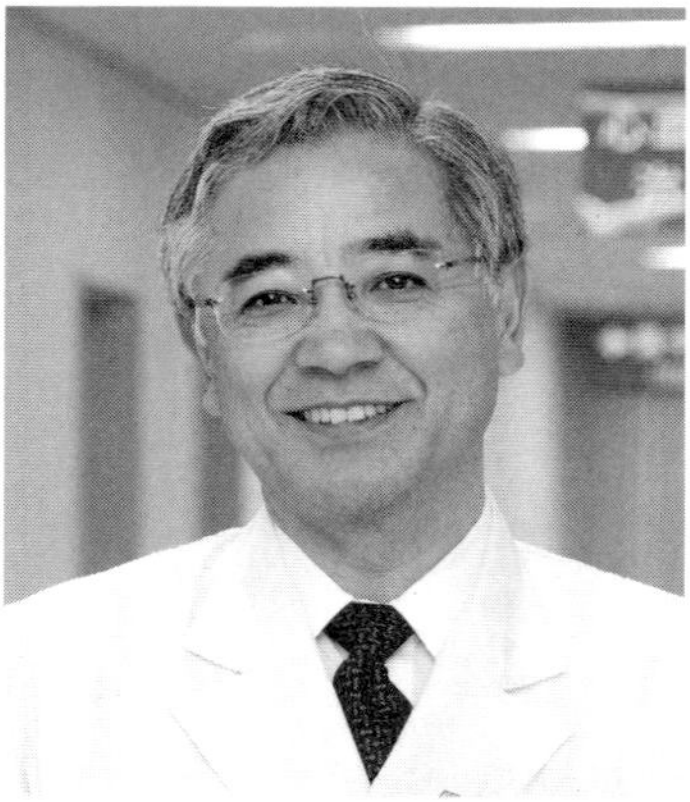

「苦労は人を育てる」そして「継続は力なり」

東京医科大学
第二内科（循環器内科）主任教授
S51 山科　章
やましなあきら

1976年　広島大学医学部医学科卒業
1976年　聖路加国際病院内科レジデント
1980〜82年　ニューヨーク市St. Luke's-Roosevelt病院心臓核医学リサーチフェロー
1982年　聖路加国際病院内科に復職
1992年　聖路加国際病院内科医長
1999年　東京医科大学第二内科（循環器内科）主任教授
2003年〜09年　東京医科大学病院副院長，卒後臨床研修センター長（兼任）
2010年〜　東京医科大学看護専門学校校長（兼任）

私は進路選択をこう悩んだ

学生時代

私は昭和五十一（一九七六）年に広島大学を卒業して、ただちに聖路加国際病院の内科レジデントになりました。広島に生まれ育ち、そして大学も広島であった私は、一度は広島から出て、東京のような大都市で生活することに憧れていました。出身大学に残ることは簡単でした。クラス代表もしていましたし、複数の教授に入局を勧められてもいました。しかし、**一度は東京に住んでみたい、東京の病院で研修したい**という夢（？）が私を新たな地へと向かわせ、私の人生を変えていくことになりました。

当時の私は、教科書や医学雑誌に出てくる東京の先生方に憧れていました。特に、当時、現役の内科医長だった日野原重明先生（218頁参照）や『不整脈の診かたと治療』を執筆されていた五十嵐正男先生（210頁参照）のもとで研修したいと思っていました。そして、日野原先生が中心となって内科専門医制度が始まり、西崎統先生が第一回内科専門医に合格された記事を医学雑誌で読み、これからの時代（昭和50年代）は学位（医学博士）より専門医と思い、研修するなら東京の臨床教育病院だと考えたのです。St. Luke's International Hospitalという横文字の病院名、「レジデント」という呼び名にも惹きつけられました。しかし何よりも決定的に私を虜にしたのは、日本医事新報ジュニア版（当時は月刊の無料配布物として大学の学務課に置いてありました）一九七五年八月号に掲載された衛藤公治先生（当時内科レジデント二年目）の『研修医リレー日記』です。そこには、**聖路加国際病院内科レジデントの一週間の生活が素晴らしく描かれていた**のです。日々の充実した研修生活、しっかり準備して臨んでも厳しく指導される日野原回診、内科全員が集まって討論する内科グランドカンファレンス、ナースを交えた楽しい食事会、男所帯のレジデント宿舎の生活、週末のテニスや水泳といったリラックスタイムなど、それを読んだときの心のときめきは、いまでも鮮明に覚えています。初めて病院を訪れたのは採用試験の前日で、病院の中央の塔にある十字架やステンドグラスのある荘厳な教会などを見て、ますます聖路加国際病院が好きになりました。

レジデント時代

衛藤先生の日記と現実にはかなりのギャップはありましたが、研修医生活は毎日が楽しく、充実していました。日々、学び、経験し、自分自身が進化していくのがわかる思いでした。医療レベルが現在と異なり、画像診断も限られ、今日のような内科医が行うカテーテルによるインターベンション治療も少なく、エビデンスやガイドラインもなく、学生時代に学んだことや教科書に書かれていたことを上級医に確認することで十分に対応できたと思います。病棟の通常業務は一年でこなせるようになり、二年目には、後輩を指導する傍ら、少し余裕をもって患者さんや家族への対応ができるようになりました。死亡宣告や剖検の交渉も自身で行っていましたし、剖検率も八割を超えていました。今日は医療レベルも社会の状況も大きく変化し、研修医が何でもできる時代ではありませんが、当時は、研修医は何でも行わせてもらえると同時に行わないと事が進まない時代でした。「聖路加にはレジデントが主体となって動く環境にある」、「レジデントであってもひとたび担当医なると、その患者さんにとってのゲートキーパーとしての自覚をもつ」という風土が醸成されていたと思います。

聖路加国際病院三年目研修の後半六か月は放射線科をローテーションし、四年目は内科チーフレジデントをさせていただきました。画像診断といっても今とは比べものになりませんが、半年間の放射線科研修は貴重な経験でした。その後の一年間のチーフレジデントは、私の医師人生のなかでも宝といえる経験でした。

内科のすべての患者さんを把握し、病棟とレジデントのマネージメントを行い、主治医の先生方と交渉するという中間管理職を務めました。アイデアや工夫でいろいろと改革できました。

リサーチフェロー時代

話を戻しますが、私自身は初期二年間の研修で出身大学に戻るつもりでした。ところが、希望していたCCU研修がくじ引きで三年目になり、もう一年聖路加国際病院にお世話になることになりました。そうしているうちにニューヨークのSt. Luke's-Roosevelt Hospital Center (SLRHC)との交流が始まり、SLRHCの核医学部門の長であるRichard N Pierson Jr. 先生（心臓核医学のパイオニアの一人）が来院されました。五十嵐正男先生の勧めもあり、翌々年（一九八〇年）にSLRHC心臓核医学部門にリサーチフェローとして留学することになりました。東京の次はニューヨークが目標になったのです。

米国（SLRHC）には心臓核医学部門のリサーチフェローという立場で留学しましたが、米国の臨床病院の循環器と核医学の両方が勉強できました。苦労もありましたが、外国で生活することは貴重な経験でした。近年、海外留学希望者が減っていると聞きます。**ぜひ、チャレンジしてください。海外留学は人生における貴重な財産となります。**

聖路加国際病院スタッフとして復職

いったん退職しての留学でしたが、一九八二年に聖路加国際病院に復職し、循環器内科のスタッフの一人として五十嵐正男先生と林田憲明先生のもとで医員として勤務しました。大学では、教育-研究-臨床のバランスが重視されますが、その後の聖路加国際病院で過ごした十七年間は臨床とレジデント指導が主で、研究はたまにしていました。なぜ、十七年もモチベーションが続いたのかと聞かれることがあります。途中で、新病院建設という重大イベントがあったことも事実ですが、振り返ってみると毎年入ってくるレジデントを指導するということに生きがいを感じていたように思います。**教えることで学び、学ぶとまた教えたくなる。指導医が頑張ることでレジデントも頑張れる**と思っていました。レジデントに指導したことを雑誌に連載したり、書籍として出版したりしました。何らかのメッセージを社会に発信することもモチベーションになっていました。五十嵐正男先生の共著にしていただいて出版した『不整脈の診かたと治療（第五版）』（医学書院、一九九七）は、「自分の証」の一つになりました。

そうしているうちに、ある筋から東京医科大学第二内科の教授にどうかという話がありました。大学医局の経験もない自分が大学教授に選ばれることもないし、務まるとも思っていませんでしたが、一九九九年に東京医科大学に移ることになりました。聖路加国際病院でレジデントとともに過ごしたことが評価されたのだと思っています。

大学病院時代

大学病院では、未知との遭遇ばかりでしたが、**「苦労は人を育てる」**、**「継続は力なり」**と信じて続けてきました。わが国の医学教育が転換期にあったこともあり、OSCE、PBL、TBL、プロフェッショナリズム教育など、いろいろと新たな教育方法に関わらせていただき、よい経験をしています。医局員に「返事は『Yes』か『ハイ』」、「仕事の褒美は仕事」などと言っていますが、Noと言わないで頑張っていると、また新たな経験ができ、達成感や楽しみが生まれます。

卒後臨床研修センター長の経験も貴重でした。二〇〇四年から始まった卒後臨床研修への対応も含め、苦労もありましたが、仲間の輪も広がり、よい研修システムを作ることができました。ここでも、聖路加国際病院での経験を十分に活かすことができたと思っています。現在は東京医科大学看護専門学校の校長を兼任していますが、ここでも、聖路加国際病院で経験したこと、学んだこと、感じたこと、そして、そのとき以来の交友を財産として活かしています。

後輩へのアドバイス

聖路加国際病院を離れて十三年が経ちますが、私の原点は聖路加国際病院にあり、なかでも最初の四年間のレジデント生活にあります。若い先生方にアドバイスをするとすれば、**「時間を忘れて働き、患者さんとともに過ごすなかで学び、経験を重ねること」**です。繰り返しになりますが、医師となったときから主治医としての自覚をもち、「自分は患者さんのゲートキーパーだ！」と思って研修してください。そして、「苦労が自分を育ててくれるのだ」という気持ちも忘れず、研鑽を続けてください。そうしていれば、仲間も理解者も増え、道は開き、夢は叶うと思います。

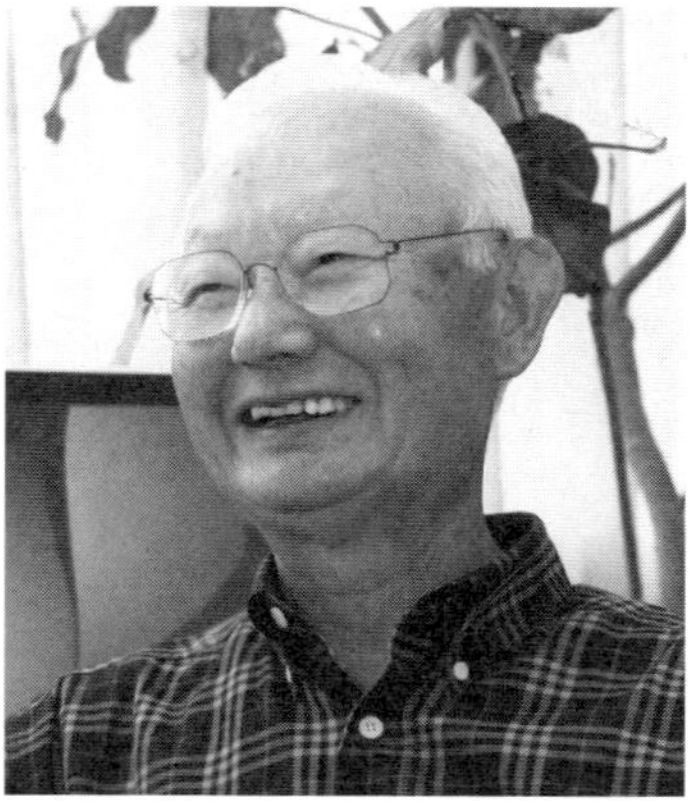

いつまでも専門医でいることはできない

五十嵐クリニック
院長

S32 五十嵐正男

いがらしまさお

1957 年　新潟大学医学部医学科卒業
1957 年〜　聖路加国際病院インターン，内科レジデント。その間，米国エリス病院，マイケル・リース病院に留学
1966 年〜　聖路加国際病院循環器内科，内科医長，内科部長を歴任
1987 年　五十嵐クリニック開業

私は進路選択をこう悩んだ

私は医師になって最初の三十年を米国留学時代も含めて聖路加国際病院で過ごし、五十五歳になったときに病院を辞して一介の開業医となり、まもなく二十四年目に入ろうとしている。

専門医としての病院の医療とホームドクターとしての開業医の医療とは、病む心と体を治すという点では共通しているものの、内容は大きく異なる。いわば**医療の両翼**であり、その両者を経験できたことを非常に幸せに思っている。

私が医師になったきっかけ

私が医師になったのは決して人に自慢できるような高い志があったのではない。

私は第二次世界大戦が終了して間もない一九五〇年に新潟高校を卒業した。とても貧しい時代であった。私は当時蔵前にあった東京工業大学に進みたかった。しかし新潟の小学校の校長であった父親に相談すると、とても私を東京の大学に進学させるだけの経済的な余裕がないと言われ、あきらめざるを得なかった。

当時新潟の大学には医学部くらいしかまっとうな学部がないと思っていた私は

仕方なしに医学部を受験し、医師を目指した。

聖路加国際病院を選んだ理由

医学部に入り臨床実習などをやってみると、いかにも旧態然たる医局制度や古い診療態勢が目につき、このなかに入ってこれからの長い人生を過ごす気にはなれなかった。ＮＥＪＭといった米国の医学雑誌を読むと、目の前の大学病院の医療とかけ離れた、輝くばかりの医学の世界が容易に想像でき、**大学を卒業したら米国へ留学しよう**と固く決心をした。

当時、米国の医学を学ぶ早道は東京築地の米軍病院にインターンとして入り、それに引き続いて米国の病院に行くことであった。ところが米軍病院の採用試験のほぼ一週間前に、聖路加国際病院のインターン採用試験があったので試しに受験したところ、大層な倍率があったのに、採用された。英語のコミュニケーション能力が十分でなかった私には、米軍病院の試験をパスして採用される自信がなかったので、聖路加国際病院のインターンとして入ることに決めた。これがその後の私の運命を決めた。昭和三十二年、つまり今から五十五年前の一九五七年のことであった。

＊

インターンの生活は楽しかった。全国の大学から二十名の若い医師の卵が集まり、寮生活をしながら朝から夜遅くまで病棟を駆け回った。当時名医として知られた橋本寛敏院長のもとに米国留学から帰ってこられたばかりの日野原重明先生（218頁参照）をはじめとして優秀な医師が集まり、私たちをびしびしと鍛えてくれたし、病棟のナースたちからも教わることが多かった。

一年のインターン生活が修了して同僚たちはそれぞれ自分の大学に戻り、教授への道を歩き始めたが、私は聖路加国際病院に残り、内科レジデントの道を選んだ。レジデントは内科すべてを研修するため、専門に分かれることはなかったが、私は日野原先生に惹かれ、循環器により強い興味をもっていた。レジデント三年生のときにめずらしい不整脈の患者さんを見つけ、症例報告をAmerican Journal of Cardiologyに日野原先生と連名で投稿したところ、採用された。これが後で大変役に立った。

米国留学のきっかけ

レジデント五年生のとき、米国からレジデント募集のための米国人医師が聖路加国際病院を訪ねてきた。今では考えられないことであるが、おそらくベトナム戦争のため、米国国内の医師が少なくなって、外国からのインターン・レジデントを採用しないと困る事態となったのであろう。マサチューセッツ州とニューヨーク州北部の病院が集まり、共同で外国人医師を募集したのであった。

当時ＥＣＦＭＧ試験を通っていた私はそれに乗り、最初ニューヨーク州北部の General Electric Company 本社のあるスケネクタディ市のエリス病院内科レジデントとして一年を過ごした。

二年目を過ごす病院を探す際に、たいへん高望みをして、当時循環器の分野、殊に不整脈の分野では世界最高峰の一つであったシカゴの Michael-Reese 病院心臓血管研究所に応募した。その際 Am J Cardiol の症例報告の別冊を同封したところ、クリニカルフェローに採用された。この病院でシカゴ大学の教授でもあった Dr. Katz, Dr. Pick, Dr. Langendorf らからみっちりと二年間教育を受け、自分の生涯で一番勉強をした。一九六六年に帰国し、聖路加国際病院に復帰した。

帰国後の聖路加国際病院での充実した日々

帰国後は米国で受けた教育をもとに、**重症心臓病の集中治療と不整脈診療、そしてレジデント教育に集中した。**朝は七時半頃から回診、次いでレジデントカンファレンスを行った。そのためか現在の聖路加国際病院長である福井次矢先生、東京医大教授の山科章先生（206頁参照）、現在聖路加国際病院内科統括部長の岡田定先生（176頁参照）や、後々日本全国で大学教授になった優秀な若い医師たちが集まってくれた。

私自身は、一九七〇年に『不整脈の診かたと治療』（医学書院）という著書を出版した。幸い好評に迎えられ、一九九七年までの二七年間に第五版を重ねるまでの息の長いものとなった。

しかし**私の悩みは臨床研究の方法とその発表法であった。**当時は臨床研究の方法論が確立されておらず、基礎研究に比べたら学界では一段低いものにみられていた。実際に統計的処理方法が確立されておらず、十分に批判に耐えうるエビデンスとなるような論文は書けなかった。

山科先生とともに米国に送り出した福井先生がたいへんな努力の末ハーバード大学公衆衛生大学院ですばらしい臨床研究方法論を学んでこられ、エビデンスに基づいた医療こそがどんな評価にも耐えうる望ましい医療であるという、ＥＢＭに基づく臨床研究のパイオニアとなっておられる。私はこのことを心より喜ばしく思っているし、聖路加国際病院がその分野の先頭を切って走っているのを見るにつけても涙が出るほど嬉しい。

聖路加国際病院を辞した理由

このようにして二十数年あまり充実した日々を送ったが、五十歳を前に、病院の管理者の一人にもなって、以前のような臨床研究への情熱と体力の衰えを感じるようになり、それに伴って内科の責任者でいることの不安を感じるようになった。

幸い優秀な後輩たちがたくさん育って

おり、自分がリタイアしても大きな問題とはならないと確信したので、五十五歳になったのを機に病院を退職し、自分が住んでいる茅ヶ崎市で一介の開業医となった。

開業医の日々の悩み

開業医となって病院でこれまで行ってきた医療とは質の違う医療に直面し、とまどった。

病院では心臓がいつ止まるかわからないような重症患者さんを毎日相手にしてきて、張り合いのある日々であったが、開業医となったその日からそのような重症な患者さんは一人も来ることがなく、風邪を引いた、頭が痛い、眠れない、便秘しているなどなど病院ならば正直どうでもよいような訴えをもつ人が来るのみであった。また訪れる患者さんも、私がどこの誰かもわからず、疑わしいような目で私を見るのみで、到底心と心のふれあいなどできる状態ではなかった。

家から車で数分の駅前でオフィスをもったので身体的には楽になり、自分自身の時間を十分にもつことができるようになったが、心は満たされることがなかった。

数年以上は半分うつ状態が続いて、病院を辞したことを悔やむこともあった。聖路加国際病院へは週に一回、限られた患者さんをみる外来をするために訪れていたが、後輩たちの仕事がやりにくくならないように病棟にはほとんど顔を出さなかった。しかし内心では限りなく寂しかった。

隣人たちの役に立てるという喜び

しかしそのうちに**私自身が今の私の外来に来てくれる患者さんたちと同じ老人であり、この人たちは私の隣人であることに気づいた。**それまでは無意識のうちに自分自身は何かこの人たちとは違った人間であると、とても傲慢な錯覚をしていたのに気づいた。来てくれる患者さんの多くは高齢者であったが、悩みの多くは体と同時に心の悩みであった。妻との心の交流のなさ、朝起きてもやることがない、何もやる気が起きない、（成人した）子どもたちは自分のことをかまってくれない、血圧が心配だ、腰が痛い、膝が痛い、眠れない、食事が美味しくないなど、ほとんど不定愁訴のようなものばかりであったが、彼らにとっては楽しいはずの老後を惨めにしているものであった。この人たちを心からいとおしく感じるようになり、どうしたらこの人たちが元気で日々を過ごせるかを真剣に考えるようになった。そのためにはそれまで自分が蓄積してきた医学知識は狭過ぎて、これらにとても対応できるものではないことに気づいた。そこで自分の知識を幅広い、新しいものにするため、再び病院時代のように新しい情報を敏感にキャッチできるように、しかもそれが自分の興味のある循環器疾患だけではなく、高齢者の疾患に関係のあるすべての分野に広げて、インターネット、電子医学書図書、雑誌、書籍に目を通し、**オールラウンドプレーヤーとなる努力を始めた。これは新しい喜びであった。**それは高齢者の多くの悩みに対応でき、その解決に役立つことができるという喜びであった。

　こうして自分の知識がリニューアルされ、高齢の患者さんたちの多くの問題に対応できるようになった。開業医になってから循環器疾患に関する著書も出版したが、今度はすべての分野を網羅した、決して深くはないけれども幅広い高齢者の医療に関するキーワードを解説した本を最近出版できた（『高齢者外来診療キーワード』薬事日報社、二〇一一）。これは自分自身の脳の活性化にたいへん役立った。

　これからもこのスタイルで、健康の許す限り診療を続けていこうと考えている。

後輩へのアドバイス

　常に全力投球してほしい。**どのような場面に遭遇しようと、全力投球すれば自然に道は開けてくる**ものです。

　皆さんの多くは病院勤務専門医を目指しておられるものと思うが、人は誰もが歳をとり、専門医であり続けることが困難となる時期が必ず来ます。そのときにどうするか。私自身は開業医となる道を選びました。開業医になった直後の数年間は仕事の内容の落差に悩みましたが、今は開業医になってよかったと確信しています。それは歳をとっても自分はまだ人のために役立っているという意識が私を心身ともに元気にしてくれるからです。

　幅の狭い専門医であり続けるのではなく、歳をとっても専門医であると同時にオールラウンドプレーヤーでいることで、新しい道が開けます。

　「医師」という、いくら歳をとっても努力をすれば人の役に立ち続けることができるすばらしい職業を選択されたと自覚してください。

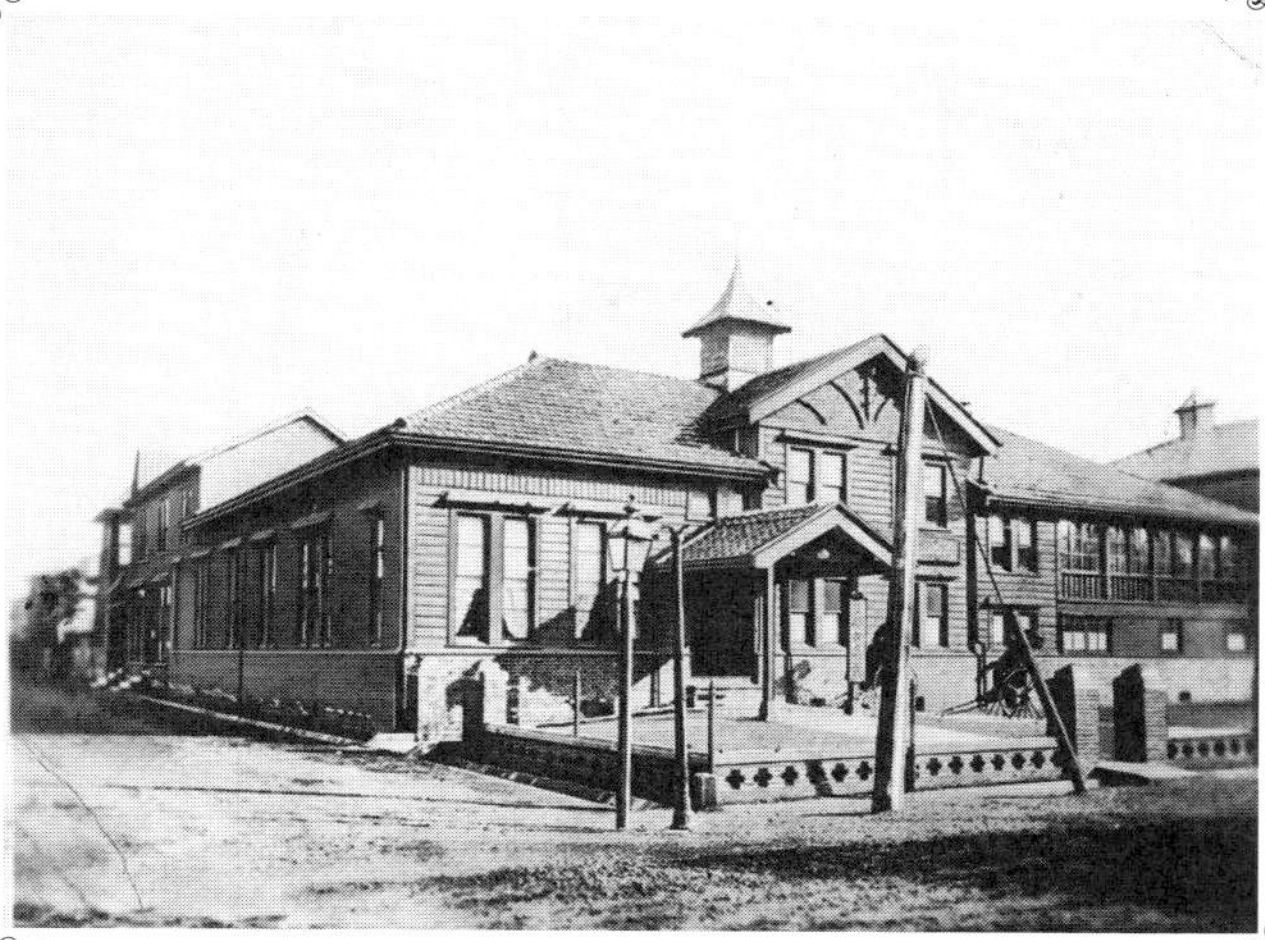

1902(明治 35)年：聖路加病院創設

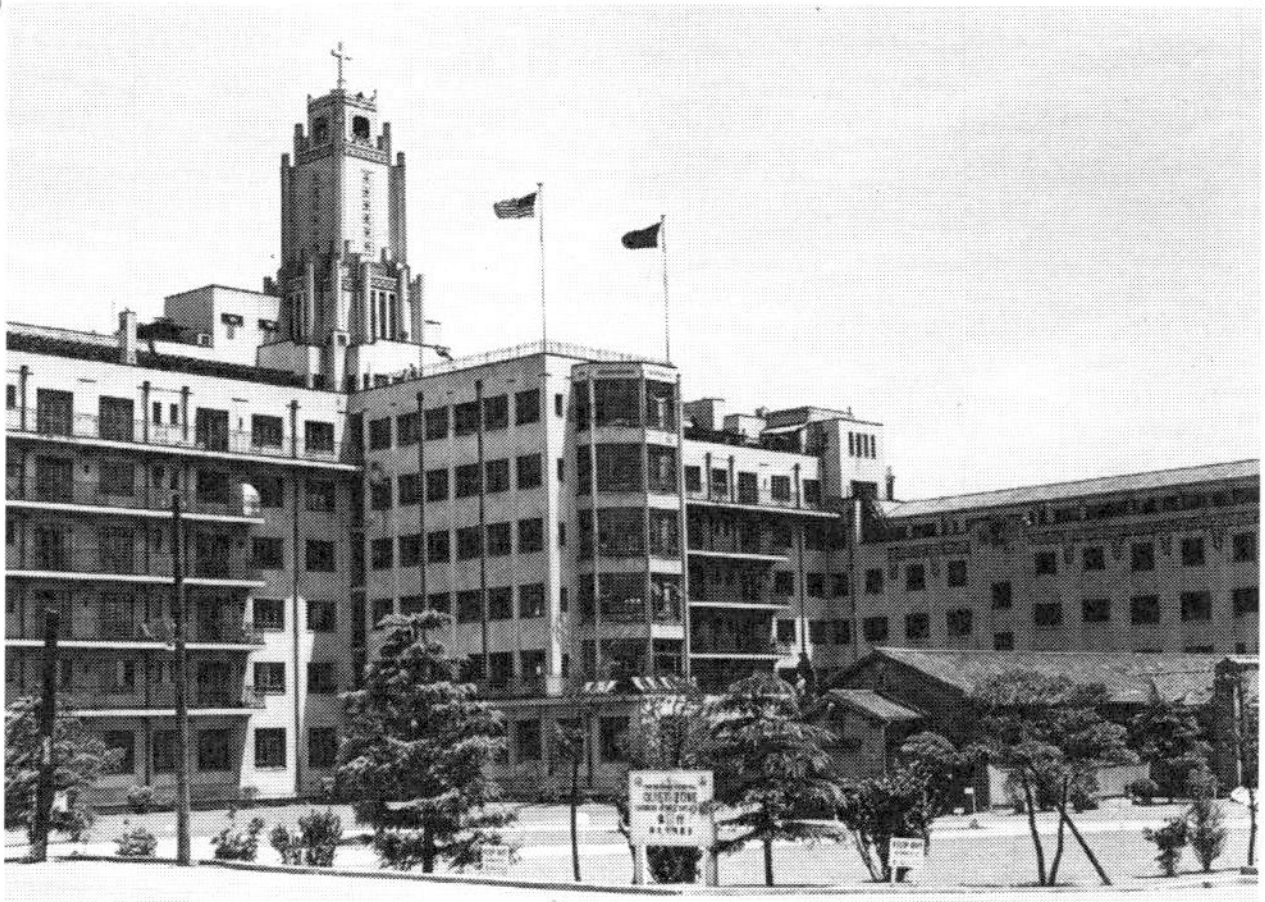

1945(昭和 20)年：病院接収

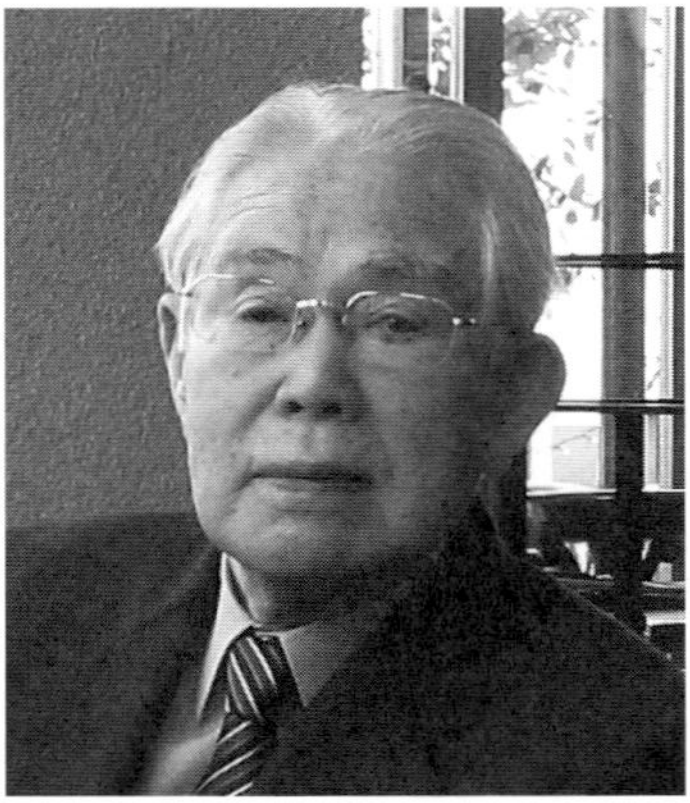

内科臨床医として60年 これまでの思い出

昭和大学
名誉教授

S23 寺田秀夫

てらだひでお

1948年9月　旧制新潟医科大学卒業
1954年1月　新潟大学講師（内科学）
1958年3月　日本臨床血液学会評議員
1962年5月　米国（フルブライト交換研究員、タフツ大学ニューイングランド・メディカルセンター血液研究所）出張
1964年9月　昭和大学助教授（臨床病理学）
1967年4月　日本臨床病理学評議員
1970年4月　聖路加国際病院内科医長
1975年4月　日本血液学会評議員
1976年1月　昭和大学医学部教授
1977年12月　日本血栓止血学会評議員
1980年5月　日本輸血学会評議員
1983年4月　日本臨床血液学会幹事
1986年4月　日本網内系学会評議員
1990年3月　昭和大学医学部教授定年退職
1990年4月　日本内科学会評議員，聖路加看護大学教授（大学院）
1995年4月　聖路加国際病院内科（血液学）顧問
2006年12月　昭和大学名誉教授
2008年4月　瑞宝小綬賞を授与される

私は進路選択をこう悩んだ

私は第二次大戦の戦中・戦後の時代に学生生活（小・中・高・大）をすべて生まれ故郷の新潟市で過ごした。階段教室で臨床講義を受けている最中、窓の外に米軍のB29爆撃機が爆音高く空を飛んで行く姿が今でも鮮明に憶えている。

医師を選んだ理由

私の兄が新潟医科大学（現 新潟大学）の内科講師をしていた関係から、両親の勧めもあり、自然に新潟医科大学に入り、昭和二十三（一九四八）年九月卒業後、一年間のインターン生活を経て第二内科に入局した。

大学医局時代の思い出

医局総人数は約五十名。私は臨床面では当時新潟県信濃川流域に多発していた恙虫病の臨床（特に血液所見）と十二指腸虫貧血の治療に専念し、研究面ではビタミンB_1分解酵素（アノイリナーゼ菌を中心としたニンニク属植物の腸内ビタミンB_1合成に及ぼす効果〔ビタミン(5)：585-589, 1952, ビタミン(6)：263-268,

1958〕について没頭し、ほとんど毎日真夜中に帰宅した。

ある夜、帰宅途中に進駐軍の米兵の威嚇射撃に遭い、全速力で海岸の砂丘伝いに逃げてようやく家に辿り着いたということもあった。

ボストンに留学

昭和三十七（一九六二）年に教授が定年になり、日頃自分と性格の合わない助教授が昇任したので、意を決してフルブライトの試験を受けて合格し、**当時血液学で世界の最高峰であったDameshek教授の教室に留学した。**その頃は一ドル三六〇円の時代で、家内と二人の子どもを連れての米国生活はとても苦しかった。当時ボストンには日本料理の店はなく、月一回家族で中華街に行き、中華料理を食べることが唯一の楽しみであった。

留学時（37歳）の筆者

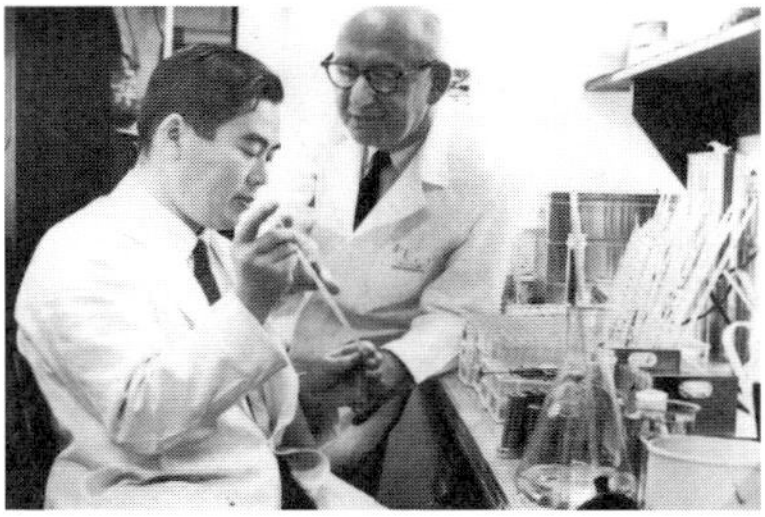

Fulbrighterとして New England Center Hospital で Prof. Dameshek のもとで血小板とウイルスの研究中のひととき。

留学時代の思い出（英会話力の不足に悩む）

ボストンでの留学生活は毎日が楽しく、インフルエンザウイルスと血小板の関係の研究に没頭し、血小板は他の血球と同じく、血中のウイルスのキャリアとなり、その過程で血小板を破壊することを発見し、急性ウイルス感染症でしばしばみられる血小板減少の機序を解明した〔Blood 28(2)：213-228, 1966、臨床血液 5(6)：475-493, 1964〕。

このように研究成果は立派に上げられたが、日常の研究室での会話には、全く困難な毎日で、これに反し韓国・中国・インドなどからの留学生の英会話力はすばらしく、米国人との日常会話に不自由はないようであった。その頃親しい米国の友人が、僕を慰めて「日本は幼少期から教育はすべて日本語の教科書を用いているが、前述の国々の人たちはすべて英語で書かれた教材で教育されてきたためだと思う」と話してくれた。近年は日本人の英会話力も彼らに劣らないと思うが。

後輩へのアドバイス

優秀な若い方々に何も申し上げることはないが、**Evidence based Medicine (EBM) とNarrative based Medicine (NBM) が融合された医療**を行うように努力してください。

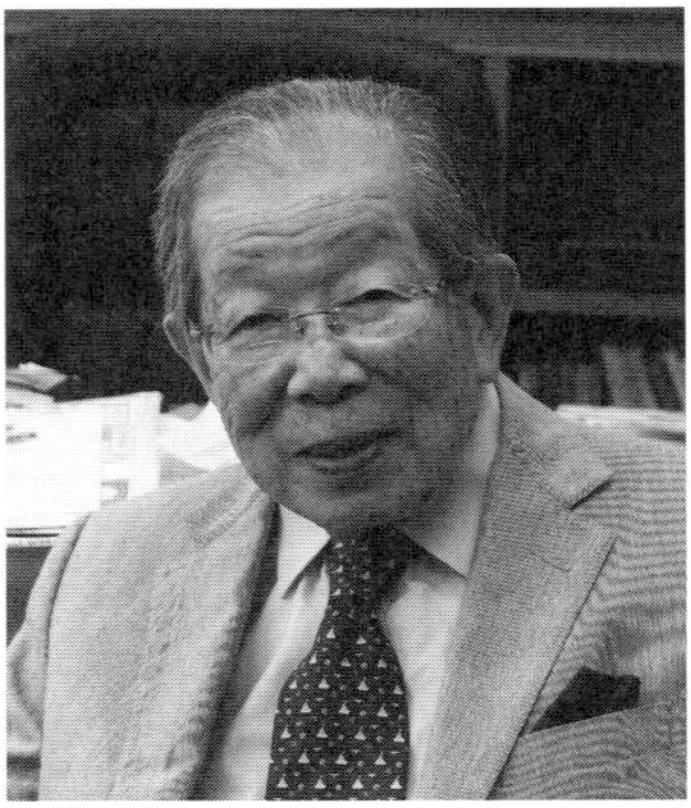

臨床経験が，医師を「本当の医師」にする

聖路加国際病院
理事長・名誉院長

S12 日野原重明

ひのはらしげあき

1911 年　山口県山口市生まれ
1937 年　京都帝国大学医学部医学科卒業
1941 年〜　聖路加国際病院循環器内科医員
1951 年　米国エモリー大学留学
帰国後は内科医長，院長代理，院長を歴任
現在，聖路加国際病院理事長・同名誉院長，聖路加看護学園理事長など
2005 年　文化勲章受章

医師として生きるということ、医師だからできること

私は医学部に入ったばかりの頃は「医者になるんだ」とそれは張り切っていましたよ。みなさんも、基礎医学をやって研究者になろうか、臨床家になろうか、病院勤めをしようか開業しようか、といろいろ考えているでしょう。

また、開業医の家庭で育った方の場合は「継いでほしい」というご家族の願いを背負っていることも多いでしょう。何年か後の働く場所がすでに定められているとも言えますね。医学部入学のためにご両親にとても支えられたことでしょうし、やはり親子の約束というものがあるでしょうから、いろいろなところでしばらくは研修するとしても、いずれはご実家に戻ることを決意する日が来るかもしれません。そうすると「開業するまで何をするか」ということを考える必要があります。よい研修病院で研修をすること、開業に備えてプライマリ・ケア的な幅広い診療を研修できるシステムがある病院で研修してから開業するというのが望ましいですね。

プライマリ・ケアをおろそかにしない

ところで、大学病院で長年勤務していても（学位を取得しても）、講師以上の職位に就けるのはごく限られた人数でしかないことは事実です。それらのポジションに就くことのできない人の多くが「では開業しようか」と決断する場合が日本ではかなり多いのではないでしょうか。大学病院での診療経験を積むことで高度に専門的な知識や手術の腕をもってはいるものの、家庭医学やプライマリ・ケアをよく身につけていない人の場合が多いようです。高度医療、先進医療からプライマリ・ケア、家庭医療へと大きく方針転換していざ開業となるととても不安なものです。しかもいい加減な治療になってしまうことが多い。開業するからにはプライマリ・ケア、家庭医療を身につけてほしいと思います。

臨床こそ研究アイデアの宝庫

次に、例えばもしあなたが基礎学者になろうと思っているとしても、「医師」になると決めたからには、臨床医学を行うなかで研究のテーマに出会い、それから基礎医学に取り組んでほしいですね。臨床医学には基礎研究のアイデアがたくさんありますよ。山中伸弥先生（京大iPS細胞研究所）もその例ですね。彼は整形外科医として診療をしていて、重症患者さんの治療をよりよくしたいために皮膚の移植の基礎研究を思い立った。だから非常にいい研究ができたのですね。最初から基礎研究だけをやるのであれば、医師でなくてもよいのです。薬学、生物学、化学などを学んで基礎研究をする人（Ph.D.）たちはたくさんいるわけですから。医学部医学科を卒業して（M.D.）、臨床経験を積んで基礎研究を行うことの価値は計り知れませんよ。みなさんは、はじめから研究者になろうとは考えないほうがよいですよ。

*

そして、まず臨床をやりましょう。将来開業をと考えている人は、プライマリ・ケアを必ず身につけましょう。これが、私がすべての医学生のみなさんに伝えたいことです。

研修の心構え

さて、国試に受かればいよいよ研修医となるわけです。研修病院は医師臨床研修マッチングで決まりますね。参加手続きをして希望病院の順位をつけて登録するわけです。病院によっては希望者が多くて倍率が高く、結果として第一希望の病院で研修できないということはよくあります。

行きたい研修病院があるならば、マッチングに参加する一年前に各病院が実施している夏季実習に参加しましょう。早いところでは新年度の四月か五月に申込受付を開始していますよ。各病院に問い合わせてみましょう。早い行動がカギです。

数週間なり一か月なり、実際に研修の現場に足を踏み入れて雰囲気を感じるのはとても大切です。そしてそこで働いている研修医に、その病院の研修採用試験の傾向を聞いてみるのもひとつの手です。そして試験（各病院の選考手続き）を受ける。その後はマッチングの結果判定に任せるしかありませんが、事前の病院見学や実習というのは非常に意義があります。自分で積極的に研修病院を選ぶ。この姿勢は重要です。

*

私は医学教育にとても関心があります。インターン制度を廃して、卒業と同時に国家試験を受験することや、現在の二年間の必須の研修システムを提案したのも私です。三十年以上、厚生労働省にはたらきかけてようやく必修化されるようになりました（41頁のＭＥＭＯ参照）。

また、最近は医師、看護師、薬剤師などチームみんなで学ぶＴＢＬ（team based learning）を取り入れるところが増えています。勉強をする時点から一緒に行うべきで、近年ようやく学生教育の現場が変わってきました。ＴＢＬ方式の授業は学生の質問から始まります。実践的な授業形態が今後もますます普及するでしょう。

そのほかにも専門医の教育やプライマリ・ケアの教育とか、日本全体の医学教育システムをよりよくしたい。これは今も私の大きな仕事の一つです。

私の進路選択の履歴

ここで少し私のことをお話しましょう。

学生時代

私は大学二年のときに結核にかかり、卒業が一年遅れました。当時はいい薬がなく、治療といっても安静にするしかありませんでした。六か月間はトイレに行くこともできず、熱による体のだるさをこらえながら寝ている毎日でした。ただずっと自然に治るのを待っている状態でした。でも私は休学届は出さず、勉強はし続けて年度末の進級試験だけは受けに行くつもりでいました。しかし私の主治医の先生が「そんなことはやめなさい」というので、無理をすることはあきらめたんです。

一年休んで復学後も、身体がとてもつらかった。階段教室で講義を聞いていても背中が痛むので、教室の後ろの席に寝そべりながら先生の話を聞くこともありました。

専攻科・研究テーマ選びと勤務先さがし

大学に入学したばかりの頃は、私は手先が器用だったので外科に進もうかと考えていました。でもこのように身体が弱かったので外科はとても無理だ、内科も大変だろう、精神科なら診察室で座って患者さんを診ることができるし、夜の当直もないだろうと考えて、精神科の助教授に、自分の身体のことも伝えて精神科に進むことを相談したのです。すると先生は「精神科にやってくる患者さんの多くは、精神の病気だけでなく身体的な病気をもっていることが多いから、精神のことだけ診るようではだめだ」とおっしゃったんですね。身体的な病気の仕分けができないといけない、と。内科を二年くらいやってから精神科をやってはどうかと勧められました。私はそれもそうだと思って、内科に行こうと決めたんです。

さてどこの内科に行こうと考え、私は京大の循環器科（真下内科）に行きました。真下俊一教授は英国留学の経験があり、教え方がとても上手でした。講義だけでなく、心臓の音をマイクで拡大して聞かせてくれたりしました。実証性をもって教えてくださる真下教授に私は非常に影響を受けました。

当時はローテーション制度などなかったので、真下内科で臨床研修を二年した後、大学院で心音の研究をしようと決めました。私は音楽が好きでしたからね。

ちなみに真下先生は私がピアノを弾いたり音楽が好きなのを知っていたから、「日野原君、研究生活の間は収入がないよ」と言って、音大卒の令嬢との見合いまで提案してくださったのだけど、私は、他の人の援助を得て研究するのは嫌だったのでお断りしました（当時は関連病院に派遣されて勤務している間を除き、給与も手当ても何もありませんでした）。

*

研究のテーマを真下先生に相談しました。すると真下先生は「それは君が決めることだ」とおっしゃいました。心音の研究は当時すでに海外で多数なされていたから、私は違うことをやろうと思って、食道の中にマイクロフォンを入れて心房の音を録音しようと考えました。ところが飲み込めるような小さなサイズのマイクロフォンがなかった。そこで私は京大理学部の若い講師が真下教授の回診に同行していたときに、彼からアドバイスを受けて、今でいう内視鏡のようなかたちの機器を作り、そして心房の音を世界で初めて録音したのです。それから二か月で論文を書き上げました。当時の大学院は三年間だったのですが、約二年で論文完成となったのです。

真下教授は「論文は英語で書きなさい」とおっしゃった。そして「論文は短いほどよい」ともおっしゃった。それで、原稿用紙十枚分あった論文を八枚分ぐらいまで短くして、英訳してAmerican Heart Journalに投稿しました（Shigeaki H : Systolic gallop rhythm. Am Heart J 22(6) : 726-736, 1941）。

ちょうどその頃、聖路加国際病院で若い循環器医を募集していることを知りました。私は医員として就職することになりました。周りの人たちからは学閥があるからと心配や反対する声が多かったのですが、来てみたら学閥はいっさいなかった（笑）。そうして医長、院長補佐、院長、理事長となって、聖路加国際病院に勤めて今年で七十一年、いまも現役です。

国際的な視野をもつこと

医学は、かつてはドイツが、現在は米国がやはり進んでいますから、若いうちに留学をする、ということもぜひ考えてください。

現在聖路加国際病院長の福井次矢先生は、ここ（聖路加国際病院）で二年の研修の後に米国留学をしました。その後佐賀医科大学と京都大学で教授を二十年勤めて、再び聖路加国際病院に戻ってこられました。大学でやることはだいたいわかった、限界があることもわかった、と。自らこの病院で働きたいと望んでやってこられました。それからの仕事の業績が高く評価されて、現在は院長として活躍しています。

大学病院などでの教育者、研究者としての生きかた、一般病院での臨床家、指導者としての生きかたなどさまざまあります。何を重視するかは、人それぞれです。ちなみに米国のハーバード大学では、いったん学外で研修や仕事をした人でないと教授になれません。日本はずっと同じ大学に居続けた人がなる、という慣習がまだ強いと思います。

＊

ともかく語学は必須です。留学しても語学ができないと研修が効果的にできません。文法じゃなく、聞く力（hearing）を鍛えましょう。

私が関西学院中学部の頃に英語を教えてくれた宣教師の先生は、一年生の頃から日本語を一切使いませんでした。英語は聞くことで、基礎を身につけました。その後はドイツ語ばかりやっていましたが、私は三十九歳で米国留学の機会を得ました。

留学して間もなく、とある会議で司会者が何か言ったとたん会場が一瞬わっと笑いに溢れたんです。そのとき私も笑ったんですね、日本人てそういうことがよくあるでしょう。そうしたら隣の席の人が「君わかったの？」と言ってきた。「いやわからなかった」「じゃあなぜ笑ったんだ」と。それからは私はわからないことがあると隣の人に今何て言ったのか聞くようになりました。知らないことを恥じずに、正直になりました。

わからなかったら聞けばいいのです。

総内·総診
消内
循内
呼内
神内
腎内
代内
膠内·ア
感内
腫内
血内
高齢者·在医
眼科
病理
公衛
医行政
基礎研
大学院
専·研修
初·研修

そして、これからはバイリンガルでないといけませんね。国際学会でも討論できないとね。

趣味をもつこと

音楽や美術やスポーツなど、何でもいいですから趣味をもつことを勧めます。米国の医学部の入学試験の面接の際は、これまで何をやってきたかを非常に重視します。ハーバード大学やコロンビア大学の医師は素敵な趣味を何かしらもっているものです。人間として豊かな感性をもつことは大切です。

聖路加国際病院にも総勢六十名ぐらいのオーケストラがあり、研修医もたくさん参加しています。私もそこで指揮をします。それから私は結核で療養している間、自分で作曲の勉強をしましたので、今でも作曲をしています。私が聖路加国際病院に赴任して間もなく、昭和十六年に太平洋戦争が始まりました。当時の看護専門学校の音楽の先生が疎開してしまって、私が代理で音楽の授業をしたこともありますよ。

医学の知識や技術だけでなく、人と通い合える「何か」をほかにももっているべきですね。

先輩の役割

人を育てることが使命です。後輩が一層伸びるための機会を早く与えることが大切です。自分がいくら優れた技術や知識を身につけたとしても、医療は一人ではできません。自分のもっている技術や知識を、できるだけ早く若い人たちに教えてあげてください。自分の得意とすることを一人で隠しもっていないで、できるだけ早く多くの人と共有しましょう。そういう姿勢でいると、いい弟子がやってきます。臨床でも研究でも、よいチームが形成されます。若い先生たちは、よいチームを作っている先生のもとに行くようにするとよいでしょう。

『Cecil Textbook of Medicine』などの編者の取り組みかたも、それは熱心です。私が見たDr. Paul Beesonが持っていたセシルは、本来の倍の厚さがありました。なぜそうなのかと聞いたら、自分が回診した患者さんと同様なことが自分の編集した教科書に書かれているかどうかを確認して、不足に気づいたら各ページごとに差し込んでいる白紙に書き込み、次回の改訂に活かすのだそうです。自分の経験を後輩たちへ伝えるという使命感が伝わってきます。

職場では職業上の立場の違いや上下(師弟)関係はありますが、パーティなどの場ではそういうのは一切ないというのがいいですね。米国では「Dr. ○○」ではなくてJohnとかPaulなどのファーストネームで呼び合います。職場以外での付き合いとして、職種や上下の関係なしに親しく何でも語り合えて、気持ちをリラックスできる間柄であるというのは大事ですよ。私もできるだけ時間をつくって、若い先生方のパーティに参加して交流を深めています。勉強ばっかり、仕事ばっかりしていてはいけません。

主治医と専門医のそれぞれの役割

主治医（開業医）の先生から紹介された患者さんを専門医が診たら、誤診だったということもあります。そういった場合、患者さんと主治医の先生の信頼関係を崩してはいけません。患者さんには「あなたの主治医に私から話をするから、その先生から詳しいことは聞いてくださいね」と言ってデータを主治医に渡す、などの配慮が必要です。患者さんにとっても、主治医（開業医）の先生にとっても最良の方法を選びましょう。自分がいずれ開業する立場になったら、このような関係性のありがたみがわかるでしょう。

米国では、病棟回診は毎日別の先生が行います。それに同行する研修医はそれらの先生の実力がよくわかります。日本ではそうではないことも多いですね。わからないことをわからない、という先生（上級医）はなかなかいない。「わからないから、こういうことに詳しい○○先生に聞いてみましょう」と言えばいいだけなのですが……。

日常心がけるべきこと

これまでお話ししたことのほかに、医学生、医師すべてのみなさんに日ごろ心がけてほしいことをいくつか挙げましょう。

話者の間近に座りましょう

演奏会の自由席などでは我さきにと前のいい席に行くのと同じように、授業でも学会でも何でも、話者の間近に座りましょう。パワーポイントも見やすいし、聞き取りやすいし、理解することも容易なので、いいことづくめですよ。

時間を守ること

時間に厳格であることは大切です。何か話す際もとりとめなく話し始めるのではなく、まず「○○について話したい」ということを述べるとよいですね。自分の考えをまとめて、簡潔に話す習慣が、限られた時間を有効に使うのにも役立ちます。

報告すること

自分が何か間違ったことをしたときに、

黙って隠そうとするのはいけません。早く誰かに報告しましょう。うそをついてごまかして隠そうとするから大変なことになるのです。人の命を預かる仕事ですから、どんなことでも正直に報告しましょう。

「稀な一例」よりも「ありふれたこと」を探究する

めったにない、一生に一度の症例で論文を書くよりも、ありふれた疾患のなかにあるまだ知られていないことに気づきましょう。日常診療の中に研究テーマはたくさんあります。

――あなたの医師キャリア、見えてきましたか？

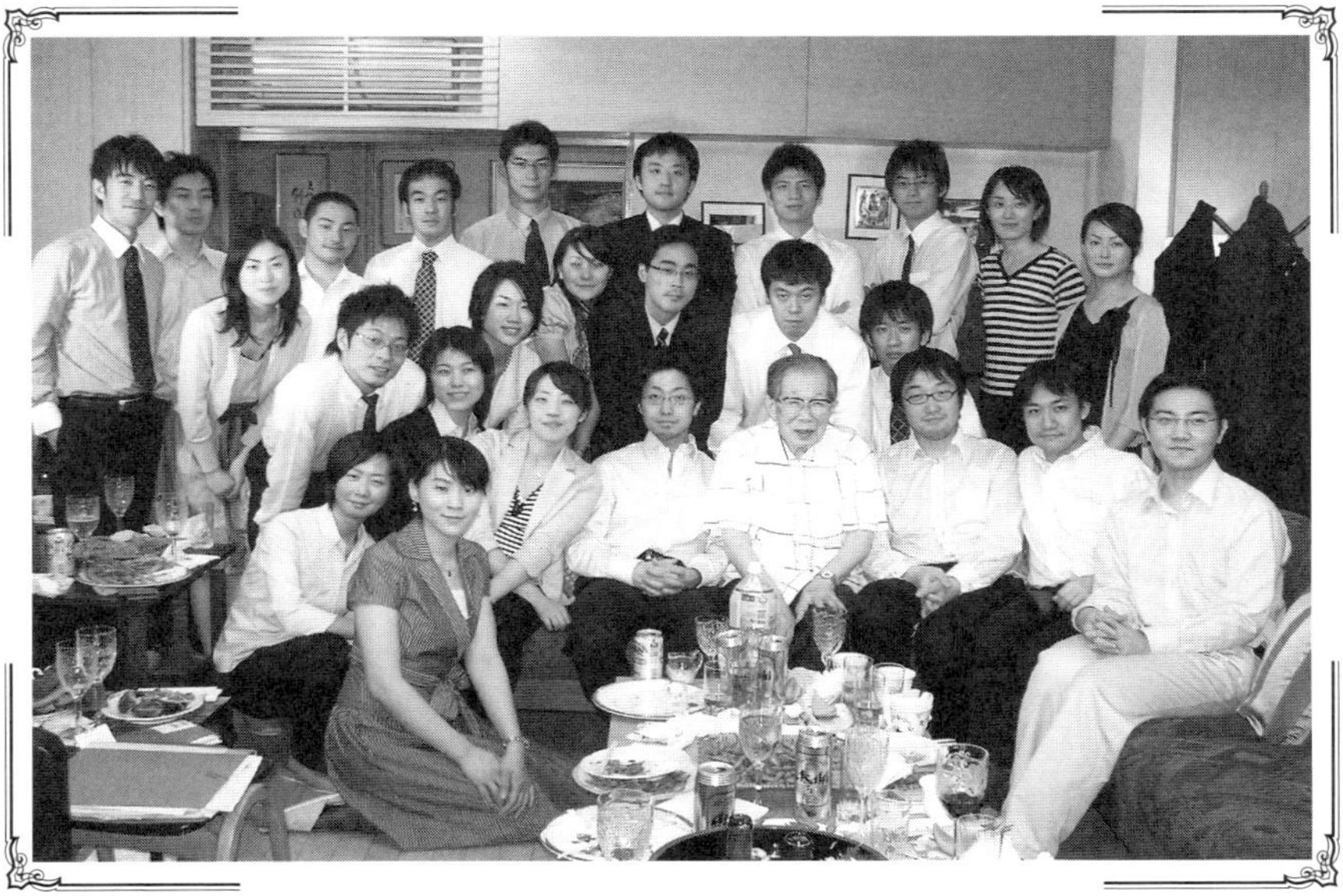

〈執筆者一覧〉（五十音順）

青木　眞	片岡明久	島村勇人	西村直樹	堀内　優
五十嵐正男	狩野光伸	鈴木祥子	野村章洋	堀之内秀仁
出雲博子	北田彩子	鈴木翔二	東　尚弘	水野　篤
猪原　拓	草野良明	鈴木拓児	飛田拓哉	宮崎　仁
大生定義	小林美和子	須田理香	日野原重明	森　信好
大曲貴夫	駒井絵里	高尾信廣	比良野圭太	山内照夫
大山　優	駒井俊彦	寺田秀夫	廣田雄輔	山口典宏
岡田　定	榊原健二	夏本文輝	藤井健夫	山科　章
荻野広和	坂元晴香	名取亜希奈	古川恵一	山野泰彦
遅野井雄介	佐藤真洋	西﨑祐史	星　哲哉	楊　　陽

あなたへの医師キャリアガイダンス
発　行　2012年8月1日　第1版第1刷©
編　者　岡田《おかだ》　定《さだむ》・堀之内秀仁《ほりのうちひでひと》・藤井健夫《ふじいたけお》
発行者　株式会社　医学書院
代表取締役　金原　優
〒113-8719　東京都文京区本郷1-28-23
電話　03-3817-5600（社内案内）
印刷・製本　永和印刷

ISBN978-4-260-01620-9